牙周–正畸临床综合诊疗思维与实践

The Ortho-Perio Patient: Clinical Evidence & Therapeutic Guidelines

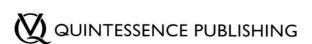

QUINTESSENCE PUBLISHING

Berlin | Chicago | Tokyo
Barcelona | London | Milan | Mexico City | Moscow | Paris | Prague | Seoul | Warsaw
Beijing | Istanbul | Sao Paulo | Zagreb

牙周—正畸
临床综合诊疗思维与实践

The Ortho-Perio Patient
Clinical Evidence & Therapeutic Guidelines

（瑞士）西奥多·埃利亚德斯
（Theodore Eliades）
（瑞士）克里斯特斯·卡特萨洛斯　主编
（Christos Katsaros）

陈　江　主审

林　珊　主译

北方联合出版传媒（集团）股份有限公司
辽宁科学技术出版社
沈　阳

图文编辑

刘　菲　刘　娜　康　鹤　肖　艳　王静雅　纪凤薇　刘玉卿

©2021，辽宁科学技术出版社。
著作权合同登记号：06-2019第182号。

图书在版编目（CIP）数据

牙周-正畸临床综合诊疗思维与实践 /（瑞士）西奥多·埃利亚德斯（Theodore Eliades），（瑞士）克里斯特斯·卡特萨洛斯（Christos Katsaros）主编；林珊主译. —沈阳：辽宁科学技术出版社，2021.3

ISBN 978-7-5591-1888-2

Ⅰ.①牙…　Ⅱ.①西…②克…③林…　Ⅲ.①牙周病—诊疗②口腔正畸学　Ⅳ.①R781.4②R783.5

中国版本图书馆CIP数据核字（2020）第218171号

出版发行：辽宁科学技术出版社
　　　　　（地址：沈阳市和平区十一纬路25号　邮编：110003）
印 刷 者：上海利丰雅高印刷有限公司
经 销 者：各地新华书店
幅面尺寸：210mm×285mm
印　　张：13.5
插　　页：5
字　　数：280千字
出版时间：2021年3月第1版
印刷时间：2021年3月第1次印刷
策划编辑：陈　刚
责任编辑：殷　欣　苏　阳
封面设计：袁　舒
版式设计：袁　舒
责任校对：李　霞

书　　号：ISBN 978-7-5591-1888-2
定　　价：398.00元

投稿热线：024-23280336
邮购热线：024-23280336
E-mail:cyclonechen@126.com
http://www.lnkj.com.cn

随着口腔正畸学科的发展，各类复杂错殆畸形的诊疗水平逐渐提高，需要多学科、多专业的参与。近年来，牙周病患者的正畸需求越来越多，已成为正畸医师的临床新挑战。另一方面，在正畸治疗中，应重视牙周组织的状况，因为患者的牙周状况将影响到正畸效果的长期稳定性。反之在较长的正畸过程中，也会产生不同的牙周疾患。在正畸治疗中，应重视牙周医师的专业作用，他们的参与对治疗效果将产生积极的影响。作为正畸医师，不仅要了解本专业的知识，更要了解牙周组织的基础知识，以及牙周病的基本治疗方法和各类材料的应用。

作为从事正畸专业30余年的专科医师，在本书的翻译过程中，深深感受到在专业的迅猛发展中不断学习的重要性，也充分认识到多学科治疗的必要性和复杂性。多学科治疗模式不仅在口腔的其他专业领域得到应用，在正畸领域也得到广泛应用，正畸患者的牙周状况是提高并加快正畸疗效的重要考量因素，同时也是规避临床风险的前提因素，在正畸前、中、后高度重视牙周病的治疗、引导牙周支持组织的再生、熟悉各类骨替代材料性能和适应证，都是正畸医师必须掌握的专科知识。另外，牙周病患者的正畸也是目前临床上的热点，在恢复牙周组织健康的前提下，提高和稳定正畸疗效。上述相关内容在本书的不同章节均有涉及。

本书既有大量的包括牙周专业和引导组织再生等领域的知识，同时也包括骨皮质切开、快速扩弓时机选择等临床新技术。本书专科内容丰富、临床图片清晰、论述全面、基础结合临床，既是正畸医师的临床指导用书，同时也是牙周医师等专科医师多学科治疗的应用指南，不失为近年来较好的一本跨学科的专业临床读本。

感谢我的翻译团队不懈努力和孜孜追求，在数月的翻译工作中，精益求精、追求完美，终于为广大临床医师奉献上一本具有重要意义的专业名著中文版，相信此书对口腔正畸专业的发展能具有良好的推动作用。

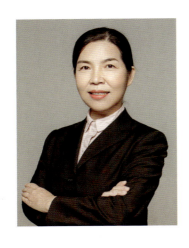

林　珊　副教授，主任医师，硕士生导师

　　1981—1986年在福建医科大学医疗系及第四军医大学口腔系学习，1986年6月获得口腔医学学士学位。毕业后就职于福建医科大学附属第一医院，1990—1991年在北京大学附属口腔医院正畸科学习1年。从事口腔正畸专业临床及教学科研工作30余年，现为福建医科大学硕士生导师、副教授、主任医师，林珊正畸工作室负责人。现任中华口腔医学会正畸专业委员会委员，福建省口腔医学会常委，福建口腔医学会正畸专业委员会副主任委员，福建口腔医学会美学专业委员会常委。担任《中华口腔正畸学杂志》编委。

译者名单（按姓氏笔画排序）

刘　菁　许志强　苏晶晶　吴　婷　张月琴　林　珊　廖彦阳

本书收集了大量研究及临床证据，对正畸-牙周患者的治疗进行了彻底而充分的讨论。在全球顶尖的学者和临床医师的支持下，该书从科研和临床角度系统地分析了这两个学科之间的相互作用。本书的导论部分分析了口腔生理学与正畸牙周相互作用的基础，包括成人患者的骨生物学、口腔微生物附着和材料上生物膜组织的基础研究。后续章节是关于正畸患者的牙周考量，包括正畸患者的牙周检查、牙龈退缩与牙龈移植、临床附着水平、扩弓的正畸牙周效应、外科冠延长术和异位尖牙的正畸治疗等。最后一个章节是关于牙周病患者的正畸考量，包括临床附着水平、受损牙周组织的生物力学和牙周病患者正畸治疗的原则等章节。

本书提供的科研证据和系列病例描述了两个专业在牙周病患者或正畸患者治疗计划中的作用，为改善正畸-牙周病的治疗效果提供了重要的理论和临床信息，并提出干预措施和实践指南。因此，本书不仅可以作为该临床主题的参考书，而且更重要的是，书中涉及经过证实的临床指导原则及提出的经过验证的治疗方法，有助于临床医师进行个性化的治疗。因此，本书适用于正畸和牙周病学领域的研究人员、临床医师与学生，并且可以用作牙科学校专业培训的配套教材。

值得一提的是，本书是在7年前与另外一位已故的编辑Vincent G. Kokich博士共同构思的，他在扩大本书范围方面发挥了重要作用，并承担了几个章节的撰写工作。不幸的是，他于2013年突然离世，本书的编写团队不得不重新组建，并将部分章节编写分配给该领域的顶尖临床医师和学者。幸运的是，编辑们了解他渊博的临床专业知识和富有远见的学术研究，肯定了他在该领域的贡献，并补充了他未完成的部分。

编者名单CONTRIBUTORS

Turi Bassarelli, MD, DDS, MSc
Senior Research and Teaching Fellow
Department of Orthodontics and Pediatric Dentistry
University Center for Dental Medicine
University of Basel
Basel, Switzerland

Georgios N. Belibasakis, DDS, MSc, PhD, FHEA
Professor and Head of Division of Oral Diseases
Department of Dental Medicine
Karolinska Institute
Solna, Sweden

T. Gerard Bradley, BDS, MS, Dr med dent
Dean and Professor of Orthodontics
School of Dentistry
University of Louisville
Louisville, Kentucky, USA

Tali Chackartchi, DMD
Senior Instructor
Department of Periodontology
Faculty of Dental Medicine
Hadassah and Hebrew University
Jerusalem, Israel

Stella Chaushu, DMD, PhD
Associate Professor and Chair
Department of Orthodontics
Faculty of Dental Medicine
Hadassah and Hebrew University
Jerusalem, Israel

Chun-Hsi Chung, BDS, DMD, MS
Associate Professor and Chair
Department of Orthodontics
School of Dental Medicine
University of Pennsylvania
Philadelphia, Pennsylvania, USA

Raluca Cosgarea, DDS, Dr med dent
Assistant Professor and Research Fellow
Department of Periodontology
Faculty of Medicine
Philipps University of Marburg
Marburg, Germany

Carlos Marcelo da Silva Figueredo, DDS, MDSc, PhD
Associate Professor
Department of Dentistry and Oral Health
School of Periodontology
Griffith University
Brisbane, Australia

Andrew Dentino, DDS, PhD
Professor and Director
Department of Periodontics
Marquette University
Milwaukee, Wisconsin, USA

George Eliades, DDS, DrDent
Professor and Head
Department of Dental Biomaterials
School of Dentistry
National and Kapodistrian University of Athens
Athens, Greece

Theodore Eliades, DDS, MS, Dr Med Sci, PhD
Professor and Director
Clinic of Orthodontics and Pediatric Dentistry
Center of Dental Medicine
University of Zurich
Zurich, Switzerland

Marianna Evans, DMD
Clinical Associate
Department of Orthodontics
School of Dental Medicine
University of Pennsylvania
Philadelphia, Pennsylvania, USA

Private Practice
Newtown Square, Pennsylvania, USA

Anastasios Grigoriadis, DDS, PhD
Lecturer and Senior Dentist
Department of Dental Medicine
Division of Oral Diagnostics and Rehabilitation
Karolinska Institute
Huddinge, Sweden

Christos Katsaros, DDS, Dr med dent, Odont Dr/PhD
Professor and Chair
Department of Orthodontics and Dentofacial Orthopedics
School of Dental Medicine
University of Bern
Bern, Switzerland

Dimitrios Kloukos, DDS, Dr med dent, MAS, MSc
Head of Orthodontic Department
General Hospital of Greek Air Force
Athens, Greece

Research Associate
Department of Orthodontics and Dentofacial Orthopedics
School of Dental Medicine
University of Bern
Bern, Switzerland

Dimitrios Konstantonis, DDS, MS, PhD
Research Associate
Department of Orthodontics
School of Dentistry
National and Kapodistrian University of Athens
Athens, Greece

Research Visiting Fellow
Clinic of Orthodontics and Pediatric Dentistry
Center of Dental Medicine
University of Zurich
Zurich, Switzerland

Phoebus N. Madianos, DDS, PhD
Professor
Department of Periodontology
School of Dentistry
National and Kapodistrian University of Athens
Athens, Greece

Margarita Makou, DDS, MS, DrDent
Professor Emeritus
Department of Orthodontics
School of Dentistry
National and Kapodistrian University of Athens
Athens, Greece

Spyridon N. Papageorgiou, DDS, Dr med dent
Senior Teaching and Research Assistant
Clinic of Orthodontics and Pediatric Dentistry
Center of Dental Medicine
University of Zurich
Zurich, Switzerland

William Papaioannou, DDS, MScD, PhD
Assistant Professor
Department of Preventative and Community Dentistry
National and Kapodistrian University of Athens
Athens, Greece

Christoph A. Ramseier, DDS, Dr med dent
Senior Lecturer
Department of Periodontology
School of Dental Medicine
University of Bern
Bern, Switzerland

Giovanni E. Salvi, DDS, Dr med dent
Associate Professor, Vice Chairman, and Graduate
    Program Director
Department of Periodontology
School of Dental Medicine
University of Bern
Bern, Switzerland

Anton Sculean, DDS, MS, Dr med dent, Dr hc
Professor and Chair
Department of Periodontology
School of Dental Medicine
University of Bern
Bern, Switzerland

Ayala Stabholz, DMD
Senior Dentist
Department of Periodontology
Faculty of Dental Medicine
Hadassah and Hebrew University
Jerusalem, Israel

Nipul K. Tanna, DMD
Assistant Professor
Department of Orthodontics
School of Dental Medicine
University of Pennsylvania
Philadelphia, Pennsylvania, USA

Spyridon I. Vassilopoulos, DDS, MSc, DrDent
Assistant Professor
Department of Periodontology
School of Dentistry
National and Kapodistrian University of Athens
Athens, Greece

Carlalberta Verna, DDS, Dr med dent, PhD
Professor and Head
Department of Orthodontics and Pediatric Dentistry
University Center for Dental Medicine
University of Basel
Basel, Switzerland

Ioannis Vrotsos, DDS, MSD, DrDent
Professor and Director
Department of Periodontology
School of Dentistry
National and Kapodistrian University of Athens
Athens, Greece

目录CONTENTS

第一篇

口腔生理学基础
Fundamentals of Oral Physiology

第1章

成年正畸患者的骨生物学及负荷反应
Bone Biology and Response to Loading in Adult Orthodontic Patients

Dimitrios Konstantonis

正畸移动是依赖牙槽骨的改建能力而实现的[1-3]。当牙齿在治疗过程中对机械力做出反应时，骨改建过程由压力区域的骨形成和张力区域的骨吸收之间的平衡来控制。牙槽骨机械应力的主要媒介是牙周膜（PDL）细胞。PDL细胞由未分化的多能间充质细胞和成纤维细胞构成的异源细胞群组成。PDL成纤维细胞具有对各种外部机械刺激做出反应从而分化为成骨细胞的能力。PDL成纤维细胞的这一特征在牙槽骨再生和正畸移动的加速中起着关键作用。

目前的研究为阐明人PDL成纤维细胞在机械刺激后的分子反应提供了科学数据[4-6]。黏着斑处的整合素既作为细胞黏附分子又作为细胞内信号受体发挥作用。在压力作用下，通过信号通路级联表达的一系列生化反应，包括GTP酶［结合和水解三磷酸鸟苷（GTP）的酶］、丝裂原活化蛋白激酶（MAPK）以及诸如激活蛋白1（AP-1）的转录因子和Runt相关转录因子2（Runx2），激发DNA结合特定基因的潜力，从而导致成骨细胞分化。同时，核因子κB配体受体激活剂（RANKL）和骨保护素（OPG）等细胞因子的激活调节破骨细胞的活性。尽管这些生物学现象很重要，但关于人PDL成纤维细胞在机械刺激后的分子反应和随后的信号通路激活却鲜有报道。

年龄对牙周组织的组成和完整性有相当大的影响，根据临床证据和研究，年龄在正畸牙齿移动的速率中起着重要的作用[7-12]。除了观察到的细胞形态变化外，牙槽骨和PDL细胞的增殖与分化水平也随着年龄的增长而降低。在分子水平上，衰老的人PDL成纤维细胞表现出信号传导途径的改变，从而产生分解代谢表型，表现为成骨分化能力显著降低，进而影响组织发育和完整性[13-14]。目前观点认为，不同年龄组对正畸负荷的分子反应差异最重要的。尽管如此，生物修饰剂加速或降低正畸牙齿移动速率的临床应用仍在进行中。

牙齿移动生物学

牙槽骨

　　牙槽骨是颌骨边缘增厚的骨嵴，包含了牙齿嵌于其中的牙槽窝。牙槽骨包含一个与PDL相邻的密质骨区域，称为硬骨板[15]。当在X线片上观察时，它是均匀阻射的部分，并通过PDL附着在牙根的牙骨质上。尽管硬骨板通常被描述为实心骨壁，但实际上它是一种多孔结构，该结构能够释放PDL代谢产生的压力性液体。硬骨板的渗透性取决于其在牙槽骨中的位置和患者的年龄。硬骨板下是松质骨，X线片显示松质骨的影像较暗。交叉于松质骨的微小骨针是骨小梁，使松质骨呈海绵状。这些骨小梁将松质骨分成微小的隔间，其中包含了产生血液的骨髓。

　　牙槽骨或称牙槽突，分为固有牙槽骨和支持牙槽骨。显微镜下，固有牙槽骨和支持牙槽骨具有相同的成分：纤维、细胞、细胞间质、神经、血管和淋巴管。牙槽骨由钙化的含有骨细胞的有机细胞外基质组成。有机基质包含胶原纤维和基质。胶原纤维由成骨细胞产生，由95%的Ⅰ型胶原和5%的Ⅲ型胶原组成。基质含有胶原纤维、黏多糖和其他蛋白质。未钙化的有机基质称为类骨质。牙槽骨的钙化是通过类骨质周围和胶原纤维之间碳酸化羟基磷灰石晶体的沉积而发生的。骨钙素和骨粘连蛋白等非胶原蛋白也参与钙化过程。

　　牙槽骨的细胞分为4种类型[16]：

- 成骨细胞：形成骨的特殊间充质细胞。
- 破骨细胞：负责骨吸收的多核细胞。
- 骨衬里细胞：未分化的成骨细胞。
- 骨细胞：位于密质骨内的成骨细胞。

　　牙槽骨是牙周组织结构中极其重要的一部分，是咀嚼和正畸治疗过程中的最终受力部位。对这些力的反应包括牙槽窝的应力弯曲和随后的骨吸收与沉积，这取决于力作用的时间、大小和时长。虽然这些细胞变化背后的生物学机制尚未完全清楚，但它们与人体骨架的机制相似，其中机械负荷具有成骨作用。尽管牙槽骨和密质骨有相似之处，但因为PDL的存在，使二者对机械负荷具有不同的反应，PDL是一种充满未分化间充质细胞的组织，是信号传递到牙槽骨的途径。

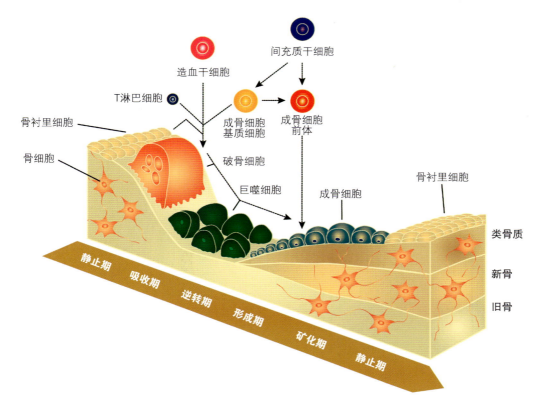

图1-1　基本多细胞单元。细胞受到各种信号的刺激，以开始骨重塑。在此模型中，造血前体与成骨细胞谱系的细胞相互作用，并与炎症细胞（主要是T细胞）一起触发破骨细胞活化。破骨细胞形成后，开始短暂的吸收阶段，然后是逆转阶段。在逆转阶段，骨表面被单核细胞覆盖。形成阶段持续相当长的时间，并涉及成骨细胞产生基质。随后，成骨细胞变成扁平的衬里细胞，作为骨细胞嵌入骨中或经历凋亡。通过这种机制，成人每年大约有10%的骨骼进行改建。

骨生物学的当代数据

最近的研究报告了骨生物学的有趣发现。骨形态发生蛋白（BMP）是一组生长因子，也称为细胞因子，作用于未分化的间充质细胞，诱导成骨细胞系，并在生长和全身因素的调节下，导致细胞增殖、成骨细胞和软骨细胞分化，继而产生骨和软骨[17]。成骨细胞来源于含有成纤维细胞群的骨髓非造血部位，这些成纤维细胞具有分化为骨类型细胞即间充质干细胞、来源于骨髓的骨骼干细胞、骨髓基质细胞和多能间充质基质细胞的潜能[18]。

骨骼在改建的过程中不断形成和替换。这种持续的骨转换是一个吸收随后替换的过程，该过程几乎不会改变骨的形状。这是通过成骨细胞和破骨细胞实现的。细胞受到各种信号的刺激，它们称为改建单元。成人每年大约有10%的骨骼进行改建[19]。基本多细胞单元（BMU）是一个游动的细胞群，它们溶解一部分骨表面，然后通过新的骨沉积填充它[20]（图1-1）。

成骨细胞是BMU基本骨骼解剖结构的主要

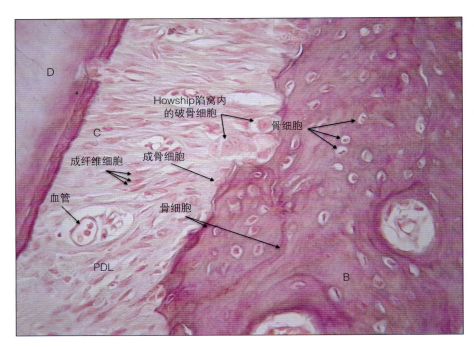

图1-2 机械负荷下PDL的组织学横截面。D，牙本质；C，牙骨质；B，牙槽骨。（Courtesy of Dr K. Tosios, National and Kapodistrian University of Athens, Greece）

成分。BMU由骨形成细胞（成骨细胞、骨细胞和骨衬里细胞）、骨吸收细胞（破骨细胞）及其前体细胞和相关细胞（内皮细胞、神经细胞）组成。

骨由成骨细胞产生的基质（胶原）以及骨钙素和骨粘连蛋白这两种非胶原蛋白沉积而成。骨吸收过程的激活由前破骨细胞启动，前破骨细胞在细胞因子和生长因子的作用下被诱导与分化为活跃的成熟破骨细胞。破骨细胞分解旧骨并结束吸收过程[21]（图1-2）。

骨改建的周期始于成骨细胞生长和分化的调节，这是通过成骨信号通路实现的。转录因子的顺序表达导致骨的形成。未分化多能间充质细胞逐渐分化为表达成骨细胞表型基因的活跃的成熟成骨细胞，然后转化为骨基质内的骨细胞或经历凋亡。

以下3类生长因子对成骨细胞的活性有相当大的影响[22]：

- 转化生长因子β（TGF-β）。
- 胰岛素样生长因子。
- 骨形态发生蛋白（BMP）。

生长因子主要通过特殊的细胞内的以及与激素或转录因子的相互作用而发挥作用。它们还能对糖皮质激素、甲状旁腺激素、前列腺素和性激素等的活性做出反应。BMP通过促进间充质骨祖细胞和成骨细胞中Runx2以及成骨细胞中Osterix的表达来诱导骨生成。TGF-β通过上调Runx2，同时降低导致细胞脂肪形成的转录因子的水平促进骨形成，在成骨细胞分化中起着至关重要的作用。

表1-1　转录因子突变导致的临床畸形

转录因子	畸形
甲状旁腺激素相关蛋白（PTHrP）	致命性软骨增生
Sox5、Sox6、Sox9	弯肢发育异常
成纤维细胞生长因子受体3（FGFR3）	软骨发育不全
Runx2/3	锁骨颅骨发育不全

骨代谢中几个转录因子的缺失或功能障碍导致严重的临床畸形[23]（表1-1）。

Runx2转录因子

Runx2，也称为核心结合因子α1（CBF-α1），是由Runx2基因编码的蛋白质[24]。Runx2是与成骨细胞分化相关的关键转录因子。该蛋白质是Runx转录因子家族中的一员，有一个Runt DNA结合域。它对于膜内和软骨内成骨中成骨细胞的分化至关重要，并可作为与骨骼基因表达相关的核酸和调节因子的支架。该蛋白质既可作为单体又可作为更具亲和力的异二聚体复合物的亚基结合DNA。编码不同蛋白质亚型的基因转录变异是由于使用交替启动子和交替剪接而产生的。Runx2的差异被认为是现代人和早期人类（如尼安德特人）骨骼差异（如不同的头骨形状和胸部形状）的原因[25]。

人类这种基因的突变与骨骼发育障碍锁骨颅骨发育不全有关[26-27]（图1-3；另参见表1-1）。与Runx2相关的其他疾病包括伴有上颌发育不良及伴或不伴短指畸形的干骺端发育不良。其相关通路包括软骨内成骨和成纤维细胞生长因子信号通路[28]。转基因小鼠（Runx2-/-）中该基因失活导致缺乏成熟成骨细胞，因而膜内和软骨内钙化完全不足[29]。这些动物中的间充质细胞保持进一步分化成脂肪细胞和软骨细胞的能力。

牙周膜

PDL是一种厚度为0.15~0.40mm的致密纤维结缔组织，占据了牙根和牙槽窝之间的空间[16]。PDL最窄的区域在根中部（支点），最宽的区域是牙槽嵴区，根尖区居中。无功能牙齿和未萌出牙齿的宽度通常会减小，而在生理极限内承受咬合负荷的牙齿和乳牙宽度会增加。

从组织学上来说，它呈现出一种异质和高度细胞化的结构，由厚的细胞外基质和沿着牙根排列的结合纤维组成[30]（图1-4）。牙齿不与牙槽骨直接接触，而是由PDL纤维固定在牙槽窝内[31]。这些纤维起到缓冲的作用，帮助牙齿承受咀嚼力，并对正畸负荷做出反应。

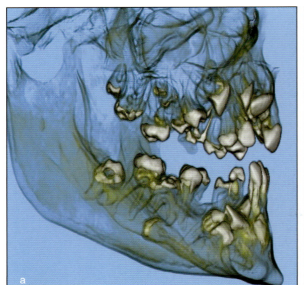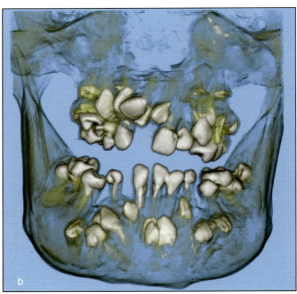

图1-3 （a和b）诊断为锁骨颅骨发育不全的成年男性患者的锥束计算机断层扫描图像。

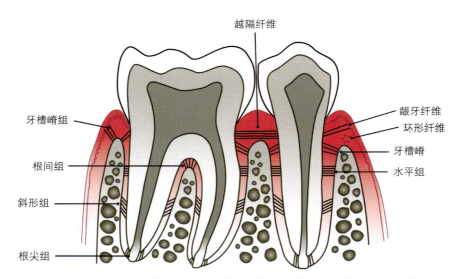

图1-4 PDL纤维主要由Ⅰ型胶原纤维束组成。根据它们的解剖位置将其分为几个组。这里描述了PDL的主要纤维组。

　　像其他结缔组织一样，PDL由细胞和细胞外成分组成。PDL细胞主要包括成纤维细胞（65%），其来源于未分化间充质细胞，具有分化成前成骨细胞和成牙骨质细胞的能力；它们产生Ⅰ型、Ⅱ型和Ⅴ型胶原。此外，它们具有与成骨细胞相似的特征，如产生碱性磷酸酶（ALP）和骨钙素，以及对1，25二羟基维生素D3做出反应。

图1-5　PDL与骨结合处的高倍放大示意图。Sharpey纤维是粗纤维束的矿化部分（标有*），起源于PDL，将牙齿固定在牙槽骨上。在该组织学切片中，与纤维非矿化部分的紫色相比，矿化的骨骼（包括Sharpey纤维）呈现品红色。（Courtesy of Dr K. Tosios, National and Kapodistrian University of Athens, Greece）

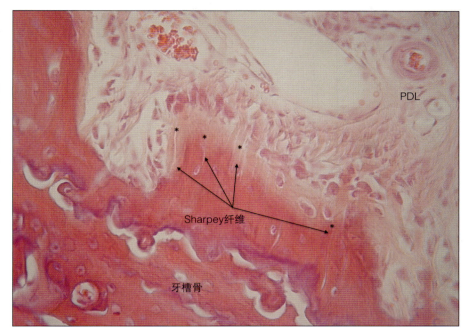

在正畸力的作用下，PDL成纤维细胞分化为前成骨细胞的可能性在骨改建中起着重要作用[32]。最近的研究报告表明，PDL是多能间充质基质细胞的主要来源，可用于体内组织（如牙骨质和PDL本身）的再生[33-37]。这些细胞可以相对容易地分离，然后在体外增殖，它们这种移植潜力，对牙周病患者牙周组织破坏的恢复具有显著的治疗作用。

其余的PDL细胞包括成牙骨质细胞、成骨细胞、破骨细胞、未分化间充质细胞和Malassez上皮剩余。这些PDL细胞起着合成、吸收和防御的作用。它们也是祖细胞。基质是凝胶状基质，占PDL体积的65%，包含糖蛋白和蛋白聚糖。它含有70%的水分，对牙齿承受负荷的能力有显著影响。像胶原纤维这样的细胞成分嵌在该基质中。胶原纤维根据其位置分为牙槽嵴纤维、牙槽横纤维、牙槽斜纤维、根间纤维和根尖纤维。PDL支持和保护牙槽内的牙齿，同时具有感觉、营养和形成功能[31]。牙齿通过Sharpey纤维固定在牙槽突中，这些纤维是插入牙骨质和牙槽骨骨膜的主要PDL纤维的末端（图1-5）。

牙槽骨的完整性也与PDL的存在有关。在拔牙位点或骨粘连的牙齿中，PDL被破坏，牙槽嵴逐渐吸收（图1-6）。成骨细胞和破骨细胞之间的不平衡导致骨活性降低。这是由于成骨细胞数量的减少的同时破骨细胞数量的增加。在牙槽周围发生的骨改建的连续循环中，PDL扮演着持续供给成骨细胞的角色。

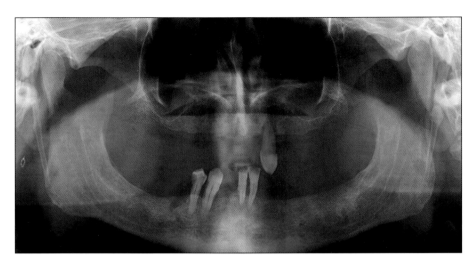

图1-6　无牙区有过度骨吸收的70岁男性的全景X线片。

分子水平上的正畸牙齿移动

由于牙槽骨的骨改建，正畸移动是可能的[1-3]。弓丝施加在牙齿上的力被传导到PDL，引起细胞和细胞外组织的反应。正畸牙齿移动的理论已经从组织和细胞水平转移到分子水平。骨改建由两种类型细胞——成骨细胞和破骨细胞的平衡系统调节，包括在激素、细胞因子、生长因子和机械负荷存在的情况下细胞与细胞外基质之间相互作用的复杂网络。骨吸收和骨形成是一个单一的过程，导致骨骼更新，同时保持其结构的完整性。

正畸和矫形的理论与实践有很多共同点。骨改建的生物学是两个学科的主题，需要了解机械应力的机制以及骨骼内部和周围存在的不同类型细胞的反应。然而，在牙齿移动中存在PDL的参与，这在成分和改建特性上与骨骼不同。在正常活动中，比如运动，身体骨骼处于周期性的压力之下。咀嚼过程中牙槽骨受到类似的周期性应力，在正畸治疗过程中，这种应力变得连续，导致牙槽骨弯曲和改建，从而导致牙齿移动。人体方面，应力改建机制还没有完全明确，但应力施加似乎是骨再生的主要因素[38-39]。成骨反应归因于"平静"骨膜衬里细胞的激活，这不需要任何类型的前吸收阶段[40-42]。另一方面，在正畸移动时，牙槽骨会发生明显的吸收和附着，其程度与施加的力的大小、方向和持续时间直接相关。临床正畸医师利用这一组织良好的骨改建系统施加生物力来实现牙齿移动。

通过信号传导途径研究PDL机械负荷相关的分子机制是最重要的。与研究PDL的机械性能相关的研究可以根据组织的特征和状况（年龄和疾病的存在）以及施加力的类型（方向、大小、速率和持续时间）进行分类。然而，由于直接的临床意义，机械负荷的持续时间和速率构成了研究分类中的主要区分因素：持续时

图1-7　机械刺激的静态模型。A，柔性矩形硅胶盘；B，指示硅胶盘施加变形的刻度板；C，施加力的方向。

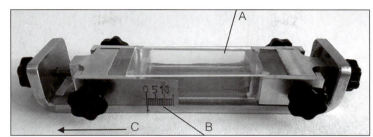

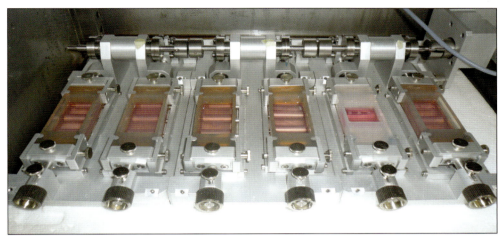

图1-8　机械刺激的动态模型。该装置的目的是将机械应力传递给附着在柔性硅胶培养皿底部的细胞。该装置由电动机驱动，并对特殊设计的硅胶板产生循环机械应力。从而，将机械应力转移到附着的人PDL细胞。通过Western blot分析和实时定量聚合酶链反应进一步研究周期性机械刺激对细胞的影响，使研究者能够分析机械应力对细胞的影响。

间相对较短的力发生在一个正常的系统中，而长期的力代表异常的作用如正畸移动。

　　不同的实验模型研究了机械刺激对牙周膜成纤维细胞的影响。这些模型对于模拟机械刺激（如正畸移动）或生理功能（咀嚼、肌肉和舌头运动等）影响下的临床条件是必要的。在静态模型中，成纤维细胞在胶原基质中培养，胶原基质可以被加压或放置在底部有柔性膜的培养皿上，然后放置在凸面的顶部（图1-7）。

在后一种模型中，拉伸应用可以变化，在培养皿的中心比在外围更强烈[4-6,24,43-45]。此外，还使用动态模型来研究成纤维细胞对循环机械应力的反应（图1-8）。这是由一种电动机驱动的特殊装置产生了循环应力。附着有柔性硅胶培养皿的活塞以所需的频率移动。输出应力传递给附着的成纤维细胞，随后研究其性质[46]。

　　对信号通路的早期研究表明，机械压力对

细胞作用的直接结果是前列腺素和次级信使环磷酸腺苷[47-48]与磷酸肌醇的产生[49]。此外，其他学者也报道了激活离子通道后细胞内钙（Ca^{2+}）的变化[50-51]。

信号传导途径

骨生成

近年来，骨特异性机械负荷相关信号通路的研究引起了研究者的关注。组织内的细胞以及细胞培养物中的细胞与细胞外基质或其培养基通过称为黏着斑的特殊细胞附着部位相连[52]。肌动蛋白相关的细胞骨架蛋白通过称为整合素的特殊蛋白质，与细胞外基质相连[53]。整合素由结构不同的亚单位（α和β）组成，这些亚单位结合形成异二聚体受体，对胶原、玻连蛋白和层粘连蛋白等具有独特的结合特性。

在黏着斑中，整合素将肌动蛋白相关蛋白（踝蛋白、黏着斑蛋白、α-辅肌动蛋白）和信号分子如黏着斑激酶和桩蛋白连接到细胞外基质的结构分子以及相邻细胞的外表面。在这一环节中引起干扰的行为会产生与迁移、增殖和分化相关的细胞反应[54-55]。因此，整合素作为细胞黏附分子和细胞内信号受体发挥作用。

施加在细胞上的机械负荷会引起细胞与细胞之间以及细胞与细胞外基质附着的扰动，作为信号启动细胞的进一步生化反应。整合素作为机械感受器，而应力纤维是作用力传导所必需的[56]。科学数据提供证据表明，在机械刺激下细胞信号的变化是在黏着斑处由整合素介导的事件的下游[57-59]。

一旦细胞识别出机械干扰，它们就开始通过细胞膜上的细胞骨架、机械敏感离子通道、磷脂和G蛋白偶联受体在细胞内传递信号。在机械拉伸的PDL成纤维细胞中，RAS相关GTP酶的低分子量的小GTP结合蛋白、Rab和Rho以及整合素介导的信号传导的组成部分的MAPK亚型等已被证明发生了改变[5-6,60-61]。研究表明，通过MAPK的信号传导对于成骨向分化的早期阶段至关重要。为此，有证据表明，人PDL细胞在低水平的持续机械应力下迅速诱导产生转录因子AP-1、c-Jun和c-Fos的主要成分[24,61-63]。通过细胞外信号相关激酶（ERK）/c-Jun氨基末端激酶（JNK）信号激活转录因子AP-1，可增强其与成骨细胞特异性基因的DNA结合活性，从而调节它们的表达速率。随之发生了朝分化方向的转变，出现了成骨细胞表型。

骨由成骨细胞形成，成骨细胞来源于未分化的间充质细胞。最近有学者提出成骨细胞分化的主要调节因子是转录因子CBF-α1或Runx2，它们是Runx转录家族的一员。Runx2结合成骨细胞特异性顺式作用元件2（OSE2），其存在于所有主要成骨细胞特异性基因（即骨钙素、骨桥蛋白、骨唾液蛋白、Ⅰ型胶原、碱性磷酸酶和胶原酶-3）的启动子区域，并控制它们的表达。除了在成骨细胞分化和骨骼形成中的这一关键作用，Runx2也被发现是作用于PDL成纤维细胞机械刺激的基本传感器。在低水平机械拉伸PDL细胞之后，可直接上调Runx2表达和结合活性[24,63]。这种效应是由ERK-MAPK的拉伸触发介导的，因为发现这种激酶在体内发生物理上相互作用并磷酸化内源性Runx2，最终增强该转录因子。这些

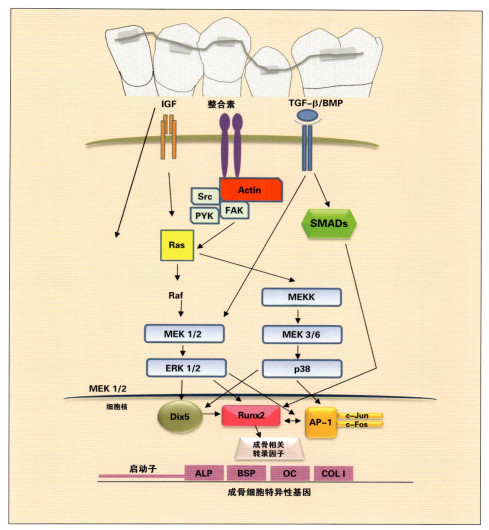

图1-9　正畸弓丝施加机械应力下的信号传导途径。

数据提供了机械应力和成骨细胞分化之间的联系。

　　最近的研究表明，另一种转录因子多囊蛋白-1（PC1）可能通过调节骨特异性转录因子Runx2在骨骼形成中发挥重要作用。此外，PC1与MC3T3-E1成骨细胞原代纤毛中的钙通道多囊蛋白-2（PC2）共定位[64-65]。这些发现表明PC1通过细胞内钙依赖性调控Runx2的表达来调节成骨细胞的功能。初级纤毛-多囊蛋

白复合体的总体功能可能是感知环境线索并将其转化为调节成骨细胞分化和骨发育的信号。最近推测，PC1作为主要的机械感应分子，通过钙调神经磷酸酶/NFAT（活化的T细胞的核因子）信号级联来调节成骨细胞基因转录和骨细胞分化[66-67]。

　　对具有向成骨细胞分化潜力的未分化间充质PDL细胞施加机械刺激后，信号通路级联被激活，可以总结如下[4-6,24,60-63]（图1-9）：

1. 黏着斑中整合素对细胞附着的干扰。
2. 通过小GTP酶（Rho和Rab）传递到细胞质。
3. 触发MAPK（ERK/JNK）级联反应。
4. 骨特异性和骨相关因子Runx2、c-Jun和c-Fos的激活。
5. 这些转录因子在所有主要成骨基因（OC、OPN、ALP、BSP、COL I和MMP13）的启动子区与OSE2结合，从而控制它们的表达。

最终这些生化级联反应导致基因表达的变化以及细胞向成骨细胞表型的重新编程。

骨吸收

这种正畸力诱导的骨改建的循环通过PDL的存在得以维持。显然，PDL和它的多能细胞群是未分化细胞的提供者，这些细胞在机械压力下分化为成骨细胞。然后，成熟的成骨细胞通过产生细胞因子（即RANKL和OPG）诱导破骨细胞分化和骨吸收活动。此外，一氧化氮（NO）、前列腺素和肿瘤坏死因子-α（TNF-α）也诱导破骨细胞分化和骨吸收[68-70]。体外研究表明，虽然骨细胞产生的某些细胞因子在吸收部位激活PDL的破骨细胞前体，但NO在大鼠的相反部位抑制破骨细胞的活性[71]。

骨吸收之前实际上是由成骨细胞对类骨质非矿化层进行降解。只有在这一层通过基质金属蛋白酶（MMP）活性降解后，分化的破骨细胞才能附着于骨表面[72-73]。这种附着是由成骨细胞和骨细胞在吸收部位产生的骨桥蛋白水平增加来调节的[74-75]。

细胞因子是结缔组织细胞如成纤维细胞和成骨细胞产生的蛋白质。这些低分子量蛋白质（<25kDa）以自分泌或旁分泌方式调节或修饰其他细胞的活动。细胞因子的合成和作用由全身激素与机械刺激控制的。最早发现的骨相关细胞因子是白细胞介素-1（IL-1）和肿瘤坏死因子（TNF），二者都能在体外刺激骨吸收[76-78]。显然，对它们作用的研究将提供关于改建过程的重要信息，特别是将阐明破骨细胞和成骨细胞之间的相互作用。

RANKL是膜相关TNF配体家族的一员，是一种非常重要的细胞因子，在破骨细胞的形成和功能中起着至关重要的作用[79-80]。破骨细胞前体和破骨细胞表达RANKL受体（即RANK），RANKL与RANKL结合，诱导破骨细胞分化。其他参与吸收活动的转录因子如甲状旁腺激素、IL-1、IL-6和TNF-α通过上调成骨细胞前体与成骨细胞的RANKL表达而发挥作用。

关于骨改建，OPG同样发挥着关键的作用[81]。OPG同样由成骨细胞前体和成骨细胞产生，通过与RANKL竞争膜受体RANK来抑制破骨细胞的形成。为了保持组织稳态，RANKL和OPG之间的平衡得以维持，但当正畸力作用于PDL成纤维细胞上时，这种平衡就被打乱了（图1-10）。在这两种相互竞争的转录因子中，占主导地位的转录因子偶尔会将钟摆转向破骨细胞或成骨细胞活性。

在患有实验性牙周炎的大鼠中，全身使用的人OPG-Fc融合蛋白通过抑制RANKL受体而抑制了牙槽骨吸收[82]。这可能为将来牙周炎的治疗提供了一种新的方法。尽管如此，对

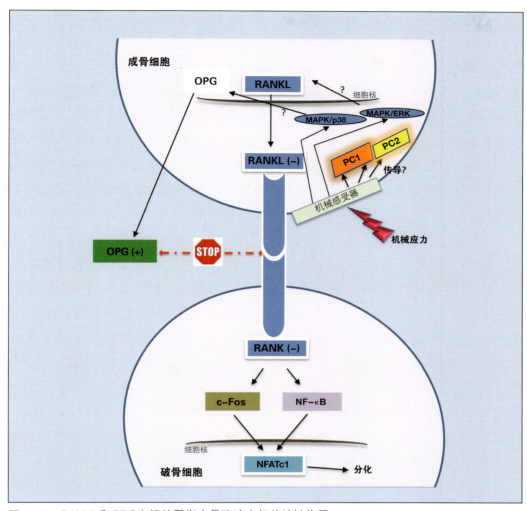

图1-10　RANKL和OPG之间的平衡在骨改建中起着关键作用。

Sprague-Dawley大鼠的第一磨牙近中局部注射OPG-Fc，也会导致目标牙位点的破骨细胞生成和牙齿移动受到抑制[83]。最近的科学数据表明，这两种细胞因子的生化作用及其调节将开启正畸诱导骨改建的信号通路，并为今后的药物干预提供依据[84-85]。

炎症在牙齿移动中的作用

炎症作为正畸牙齿移动相关组织的细胞反应问题最近引起了研究者的兴趣。现有证据表明，细胞因子（文献中通常称为炎症介质或促炎细胞因子）和诸如参与骨改建的降钙素基因相关肽和神经肽等神经递质都推动了牙齿移动是炎症过程的理论[86-87]。

研究数据表明，细胞中的机械刺激引起炎症反应与炎症因子引起的炎症反应类似[88]。特别是在受刺激的骨细胞中发现核因子κB（NF-κB）[89]。NF-κB是一种位于细胞核内的转录因子，存在于所有类型的细胞中，参与细胞对应激、细胞因子、自由基、紫外线辐射以及细菌或病毒抗原等刺激的反应。此外，NF-κB在感染的免疫应答中起重要作用，并作为转录因子调节与生长发育相关的基因。因此，NF-κB的错误调节与癌症发生、炎症和自身免疫反应、感染性休克、病毒感染和不适当的免疫发育有关。最近有学者提出在炎症和癌症治疗过程中抑制NF-κB的想法[90-91]。

因为炎症是宿主对微生物感染或细胞转移的局部反应，所以有人可能会说，当施加生物力时，牙齿移动是一个无菌过程。如果发生任何潜在的组织损伤，这完全是由于施加的力过大。然而，将正畸移动描述为炎症过程会给人一种错误的印象，认为这可能是一种病理事件。在试图用一句话来描述组织对正畸牙齿移动的反应时，有人可能会争辩说，它涉及一种与组织修复病灶相结合的夸张的生产活动形式，特别是在邻近PDL的加载和卸载区，在那里骨和牙骨质被改建。

年龄对组织反应和改建的影响

衰老和骨骼

所有的组织，包括骨，都会随着年龄的增长而发生成分和形态以及细胞与分子水平上的变化[92]。皮质骨变得更加脆弱，骨密度和弹性降低了，对机械负荷的抵抗力降低了[93-96]。对人尸体的组织形态学研究表明，随着年龄的增长，活性成骨细胞覆盖的类骨质区域随着骨吸收表面破骨细胞数量的减少而减少。此外，已有研究表明，年龄会引起成骨细胞的退行性形态学改变，包括体积减小和核固缩的存在，同

时它们的增殖能力也会减弱[97]。最近的研究证实，成骨细胞和破骨细胞的分化随着年龄的增长而减少[98-99]。

在骨的细胞和分子水平观察到的变化可能与细胞对机械应力的反应能力降低有关，从而降低骨改建的速率[100-101]。在分子水平上，据报道，衰老的成骨细胞表现出碱性磷酸酶（ALP）表达、Ⅰ型胶原和骨钙素水平降低[102]。几项关于牙槽骨成骨细胞的研究表明，随着年龄的增长，成骨细胞的增殖和分化水平降低[103]。另有报道称，女性骨髓基质细胞中转录因子Runx2的表达降低，而RANKL水平升高[103]。在一项成年小鼠骨细胞的实验研究中，与年轻小鼠相比，在Wnt信号通路中，基因表达水平减少[104]。

骨质疏松

骨质疏松是最常见的与年龄相关的代谢性骨病，具有严重的社会和经济影响，发病率和死亡率高。其特征是骨量减少、骨微结构紊乱、强度降低和骨折率增加（图1-11）。骨量丢失是由于破骨细胞活性过高和成骨细胞活性降低造成的。最近研究表明，机械刺激可以增加成骨细胞的活性。骨质疏松是一种既定且定义明确的疾病，在欧洲、日本和美国影响超过7500万人，仅在欧洲和美国每年就导致超过230万人骨折[105]。

骨质疏松可能是由于峰值骨量低于正常值和骨质流失高于正常值造成的。骨改建的异常可归因于几个因素，如饮食、身体状况以及许多疾病（包括酒精中毒、厌食、甲状腺功能亢进、卵巢手术切除和肾脏疾病）或治疗。此

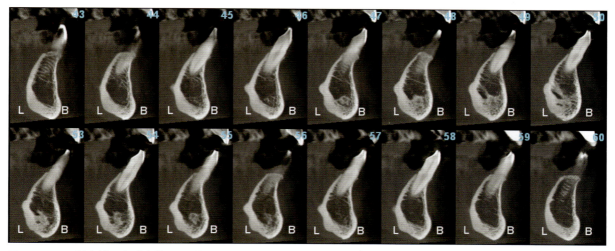

图1-11　55岁女性下颌右侧切牙区的CBCT。骨密度和微结构的改变是由于骨质疏松引起的。（Courtesy of Dr S. Petsaros）

外，某些药物会增加骨流失率，包括抗癫痫药物、化疗和类固醇。

骨的机械负荷的减少抑制了成骨细胞介导的骨形成和加速破骨细胞介导的骨吸收，并导致所谓的失用性骨质疏松症。失用性骨质疏松症是由于缺乏正常的体力活动以及固定或长期卧床休息造成的，它影响着世界上越来越多的人。研究表明，失用性骨质疏松症中的成骨细胞在破骨细胞活动后不能进行正常水平的骨合成，从而导致显著的骨质流失[106]。临床上骨质疏松症的定义为骨密度比年轻人低2.5个标准差。这通常通过髋部双能量X射线吸收法来测量[105]。

最近研究表明，患有骨质疏松症的更年期妇女的牙周指数得分在统计学上明显高于没患有骨质疏松症的妇女。更年期患有骨质疏松症的妇女的牙龈退缩率也明显高于对照组。因此，有报道称骨密度（BMD）和牙周指数之间存在真正的相关性，而BMD和牙齿移动性之间没有相关性[107]。

已经有研究证实机械传导信号通路的改变会导致骨质疏松症中骨改建的失控[108]。众所周知，雌激素水平的降低在与年龄相关的骨量减少和骨质疏松症中起着关键作用。最近的科学数据表明，雌激素受体相关通路和机械传导信号对骨量丢失的综合作用。更特别的是，已经观察到雌激素受体和Wnt/β-catenin通路之间的相互作用。当施加机械负荷时，雌激素受体信号与机械信号同步导致前列腺素E2（PGE2）表达增加，进而导致骨硬化蛋白产生减少。由于骨硬化蛋白是内源性Wnt信号拮抗剂和骨合成抑制剂，所以上述信号会导致骨形成增加[109]。当这种信号通路中断时，如在与年龄相关的骨质疏松症中一样，会观察到骨基质合成减少。由于骨硬化蛋白的特性，已有研究提出减少骨硬化蛋白与运动相结合作为防止老年骨质流失的一种治疗策略[110]。

在老年动物间充质干细胞分化的研究中，

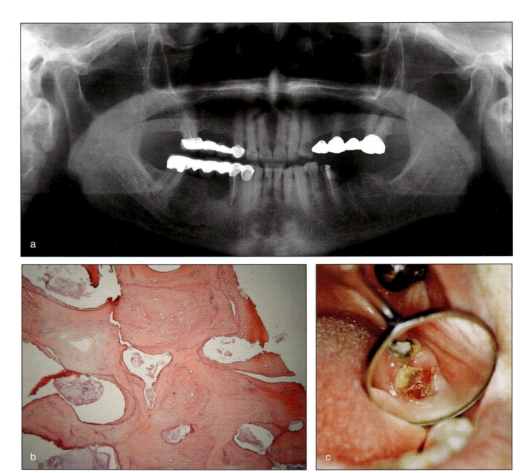

图1-12 （a～c）一例65岁女性拔除下颌左侧第一磨牙后发生下颌骨坏死的X线片、组织学和临床影像。患者正在接受双膦酸盐治疗骨质疏松症。（Courtesy of Dr K. Tosios, National and Kapodistrian University of Athens, Greece）

也发现ERK1/2的机械传导信号通路被中断。研究观察到通过ERK1/2信号传导通路对短时间和长时间机械刺激的反应性降低了，也观察到长时间机械负荷对NO通路的反应性降低了。此外，观察到老年动物间充质干细胞中前列腺素E2信号水平较大增加，很可能是对ERK1/2和NO信号减少的补偿[111]。

双膦酸盐是一类合成的焦磷酸盐类似物，通过降低破骨细胞活性来抑制骨吸收。它们通常用作预防和治疗骨质疏松以及骨质减少的药物，但也用于治疗肿瘤疾病。双膦酸盐具有不同于任何其他药物的独特药理特性，其半衰期可超过10年[112]。因为这些药物干扰骨代谢，所以它们对正畸治疗有相当大的影响。这些药物的药理作用可能会改变骨生理并干扰破骨细胞的再吸收，也可能会降低正畸牙齿移动的速率，从而阻碍治疗。正畸治疗应该在获得患者的知情同意后开始[112]。我们应该告知患者的一个重要的副作用是双膦酸盐相关的颌骨坏死[113-118]（图1-12）。骨坏死的严重程度取决于所用双膦酸盐的类型以及剂量、持续时间和给药途径（静脉或口服）。

最近的研究报告了在正畸治疗过程中使用这些药物可能出现的结果。双膦酸盐在动物实验中成功减少了牙根吸收量[119-120]。在正畸临床中，这可能对患者有益。此外，未来双膦酸盐的局部给药可能会增强支抗位点，从而确保正畸移动发生在期望的方向上。通过实验可知当双膦酸盐与扩弓治疗后的机械保持相结合时，可以增强保持效果[116,119,121-122]。然而，这些来自各种动物的研究结果仍然需要在人类临床试验中得到验证。

机械刺激

除了使用抗吸收药物进行药物治疗（这已成为增加骨密度的标准）外，机械刺激也受到了相当多的关注[123]。发展非药物治疗的趋势旨在避免这些药物可能出现的严重副作用。许多研究表明机械刺激在获得较高骨量中的作用，从而有助于骨完整性的恢复。研究表明，低强度机械信号可导致骨改建激活和骨量增加，并在一段时间后赋予骨组织再生的能力[124]。此外，机械刺激PDL细胞和成骨细胞株导致OPG表达增强，因此RANK/RANKL信号中断，破骨细胞生成减少[125-126]。而且，在受到刺激时，环氧化酶（COX）和前列腺素都可减少RANKL的生产，从而阻断体外骨吸收[127-128]。机械刺激也被证明可以激活成骨细胞上的Wnt/β-catenin途径，促进成骨细胞分化和骨合成[129]。对三维模型的研究表明，接受机械压力动态作用的成骨细胞表达升高的ALP、Runx2和骨钙素水平[130-131]。在骨-种植体结合的情况下，机械刺激通过上调Runx2和骨钙素水平来调节成骨细胞的分化[132]。机械刺激已经在牙科、整形外科、颅面发育和骨折治疗中得到了广泛的应用。

牙周膜

PDL随着年龄的增长经历各种变化，即与基质的组成、细胞群体和代谢活动有关，这些变化可能会改变其对机械刺激尤其是正畸力的反应。这些变化包括血管、细胞和厚度的减少。

动物实验研究显示，细胞外基质、胶原蛋白和蛋白质合成速率随着年龄的增长而降低[133-135]。研究结果也证实，在正畸力的作用下，衰老的人PDL细胞表现出增殖减少伴随着额外的组织紊乱[136-138]（图1-13）。

最近在分子水平上进行了大量的研究，目的在于阐明为什么衰老的PDL表现出分解代谢活性和再生能力的降低，从而导致骨改建率降低。成人PDL成纤维细胞表现出炎症介质产生的增加，在静息和循环张力作用下表现出COX2、IL-1β和IL-6的表达增加[139]。在成人和衰老的PDL细胞中，在施加机械负荷的情况下，PGE2水平的增加也有类似的结果[140-141]。然而，导致基质降解的显著炎症反应表现为负荷下衰老的人PDL成纤维细胞中纤溶酶原激活剂活性的增加[142]。

衰老的PDL细胞表现出以分解代谢活性为主的炎症表型，这是由IL-1、IL-6的细胞因子和骨连接蛋白的mRNA水平升高和c-Fos表达缺失所引起的，这导致增殖率降低。此外，OPG水平的升高和RANKL水平的降低表明，

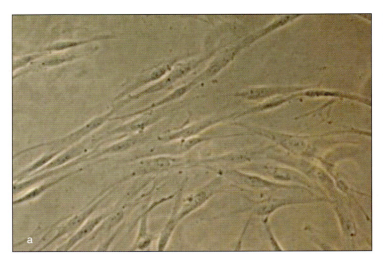

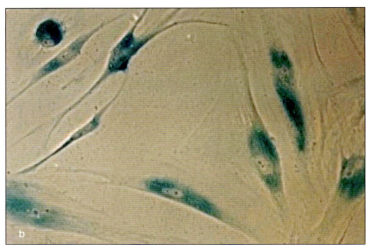

图1-13　青年（a）和老年人（b）PDL成纤维细胞用细胞衰老的经典标记物Sa-β-Gal染色。衰老的成纤维细胞呈现典型的扁平外观。照片是在相差显微镜下拍摄的。

分解代谢活性的代偿失调[143-145]。

　　衰老的PDL分解代谢活性增强表现在包括MMP-2和MMP-8的升高，它们降解细胞外基质，也减少Ⅰ型、Ⅲ型胶原的合成和矿物样结节的形成[146]。在衰老的PDL细胞中，也观察到组织蛋白酶表达增加和ALP活性降低，这是一种基本的类骨质指标[147-148]。年龄引起的变化也表现为整合素-α6和整合素-β4的mRNA水平降低，这表明信号通路的改变和PDL细胞与

其环境相互作用的改变[149]。

　　最近的研究调查了细胞衰老对人PDL成纤维细胞的影响，这些细胞衰老发生在复制耗尽或暴露于电离辐射后。结果显示Ⅰ型胶原减少，MMP-2表达增加，而Runx2以p53依赖性方式下调。ALP基因表达和活性也显著降低。值得一提的是，这两种衰老类型的细胞表达了相似的特征，暗示了体内具有相似的功能。复制和电离衰老的人PDL成纤维细胞表现出分解

代谢表型，显示成骨细胞分化能力显著降低，从而影响组织发育和完整性[13-14]。

结论

年龄是一个重要的生物学参数，根据临床理念其在正畸牙齿移动的速率中起着重要的作用。然而，这一基本理念背后的生物学真相是最近调查的主题。应用正畸力产生生化级联序列反应，导致了一系列细胞和分子变化。正畸力的信号传导导致骨特异性基因的激活，最终诱导骨改建。不同年龄组对机械刺激有不同的反应。此外，颌骨骨质疏松症及其药物治疗影响正畸治疗。

人类基因组的解码以及来自分子生物学的新数据将影响未来的正畸学。目前，一系列关于骨生物学的开创性研究正在进行中。正畸医师在其中起着至关重要的作用。

在关于牙齿移动的第一份论文发表了1个多世纪后[150]，通过阐明分子水平上的骨改建机制，信息的高速发展赋予了科学界力量。然而，许多问题仍未解决，需要进一步研究。最终目标是通过药物干预对相关的转录因子进行临床调控。从正畸学的多层次研究中不断产生的科学知识认为，患者的生物学是正畸诊断和治疗计划的一个组成部分。因此，实施的生物力学和具体程序最终应根据每个患者的生物特征进行规划。

参考文献

[1] Verna C, Dalstra M, Melsen B. The rate and the type of orthodontic tooth movement is influenced by bone turnover in a rat model. Eur J Orthod 2000;22:343–352.

[2] Reitan K. The initial tissue reaction incident to orthodontic tooth movement as related to the influence of function; an experimental histologic study on animal and human material. Acta Odontol Scand Suppl 1951;6:1–240.

[3] Reitan K. Tissue rearrangement during retention of orthodontically rotated teeth. Angle Orthod 1959;29:105–113.

[4] Basdra EK, Kohl A, Komposch G. Mechanical stretching of periodontal ligament fibroblasts—A study on cytoskeletal involvement. J Orofac Orthop 1996;57:24–30.

[5] Basdra EK, Papavassiliou AG, Huber LA. Rab and rho GTPases are involved in specific response of periodontal ligament fibroblasts to mechanical stretching. Biochim Biophys Acta 1995;1268:209–213.

[6] Basdra EK, Komposch G, Huber LA, Papavassiliou AG. Mechanically-stretched human periodontal ligament fibroblasts: Identifying components of the mechanotransduction cascade. In: Davidovitch Z, Norton LA (eds). Biological Mechanisms of Tooth Movement and Craniofacial Adaptation [Proceedings of the International Conference, 19–22 Oct 1995, Danvers, MA]. Boston: Harvard Society for the Advancement of Orthodontics, 1996:41–49.

[7] Shimpo S, Horiguchi Y, Nakamura Y, et al. Compensatory bone formation in young and old rats during tooth movement. Eur J Orthod 2003;25:1–7.

[8] Komatsu K, Kanazashi M, Shimada A, Shibata T, Viidik A, Chiba M. Effects of age on the stress-strain and stress-relaxation properties of the rat molar periodontal ligament. Arch Oral Biol 2004;49:817–824.

[9] Komatsu K, Shibata T, Shimada A, Viidik A, Chiba M. Age-related and regional differences in the stress-strain and stress-relaxation behaviours of the rat incisor periodontal ligament. J Biomech 2004;37:1097–1106.

[10] Ren Y, Kuijpers-Jagtman AM, Maltha JC. Immunohistochemical evaluation of osteoclast recruitment during experimental tooth movement in young and adult rats. Arch Oral Biol 2005;50:1032–1039.

[11] Ren Y, Maltha JC, van't Hof MA, Kuijpers-Jagtman AM. Optimum force magnitude for orthodontic tooth movement: A mathematic model. Am J Orthod Dentofacial Orthop 2004;125:71–77.

[12] Nakamoto N, Nagasaka H, Daimaruya T, Takahashi I, Sugawara J, Mitani H. Experimental tooth movement through mature and immature bone regenerates after distraction osteogenesis in dogs. Am J Orthod Dentofacial Orthop 2002;121:385–395.

[13] Konstantonis D, Papadopoulou A, Makou M, Eliades T, Basdra E, Kletsas D. The role of cellular senescence on the cyclic stretching-mediated activation of MAPK and ALP expression and activity in human periodontal ligament fibroblasts. Exp Gerontol 2014;57:175–180.

[14] Konstantonis D, Papadopoulou A, Makou M, Eliades T, Basdra EK, Kletsas D. Senescent human periodontal ligament fibroblasts after replicative exhaustion or ionizing radiation have a decreased capacity towards osteoblastic differentiation. Biogerontology 2013;14:741–751.

[15] Hopewell-Smith A. The Histology and Patho-Histology of the Teeth and Associated Parts. London: Dental Manufacturing, 1903.

[16] Lang NP, Lindhe J (eds). Clinical Periodontology and Implant Dentistry, ed 6. Ames, IA: Wiley, 2015.

[17] Li X, Yi W, Jin A, Duan Y, Min S. Effects of sequentially released BMP-2 and BMP-7 from PELA microcapsule-based scaffolds on the bone regeneration. Am J Transl Res 2015;7:1417–1428.

[18] Jiang Y, Jahagirdar BN, Reinhardt RL, et al. Pluripotency of mesenchymal stem cells derived from adult marrow. Nature 2002;418:41–49.

[19] Manolagas SC. Birth and death of bone cells: Basic regulatory mechanisms and implications for the pathogenesis and treatment of osteoporosis. Endocr Rev 2000;21:115–137.

[20] Krishnan V, Davidovitch Z (eds). Biological Mechanisms of Tooth Movement. Oxford: Blackwell, 2009.

[21] Raggatt LJ, Partridge NC. Cellular and molecular mechanisms of bone remodeling. J Biol Chem 2010;285:25103–25108.

[22] Simpson AH, Mills L, Noble B. The role of growth factors and related agents in accelerating fracture healing. J Bone Joint Surg Br 2006;88:701–705.

[23] Krakow D, Rimoin DL. The skeletal dysplasias. Genet Med 2010;12:327–341.

[24] Ziros PG, Basdra EK, Papavassiliou AG. Runx2: Of bone and stretch. Int J Biochem Cell Biol 2008;40:1659–1663.

[25] Green RE, Krause J, Briggs AW, et al. A draft sequence of the Neandertal genome. Science 2010;328:710–722.

[26] Tanaka JL, Ono E, Filho EM, Castilho JC, Moraes LC, Moraes ME. Cleidocranial dysplasia: Importance of radiographic images in diagnosis of the condition. J Oral Sci 2006;48:161–166.

[27] Hefti F. Pediatric Orthopedics in Practice, ed 2. Hinchliffe R (trans). Berlin: Springer, 2015.

[28] Ornitz DM, Marie PJ. FGF signaling pathways in endochondral and intramembranous bone development and human genetic disease. Genes Dev 2002;16:1446–1465.

[29] Otto F, Thornell AP, Crompton T, et al. Cbfa1, a candidate gene for cleidocranial dysplasia syndrome, is essential for osteoblast differentiation and bone development. Cell 1997;89:765–771.

[30] Ten Cate AR. Oral Histology: Development, Structure, and Function, ed 4. St. Louis: Mosby, 1994.

[31] Bath-Balogh M, Fehrenbach MJ, Thomas P. Illustrated Dental Embryology, Histology, and Anatomy, ed 2. St. Louis: Elsevier, 2006.

[32] Basdra EK, Komposch G. Osteoblast-like properties of human periodontal ligament cells: An in vitro analysis. Eur J Orthod 1997;19:615–621.

[33] Fujii S, Maeda H, Wada N, Tomokiyo A, Saito M, Akamine A. Investigating a clonal human periodontal ligament progenitor/stem cell line in vitro and in vivo. J Cell Physiol 2008;215:743–749.

[34] Gay IC, Chen S, MacDougall M. Isolation and characterization of multipotent human periodontal ligament stem cells. Orthod Craniofac Res 2007;10:149–160.

[35] Seo BM, Miura M, Gronthos S, et al. Investigation of multipotent postnatal stem cells from human periodontal ligament. Lancet 2004;364:149–155.

[36] Seo BM, Miura M, Sonoyama W, Coppe C, Stanyon R, Shi S. Recovery of stem cells from cryopreserved periodontal ligament. J Dent Res 2005;84:907–912.

[37] Tomokiyo A, Maeda H, Fujii S, Wada N, Shima K, Akamine A. Development of a multipotent clonal human periodontal ligament cell line. Differentiation 2008;76:337–347.

[38] Hert J, Lisková M, Landa J. Reaction of bone to mechanical stimuli. 1. Continuous and intermittent loading of tibia in rabbit. Folia Morphol (Praha) 1971;19:290–300.

[39] Lanyon LE, Baggott DG. Mechanical function as an influence on the structure and form of bone. J Bone Joint Surg Br 1976;58-B:436–443.

[40] Pead MJ, Skerry TM, Lanyon LE. Direct transformation from quiescence to bone formation in the adult periosteum following a single brief period of bone loading. J Bone Miner Res 1988;3:647–656.

[41] Chambers TJ, Evans M, Gardner TN, Turner-Smith A, Chow JW. Induction of bone formation in rat tail vertebrae by mechanical loading. Bone Miner 1993;20:167–178.

[42] Chow JW, Wilson AJ, Chambers TJ, Fox SW. Mechanical loading stimulates bone formation by reactivation of bone lining cells in 13-week-old rats. J Bone Miner Res 1998;13:1760–1767.

[43] Hasegawa S, Sato S, Saito S, Suzuki Y, Brunette DM. Mechanical stretching increases the number of cultured bone cells synthesizing DNA and alters their pattern of protein synthesis. Calcif Tissue Int 1985;37:431–436.

[44] Ngan PW, Crock B, Varghese J, Lanese R, Shanfeld J, Davidovitch Z. Immunohistochemical assessment of the effect of chemical and mechanical stimuli on cAMP and prostaglandin E levels in human gingival fibroblasts in vitro. Arch Oral Biol 1988;33:163–174.

[45] Saito M, Saito S, Ngan PW, Shanfeld J, Davidovitch Z. Interleukin 1 beta and prostaglandin E are involved in the response of periodontal cells to mechanical stress in vivo and in vitro. Am J Orthod Dentofacial Orthop 1991;99:226–240.

[46] Neidlinger-Wilke C, Wilke HJ, Claes L. Cyclic stretching of human osteoblasts affects proliferation and metabolism: A new experimental method and its application. J Orthop Res 1994;12:70–78.

[47] Harell A, Dekel S, Binderman I. Biochemical effect of mechanical stress on cultured bone cells. Calcif Tissue Res 1977;22(suppl):202–207.

[48] Yeh CK, Rodan GA. Tensile forces enhance prostaglandin E synthesis in osteoblastic cells grown on collagen ribbons. Calcif Tissue Int 1984;36(suppl 1):S67–S71.

[49] Sandy JR, Harris M. Prostaglandins and tooth movement. Eur J Orthod 1984;6:175–182.

[50] Davidson RM, Tatakis DW, Auerbach AL. Multiple forms of mechanosensitive ion channels in osteoblast-like cells. Pflugers Arch 1990;416:646–651.

[51] McDonald F, Somasundaram B, McCann TJ, Mason WT, Meikle MC. Calcium waves in fluid flow stimulated osteoblasts are G protein mediated. Arch Biochem Biophys 1996;326:31–38.

[52] Sastry SK, Burridge K. Focal adhesions: A nexus for intracellular signaling and cytoskeletal dynamics. Exp Cell Res 2000;261:25–36.

[53] Ingber D. Integrins as mechanochemical transducers. Curr Opin Cell Biol 1991;3:841–848.

[54] Wang N, Butler JP, Ingber DE. Mechanotransduction across the cell surface and through the cytoskeleton. Science 1993;260:1124–1127.

[55] Clark EA, Brugge JS. Integrins and signal transduction pathways: The road taken. Science 1995;268:233–239.

[56] Shyy JY, Chien S. Role of integrins in cellular responses to mechanical stress and adhesion. Curr Opin Cell Biol 1997;9:707–713.

[57] Meyer CJ, Alenghat FJ, Rim P, Fong JH, Fabry B, Ingber DE. Mechanical control of cyclic AMP signalling and gene transcription through integrins. Nat Cell Biol 2000;2:666–668.

[58] Wilson E, Sudhir K, Ives HE. Mechanical strain of rat vascular smooth muscle cells is sensed by specific extracellular matrix/ integrin interactions. J Clin Invest 1995;96:2364–2372.

[59] Calvalho RS, Bumann A, Schwarzer C, Scott E, Yen EH. A molecular mechanism of integrin regulation from bone cells stimulated by orthodontic forces. Eur J Orthod 1996;18:227–235.

[60] Kletsas D, Basdra EK, Papavassiliou AG. Mechanical stress induces DNA synthesis in PDL fibroblasts by a mechanism unrelated to autocrine growth factor action. FEBS Lett 1998;430:358–362.

[61] Peverali FA, Basdra EK, Papavassiliou AG. Stretch-mediated activation of selective MAPK subtypes and potentiation of AP-1 binding in human osteoblastic cells. Mol Med 2001;7:68–78.

[62] Kletsas D, Basdra EK, Papavassiliou AG. Effect of protein kinase inhibitors on the stretch-elicited c-Fos and c-Jun up-regulation in human PDL osteoblast-like cells. J Cell Physiol 2002;190:313–321.

[63] Ziros PG, Gil AP, Georgakopoulos T, et al. The bone-specific transcriptional regulator Cbfa1 is a target of mechanical signals in osteoblastic cells. J Biol Chem 2002;277:23934–23941.

[64] Xiao Z, Zhang S, Magenheimer BS, Luo J, Quarles LD. Polycystin-1 regulates skeletogenesis through stimulation of the osteoblast-specific transcription factor RUNX2-II. J Biol Chem 2008;283:12624–12634.

[65] Xiao Z, Zhang S, Mahlios J, et al. Cilia-like structures and polycystin-1 in osteoblasts/osteocytes and associated abnormalities in skeletogenesis and Runx2 expression. J Biol Chem 2006;281:30884–30895.

[66] Dalagiorgou G, Piperi C, Georgopoulou U, Adamopoulos C, Basdra EK, Papavassiliou AG. Mechanical stimulation of polycystin-1 induces human osteoblastic gene expression via potentiation of the calcineurin/NFAT signaling axis. Cell Mol Life Sci 2013;70:167–180.

[67] Dalagiorgou G, Basdra EK, Papavassiliou AG. Polycystin-1: Function as a mechanosensor. Int J Biochem Cell Biol 2010;42:1610–1613.

[68] Ajubi NE, Klein-Nulend J, Nijweide PJ, Vrijheid-Lammers T, Alblas MJ, Burger EH. Pulsating fluid flow increases prostaglandin production by cultured chicken osteocytes—A cytoskeleton-dependent process. Biochem Biophys Res Commun 1996;225:62–68.

[69] Klein-Nulend J, Roelofsen J, Sterck JG, Semeins CM, Burger EH. Mechanical loading stimulates the release of transforming growth factor-β activity by cultured mouse calvariae and periosteal cells. J Cell Physiol 1995;163:115–119.

[70] Kurata K, Heino TJ, Higaki H, Väänänen HK. Bone marrow cell differentiation induced by mechanically damaged osteocytes in 3D gel-embedded culture. J Bone Miner Res 2006;21:616–625.

[71] Yoo SK, Warita H, Soma K. Duration of orthodontic force affecting initial response of nitric oxide synthase in rat periodontal ligaments. J Med Dent Sci 2004;51:83–88.

[72] Birkedal-Hansen H. Role of matrix metalloproteinases in human periodontal diseases. J Periodontol 1993;64(5 suppl):474–484.

[73] Birkedal-Hansen H, Moore WG, Bodden MK, et al. Matrix metalloproteinases: A review. Crit Rev Oral Biol Med 1993;4:197–250.

[74] Gay CV, Weber JA. Regulation of differentiated osteoclasts. Crit Rev Eukaryot Gene Expr 2000;10:213–230.

[75] Terai K, Takano-Yamamoto T, Ohba Y, et al. Role of osteopontin in bone remodeling caused by mechanical stress. J Bone Miner Res 1999;14:839–849.

[76] Gowen M, Meikle MC, Reynolds JJ. Stimulation of bone resorption in vitro by a non-prostanoid factor released by human monocytes in culture. Biochim Biophys Acta 1983;762:471–474.

[77] Heath JK, Saklatvala J, Meikle MC, Atkinson SJ, Reynolds JJ. Pig interleukin 1 (catabolin) is a potent stimulator of bone resorption in vitro. Calcif Tissue Int 1985;37:95–97.

[78] Bertolini DR, Nedwin GE, Bringman TS, Smith DD, Mundy GR. Stimulation of bone resorption and inhibition of bone formation in vitro by human tumour necrosis factors. Nature 1986;319:516–518.

[79] Lacey DL, Timms E, Tan HL, et al. Osteoprotegerin ligand is a cytokine that regulates osteoclast differentiation and activation. Cell 1998;93:165–176.

[80] Yasuda H, Shima N, Nakagawa N, et al. Osteoclast differentiation factor is a ligand for osteoprotegerin/ osteoclastogenesis-inhibitory factor and is identical to TRANCE/RANKL. Proc Natl Acad Sci U S A 1998;95:3597–3602.

[81] Simonet WS, Lacey DL, Dunstan CR, et al. Osteoprotegerin: A novel secreted protein involved in the regulation of bone density. Cell 1997;89:309–319.

[82] Jin Q, Cirelli JA, Park CH, et al. RANKL inhibition through osteoprotegerin blocks bone loss in experimental periodontitis. J Periodontol 2007;78:1300–1308.

[83] Dunn MD, Park CH, Kostenuik PJ, Kapila S, Giannobile WV. Local delivery of osteoprotegerin inhibits mechanically mediated bone modeling in orthodontic tooth movement. Bone 2007;41:446–455.

[84] Ogasawara T, Yoshimine Y, Kiyoshima T, et al. In situ expression of RANKL, RANK, osteoprotegerin and cytokines in osteoclasts of rat periodontal tissue. J Periodontal Res 2004;39:42–49.

[85] Kanzaki H, Chiba M, Shimizu Y, Mitani H. Periodontal ligament cells under mechanical stress induce osteoclastogenesis by receptor activator of nuclear factor κB ligand up-regulation via prostaglandin E2 synthesis. J Bone Miner Res 2002;17:210–220.

[86] Davidovitch Z, Nicolay OF, Ngan PW, Shanfeld JL. Neurotransmitters, cytokines, and the control of alveolar bone remodeling in orthodontics. Dent Clin North Am 1988;32:411–435.

[87] Davidovitch Z. Cell biology associated with tooth movement. In: Berkovitz BKB, Moxham BJ, Newman HN (eds). The Periodontal Ligament in Health and Disease, ed 2. London: Mosby-Wolfe, 1995.

[88] Dumont N, Lepage K, Côté CH, Frenette J. Mast cells can modulate leukocyte accumulation and skeletal muscle function following hindlimb unloading. J Appl Physiol (1985)

2007;103:97–104.

[89] Kurokouchi K, Jacobs CR, Donahue HJ. Oscillating fluid flow inhibits TNF-α-induced NF-κB activation via an IκB kinase pathway in osteoblast-like UMR106 cells. J Biol Chem 2001;276:13499–13504.

[90] Kobayashi Y, Wada H, Rossios C, et al. A novel macrolide solithromycin exerts superior anti-inflammatory effect via NF-κB inhibition. J Pharmacol Exp Ther 2013;345:76–84.

[91] Ji G, Zhang Y, Yang Q, et al. Genistein suppresses LPS-induced inflammatory response through inhibiting NF-κB following AMP kinase activation in RAW 264.7 macrophages. PloS One 2012;7:e53101.

[92] Szulc P, Seeman E. Thinking inside and outside the envelopes of bone: Dedicated to PDD. Osteoporos Int 2009;20:1281–1288.

[93] Tommasini SM, Wearne SL, Hof PR, Jepsen KJ. Percolation theory relates corticocancellous architecture to mechanical function in vertebrae of inbred mouse strains. Bone 2008;42:743–750.

[94] Kavukcuoglu NB, Denhardt DT, Guzelsu N, Mann AB. Osteopontin deficiency and aging on nanomechanics of mouse bone. J Biomed Mater Res A 2007;83:136–144.

[95] Nyman JS, Roy A, Tyler JH, Acuna RL, Gayle HJ, Wang X. Age-related factors affecting the postyield energy dissipation of human cortical bone. J Orthop Res 2007; 25:646–655.

[96] Jäger A. Histomorphometric study of age-related changes in remodelling activity of human desmodontal bone. J Anat 1996;189:257–264.

[97] Tonna EA. [Cellular kinetics of bone and aging (report) (author's transl)] [in German]. Verh Dtsch Ges Pathol 1974;58:99–104.

[98] Lee BD, White SC. Age and trabecular features of alveolar bone associated with osteoporosis. Oral Surg Oral Med Oral Pathol Oral Radiol Endod 2005;100:92–98.

[99] Cao JJ, Singleton PA, Majumdar S, et al. Hyaluronan increases RANKL expression in bone marrow stromal cells through CD44. J Bone Miner Res 2005;20:30–40.

[100] Chen H, Sun J, Hoemann CD, et al. Drilling and microfracture lead to different bone structure and necrosis during bone-marrow stimulation for cartilage repair. J Orthop Res 2009;27:1432–1438.

[101] Boskey AL, Coleman R. Aging and bone. J Dent Res 2010;89:1333–1348.

[102] Sutherland MS, Rao LG, Muzaffar SA, et al. Age-dependent expression of osteoblastic phenotypic markers in normal human osteoblasts cultured long-term in the presence of dexamethasone. Osteoporos Int 1995;5:335–343.

[103] Jiang SY, Shu R, Xie YF, Zhang SY. Age-related changes in biological characteristics of human alveolar osteoblasts. Cell Prolif 2010;43:464–470.

[104] Rauner M, Sipos W, Pietschmann P. Age-dependent Wnt gene expression in bone and during the course of osteoblast differentiation. Age (Dordr) 2008;30:273–282.

[105] World Health Organization. Prevention and Management of Osteoporosis: Report of a WHO Scientific Group [WHO Technical Report Series 921]. Geneva, Switzerland: WHO Scientific Group on the Prevention and Management of Osteoporosis, 2000.

[106] Bikle DD, Halloran BP. The response of bone to unloading. J Bone Miner Metab 1999;17:233–244.

[107] Sachelarie L, Farcas DM, Dartu L, et al. Comparative study of diseases of the stomatognathic system and specific parameters of osteoporosis. Osteoporos Int 2016;27:845–848.

[108] Ingber DE. Mechanobiology and diseases of mechanotransduction. Ann Med 2003;35:564–577.

[109] Sapir-Koren R, Livshits G. Is interaction between age-dependent decline in mechanical stimulation and osteocyte-estrogen receptor levels the culprit for postmenopausal-impaired bone formation? Osteoporos Int 2013;24:1771–1789.

[110] Lin C, Jiang X, Dai Z, et al. Sclerostin mediates bone response to mechanical unloading through antagonizing Wnt/β-catenin signaling. J Bone Miner Res 2009;24:1651–1661.

[111] Joiner DM, Tayim RJ, Kadado A, Goldstein SA. Bone marrow stromal cells from aged male rats have delayed mineralization and reduced response to mechanical stimulation through nitric oxide and ERK1/2 signaling during osteogenic differentiation. Biogerontology 2012;13:467–478.

[112] Zahrowski JJ. Bisphosphonate treatment: An orthodontic concern calling for a proactive approach. Am J Orthod Dentofacial Orthop 2007;131:311–320.

[113] Bamias A, Kastritis E, Bamia C, et al. Osteonecrosis of the jaw in cancer after treatment with bisphosphonates: Incidence and risk factors. J Clin Oncol 2005;23:8580–8587.

[114] Abu-Id MH, Acil Y, Gottschalk J, Kreusch T. [Bisphosphonate-associated osteonecrosis of the jaw]. Mund Kiefer Gesichtschir 2006;10:73–81.

[115] American Dental Association Council on Scientific Affairs. Dental management of patients receiving oral bisphosphonate therapy: Expert panel recommendations. J Am Dent Assoc 2006;137:1144–1150.

[116] Ruggiero SL, Dodson TB, Assael LA, Landesberg R, Marx RE, Mehrotra B; Task Force on Bisphosphonate-Related Osteonecrosis of the Jaws; American Association of Oral and Maxillofacial Surgeons. American Association of Oral and Maxillofacial Surgeons position paper on bisphosphonate-related osteonecrosis of the jaw - 2009 update. Aust Endod J 2009;35:119–130.

[117] Ruggiero SL. Bisphosphonate-related osteonecrosis of the jaw (BRONJ): Initial discovery and subsequent development. J Oral Maxillofac Surg 2009;67(5 suppl):13–18.

[118] Walter C, Al-Nawas B, Frickhofen N, et al. Prevalence of bisphosphonate associated osteonecrosis of the jaws in multiple myeloma patients. Head Face Med 2010;6:11.

[119] Adachi H, Igarashi K, Mitani H, Shinoda H. Effects of topical administration of a bisphosphonate (risedronate) on orthodontic tooth movements in rats. J Dent Res 1994;73:1478–1486.

[120] Liu L, Igarashi K, Haruyama N, Saeki S, Shinoda H, Mitani H. Effects of local administration of clodronate on orthodontic tooth movement and root resorption in rats. Eur J Orthod 2004;26:469–473.

[121] Igarashi K, Adachi H, Mitani H, Shinoda H. Inhibitory effect of the topical administration of a bisphosphonate (risedronate) on root resorption incident to orthodontic tooth movement in rats. J Dent Res 1996;75:1644–1649.

[122] Kim TW, Yoshida Y, Yokoya K, Sasaki T. An ultrastructural study of the effects of bisphosphonate administration on osteoclastic bone resorption during relapse of experimentally moved rat

molars. Am J Orthod Dentofacial Orthop 1999;115:645–653.

[123] Papachroni KK, Karatzas DN, Papavassiliou KA, Basdra EK, Papavassiliou AG. Mechanotransduction in osteoblast regulation and bone disease. Trends Mol Med 2009; 15:208–216.

[124] Rubin C, Turner AS, Bain S, Mallinckrodt C, McLeod K. Anabolism. Low mechanical signals strengthen long bones. Nature 2001;412:603–604.

[125] Kusumi A, Sakaki H, Kusumi T, et al. Regulation of synthesis of osteoprotegerin and soluble receptor activator of nuclear factor-κB ligand in normal human osteoblasts via the p38 mitogen-activated protein kinase pathway by the application of cyclic tensile strain. J Bone Miner Metab 2005;23:373–381.

[126] Tang LL, Xian CY, Wang YL. The MGF expression of osteoblasts in response to mechanical overload. Arch Oral Biol 2006;51:1080–1085.

[127] Tang L, Lin Z, Li YM. Effects of different magnitudes of mechanical strain on Osteoblasts in vitro. Biochem Biophys Res Commun 2006;344:122–128.

[128] Rubin J, Murphy TC, Fan X, Goldschmidt M, Taylor WR. Activation of extracellular signal-regulated kinase is involved in mechanical strain inhibition of RANKL expression in bone stromal cells. J Bone Miner Res 2002;17:1452–1460.

[129] Armstrong VJ, Muzylak M, Sunters A, et al. Wnt/β-catenin signaling is a component of osteoblastic bone cell early responses to load-bearing and requires estrogen receptor α. J Biol Chem 2007;282:20715–20727.

[130] Leclerc E, David B, Griscom L, et al. Study of osteoblastic cells in a microfluidic environment. Biomaterials 2006;27:586–595.

[131] Cartmell SH, Porter BD, García AJ, Guldberg RE. Effects of medium perfusion rate on cell-seeded three-dimensional bone constructs in vitro. Tissue Eng 2003;9:1197–1203.

[132] Kokkinos PA, Zarkadis IK, Kletsas D, Deligianni DD. Effects of physiological mechanical strains on the release of growth factors and the expression of differentiation marker genes in human osteoblasts growing on Ti-6Al-4V. J Biomed Mater Res A 2009;90:387–395.

[133] Stahl SS, Tonna EA. H3-proline study of aging periodontal ligament matrix formation: Comparison between matrices adjacent to either cemental or bone surfaces. J Periodontal Res 1977;12:318–322.

[134] Oehmke MJ, Schramm CR, Knolle E, Frickey N, Bernhart T, Oehmke HJ. Age-dependent changes of the periodontal ligament in rats. Microsc Res Tech 2004;63:198–202.

[135] Moxham BJ, Evans IL. The effects of aging upon the connective tissues of the periodontal ligament. Connect Tissue Res 1995;33:31–35.

[136] Grant D, Bernick S. Formation of the periodontal ligament. J Periodontol 1972;43:17–25.

[137] Severson JA, Moffett BC, Kokich V, Selipsky H. A histologic study of age changes in the adult human periodontal joint (ligament). J Periodontol 1978;49:189–200.

[138] Kyomen S, Tanne K. Influences of aging changes in proliferative rate of PDL cells during experimental tooth movement in rats. Angle Orthod 1997;67:67–72.

[139] Abiko Y, Shimizu N, Yamaguchi M, Suzuki H, Takiguchi H. Effect of aging on functional changes of periodontal tissue cells. Ann Periodontol 1998;3:350–369.

[140] Mayahara K, Kobayashi Y, Takimoto K, Suzuki N, Mitsui N, Shimizu N. Aging stimulates cyclooxygenase-2 expression and prostaglandin E2 production in human periodontal ligament cells after the application of compressive force. J Periodontal Res 2007;42:8–14.

[141] Ohzeki K, Yamaguchi M, Shimizu N, Abiko Y. Effect of cellular aging on the induction of cyclooxygenase-2 by mechanical stress in human periodontal ligament cells. Mech Ageing Dev 1999;108:151–163.

[142] Miura S, Yamaguchi M, Shimizu N, Abiko Y. Mechanical stress enhances expression and production of plasminogen activator in aging human periodontal ligament cells. Mech Ageing Dev 2000;112:217–231.

[143] Benatti BB, Silverio KG, Casati MZ, Sallum EA, Nociti FH Jr. Inflammatory and bone-related genes are modulated by aging in human periodontal ligament cells. Cytokine 2009;46:176–181.

[144] Nishimura F, Terranova VP, Braithwaite M, et al. Comparison of in vitro proliferative capacity of human periodontal ligament cells in juvenile and aged donors. Oral Dis 1997;3:162–166.

[145] Shiba H, Nakanishi K, Sakata M, Fujita T, Uchida Y, Kurihara H. Effects of ageing on proliferative ability, and the expressions of secreted protein, acidic and rich in cysteine (SPARC) and osteoprotegerin (osteoclastogenesis inhibitory factor) in cultures of human periodontal ligament cells. Mech Ageing Dev 2000;117:69–77.

[146] Benatti BB, Silvério KG, Casati MZ, Sallum EA, Nociti FH Jr. Influence of aging on biological properties of periodontal ligament cells. Connect Tissue Res 2008;49:401–408.

[147] Goseki T, Shimizu N, Iwasawa T, Takiguchi H, Abiko Y. Effects of in vitro cellular aging on alkaline phosphatase, cathepsin activities and collagen secretion of human periodontal ligament derived cells. Mech Ageing Dev 1996;91:171–183.

[148] Sawa Y, Yamaoka Y, Kuroshima S, Yoshida S. Reduction of alkaline phosphatase activity in aged human osteogenic periodontal ligament fibroblasts exhibiting short telomeres. Cell Tissue Res 2004;315:331–337.

[149] Lossdorfer S, Kraus D, Jager A. Aging affects the phenotypic characteristics of human periodontal ligament cells and the cellular response to hormonal stimulation in vitro. J Periodontal Res 2010;45:764–771.

[150] Stanstedt C. Einige Beiträge zur Theorie der Zahnregulierung. Nordisk Tandläkaretidskrift 1904;236–256.

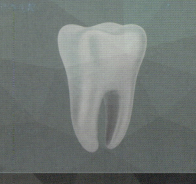

第2章

牙齿和正畸矫治器的微生物定植
Microbial Colonization of Teeth and Orthodontic Appliances

Georgios N. Belibasakis
Anastasios Grigoriadis
Carlos Marcelo da Silva Figueredo

微生物定植和微生物生物膜形成的原理

自然界中的微生物往往附着并生长在物体表面。口腔细菌也不例外，因为它们有附着在坚硬牙齿表面的自然倾向，并以复杂多微生物群落的形式生长，形成了生物膜。然而，牙齿并不是口腔细菌能够附着和生长的唯一表面。它们也能够在人造材料表面上生长，包括牙齿修复材料[1]、骨结合牙种植体[2]和正畸矫治器[3]。天然牙齿或修复体和牙齿填充材料上微生物生物膜形成的临床实例如图2-1所示。

微生物对口腔表面的黏附，无论是天然组织还是人造材料，都是由获得性膜中的唾液糖蛋白介导的[4]。釉质的钙和磷酸盐与唾液糖蛋白的硝酸盐、磷酸盐、碳酸盐和硫酸盐基团形成静电键，将这些基团吸附在釉质表面上。微生物黏附随后发生，首先是可逆吸附阶段，然后是不可逆黏附阶段[5]。吸附阶段涉及唾液薄膜的糖蛋白与细菌表面之间微弱的远距离的非特异性静电力。更具决定性的黏附阶段包括相关细菌和膜糖蛋白之间更强的更短范围的特异性相互作用。其中包括黏附素（细菌表面结构上具有黏附特性的蛋白质）和在被薄膜覆盖的表面上充当吸附受体的唾液糖蛋白之间的分子结合。细菌表面表达的典型黏附素是凝集素，一个能识别和结合碳水化合物的蛋白质家族。牙齿表面最初的定植

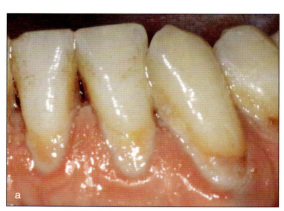
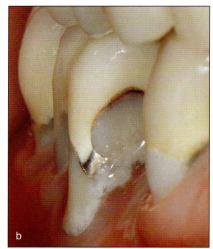

图2-1 （a）下颌前牙邻接面和牙颈部微生物生物膜的形成。（b）后牙烤瓷修复体表面微生物生物膜的形成。

发生在几秒钟或几分钟内，最早的定植细菌种类主要包括链球菌和放线菌。最初的定植菌在数小时内繁殖和生长，而更多的自由漂浮生物能够通过与最初的定植菌共同聚集而在生物膜上定居并形成其中间链[6]。细菌之间的空间被细胞外聚合物基质填充，该基质由细菌产物和捕获的唾液成分组成。

随着生物膜的逐渐发展，生物膜的顺序链之间存在着巨大的微生物多样性。最初的生物膜由密集堆积的革兰阳性非能动球菌和杆菌组成。随着中间定植体结合到生物膜中，它们的生长速度减慢。微生物生物膜的中间链不太密集，组成细菌群落继续增殖。球菌和小杆菌的比例下降了，生物膜的微生物种群变得更加多样化，包围了更多革兰阴性的细长梭状杆菌和丝状菌。成熟生物膜的外链附着更松散，并且可以很容易地分离。物种的多样性进一步增加，偶尔会出现诸如螺旋体等能动菌。

发育过程中的微生物生物膜的微环境条件逐渐改变。这些条件决定了特定生物的存活与否，可能包括温度、潜在的氧化还原反应、氧分压和营养物的可利用性等。组成生物之间建立的相互代谢作用使它们能够构建更强大和更连贯的生物膜群落。不能在生物膜中新建立的条件下存活的细菌被生长更快的细菌取代，并最终从生物膜的松散外层分离和去除。

定植微生物生物膜与口腔疾病的关联

在健康状况下，生物膜中的微生物与人类宿主和谐相处，事实上它们的相互作用是有益的。然而，当口腔生态内的微环境条件发生变化，使特定的条件致病菌能够战胜群落中的其他病原体时，就导致疾病发生[7]。这是宿主和常驻微生物之间不利的相互作用状态，可能导致疾病，称为生态失调[8]。最常见的口腔疾病，包括龋病、牙髓感染、牙周病和种植体周围疾病，是相应微生物生物膜和宿主组织之间的菌群失调相互作用的结果[9-10]。因为这些是与多种微生物生物膜相关的疾病，主要原因不是单一的细菌种类，因此当宿主防御系统不能有效地解决菌群失调时，就会导致这种疾病发生。

正畸矫治器的微生物黏附和生物膜形成

由于正畸矫治器上生物膜的形成是龋病和条件性真菌感染的危险因素，因此其与釉质脱矿和龋白斑有关[11-12]。最近的大部分文献集中于研究白色念珠菌、变异链球菌和乳酸杆菌如何与正畸矫治器相互作用。白色念珠菌是人类微生物群中最普遍的真菌种类，在健康个体中定居，不会引起任何临床症状。然而，它可能作为免疫抑制宿主的条件致病菌而发挥作用。白色念珠菌对医学的影响取决于它在一系列生物和非生物表面形成生物膜的能力[13]。关于白色念珠菌对配戴正畸矫治器患者的影响，有学者进行了文献回顾[12]，发现念珠菌属的密度增加，似乎与活动矫治器的存在和唾液低pH直接相关。健康的患者不会出现从正畸矫治器感染念珠菌的情况，但是在安装正畸矫治器后，有由非念珠菌转化为念珠菌携带者的趋势[12]。这表明，由于条件性感染的风险增加，免疫功能低下儿童的正畸治疗必须谨慎。

关于白色念珠菌对口腔的黏附和定植，Gonçalves等人[14]比较了唾液中念珠菌属的存在和念珠菌属对口腔上皮细胞的黏附以及有无戴用正畸矫治器的儿童中抗白色念珠菌免疫球蛋白A的水平。结果是，与对照组相比，戴用正畸矫治器的儿童表现出更多附着于口腔上皮细胞的酵母细胞和更高比例的非白色念珠菌。因此，正畸矫治器可能有利于念珠菌对上皮细胞的黏附，但不会影响它们在唾液中的水平。正畸矫治器材料的不同化学成分也可能影响生物膜的形成和真菌的毒性。Ronsani等人[15]评估了金属离子是否会影响真菌的毒性。为此，他们使用了含有镍（Ni^{2+}）、铁（Fe^{3+}）、铬（Cr^{3+}）、钴（Co^{2+}）或这些金属离子混合物的培养基，其浓度与正畸患者唾液中释放的浓度相似。除Co^{2+}外，所有离子均增加了生物膜的生物量。Ni^{2+}还导致分泌型天冬氨酰蛋白酶活性增加，而Fe^{3+}降低了溶血活性。基于这些发现，有人提出正畸矫治器降解过程中释放的金属离子可能调节白色念珠菌生物膜中的毒力因子。

念珠菌属也可能作为一种次生的媒介参与龋病的形成，特别是在牙本质龋中[16]。因此，口腔正畸矫治器周围生物膜中白色念珠菌、变异链球菌和乳酸杆菌的共存也是一个值得关注的问题。学者们已经进行了若干实验来研究它们的组合如何在正畸矫治器的使用过程中损害牙齿健康。Beerens等人[17]研究了当代和传统微生物学在正畸患者龋病风险评估中的适用性。微生物学分析包括对变异链球菌、乳酸杆菌和白色念珠菌的菌落形成单位总数（CFUs）和这些菌群中耐酸菌群百分比的评估。学者报道CFUs计数不能预测正畸患者中龋白斑的形成。Shukla等人[18]旨在确定接受固定正畸矫治器治疗的患者中变异链球菌和念珠菌属的患病率与数量，并比较手动牙刷和电动牙刷在减少牙菌斑方面的效率。该研究发现正畸矫治器在治疗期间增加口腔中变异链球菌和白色念珠菌的定植。事实上，研究已表明，矫治器治疗过程中龋白斑的形成与念珠菌和乳酸杆菌的高计数有关，而无论口腔卫生水平如何，变异链球菌在所有患者中均能检测到[19]。

使用抗生物膜产品减少黏附在正畸矫治器上细菌的负面影响已经得到了深入的研究。Taha等人[20]评估了美观涂层矩形弓丝在体外保留口腔生物膜的能力以及在临床使用4周和8周后在体内形成生物膜的能力。口腔内使用后，在所有时间间隔内，表面粗糙度和微生物黏附力都增加。Sugii等人[21]评估了碘化季铵甲基丙烯酰氧基硅酸盐（IQAMS）在用于粘接矫治器的光固化树脂中的抗生物膜效果。对变异链球菌的分析表明，与包含IQAMS的树脂相比，IQAMS涂层树脂具有增强的抗生物膜效果。这种差异归因于当加入IQAMS时，树脂表面季铵基团的可利用性较低，阻碍了其抗生物膜的作用。

有研究改进玻璃离子、粘接剂和正畸矫治器，以控制微生物生物膜的形成。Andrucioli等人[22]研究了用树脂改性玻璃离子水门汀粘接的正畸托槽附近唾液和生物膜中变异链球菌的水平。在研究期间，这种粘接剂阻碍了生物膜中变异链球菌的生长。同样的，在不同类型的正畸粘接剂之间观察到生物膜中变异链球菌水平的差异[23-24]。含3%二甲基氨基十六烷基甲基丙烯酸酯（DMAHDM）的正畸粘接剂降低了生物膜的代谢活性、乳酸产量和微生物负荷。因此，DMAHDM的加入为改良的正畸粘接剂提供了强大的抗菌性能，而不影响其釉质粘接强度。

托槽的类型、结构、涂层同样影响微生物黏附和生物膜形成。利用等离子聚合薄膜技术对正畸金属托槽进行表面改性以抑制细菌黏附。Tupinambá等人[25]报告显示，这仅对于降低传统托槽的表面粗糙度和细菌黏附有效。Uzuner等人[26]评估了不同托槽类型对唾液和微生物生物膜中变异链球菌与乳酸杆菌水平以及牙周健康状况的影响。结论是在牙周状况或变异链球菌和乳酸杆菌的定植方面，自锁托槽不比传统托槽有优势。因此，Fatani等人[27]提出，与未涂层托槽相比，涂覆银的二氧化钛托槽具有更好的抗菌活性和对生物膜形成的抗性。

已经有研究发现，除了变异链球菌和白色念珠菌之外，金黄色葡萄球菌——一种与条件性感染相关的革兰阳性菌，也具有定植在正畸矫治器中的能力。Merghni等人[28]研究了戴用正畸矫治器的健康患者中分离出的金黄色葡萄球菌附着于生物和非生物表面（聚苯乙烯和牙科合金）的能力，并证明它们确实能够在这些表面定植。他们还评估了金黄色葡萄球菌生物膜在牙科常用材料包括不锈钢、聚乙烯和聚氯乙烯上形成的能力。他们证实，与其他测试材料相比，该细菌对不锈钢具有更高的亲和力，并且微生物生物膜形成能力的提高与表面自由能有关[29]。

参考文献

[1] Busscher HJ, Rinastiti M, Siswomihardjo W, van der Mei HC. Biofilm formation on dental restorative and implant materials. J Dent Res 2010;89:657–665.

[2] Belibasakis GN, Charalampakis G, Bostanci N, Stadlinger B. Peri-implant infections of oral biofilm etiology. Adv Exp Med Biol 2015;830:69–84.

[3] Ren Y, Jongsma MA, Mei L, van der Mei HC, Busscher HJ. Orthodontic treatment with fixed appliances and biofilm formation—A potential public health threat? Clin Oral Investig 2014;18:1711–1718.

[4] Marsh PD, Martin MV. The mouth as a microbial habitat. In: Oral Microbiology, ed 5. Edinburgh: Elsevier, 2009:8–23.

[5] Marsh PD, Martin MV. Dental plaque. In: Oral Microbiology, ed 5. Edinburgh: Elsevier, 2009:74–102.

[6] Kolenbrander PE, Palmer RJ Jr, Periasamy S, Jakubovics NS. Oral multispecies biofilm development and the key role of cell-cell distance. Nat Rev Microbiol 2010;8:471–480.

[7] Marsh PD. Are dental diseases examples of ecological catastrophes? Microbiology 2003;149:279–294.

[8] Hajishengallis G, Lamont RJ. Beyond the red complex and into more complexity: The polymicrobial synergy and dysbiosis (PSD) model of periodontal disease etiology. Mol Oral Microbiol 2012;27:409–419.

[9] Belibasakis GN, Bostanci N. Oral biofilms and their implication in oral diseases. In: Seneviratnte CJ (ed). Oral Microbial Biofilms: Omics Biology, Antimicrobials and Clinical Implications. Boca Raton, FL: CRC, 2017:69–80.

[10] Marsh PD, Zaura E. Dental biofilm: Ecological interactions in health and disease. J Clin Periodontol 2017;44(suppl 18):S12–S22.

[11] Hess E, Campbell PM, Honeyman AL, Buschang PH. Determinants of enamel decalcification during simulated orthodontic treatment. Angle Orthod 2011;81:836–842.

[12] Hibino K, Wong RW, Hägg U, Samaranayake LP. The effects of orthodontic appliances on Candida in the human mouth. Int J Paediatr Dent 2009;19:301–308.

[13] Lohse MB, Gulati M, Johnson AD, Nobile CJ. Development and regulation of single- and multi-species Candida albicans biofilms. Nat Rev Microbiol 2018;16:19–31.

[14] Gonçalves e Silva CR, Oliveira LD, Leão MV, Jorge AO. Candida spp. adherence to oral epithelial cells and levels of IgA in children with orthodontic appliances. Braz Oral Res 2014;28:28–32.

[15] Ronsani MM, Mores Rymovicz AU, Meira TM, et al. Virulence modulation of Candida albicans biofilms by metal ions commonly released from orthodontic devices. Microb Pathog 2011;51:421–425.

[16] Pereira D, Seneviratne CJ, Koga-Ito CY, Samaranayake LP. Is the oral fungal pathogen Candida albicans a cariogen? Oral Dis 2018;24:518–526.

[17] Beerens MW, Ten Cate JM, van der Veen MH. Microbial profile of dental plaque associated to white spot lesions in orthodontic patients immediately after the bracket removal. Arch Oral Biol 2017;78:88–93.

[18] Shukla C, Maurya R, Singh V, Tijare M. Evaluation of role of fixed orthodontics in changing oral ecological flora of opportunistic microbes in children and adolescent. J Indian Soc Pedod Prev Dent 2017;35:34–40.

[19] Klaus K, Eichenauer J, Sprenger R, Ruf S. Oral microbiota carriage in patients with multibracket appliance in relation to the quality of oral hygiene. Head Face Med 2016;12:28.

[20] Taha M, El-Fallal A, Degla H. In vitro and in vivo biofilm adhesion to esthetic coated arch wires and its correlation with surface roughness. Angle Orthod 2016;86:285–291.

[21] Sugii MM, Ferreira FAS, Müller KC, et al. Physical, chemical and antimicrobial evaluation of a composite material containing quaternary ammonium salt for braces cementation. Mater Sci Eng C Mater Biol Appl 2017;73:340–346.

[22] Andrucioli MC, Faria G, Nelson-Filho P, Romano FL, Matsumoto MA. Influence of resin-modified glass ionomer and topical fluoride on levels of Streptococcus mutans in saliva and biofilm adjacent to metallic brackets. J Appl Oral Sci 2017;25:196–202.

[23] Ho CS, Ming Y, Foong KW, Rosa V, Thuyen T, Seneviratne CJ. Streptococcus mutans forms xylitol-resistant biofilm on excess adhesive flash in novel ex-vivo orthodontic bracket model. Am J Orthod Dentofacial Orthop 2017;151:669–677.

[24] Feng X, Zhang N, Xu HHK, et al. Novel orthodontic cement containing dimethylaminohexadecyl methacrylate with strong antibacterial capability. Dent Mater J 2017;36:669–676.

[25] Tupinambá RA, Claro CAA, Pereira CA, Nobrega CJP, Claro APRA. Bacterial adhesion on conventional and self-ligating metallic brackets after surface treatment with plasma-polymerized hexamethyldisiloxane. Dental Press J Orthod 2017;22:77–85.

[26] Uzuner FD, Kaygisiz E, Cankaya ZT. Effect of the bracket types on microbial colonization and periodontal status. Angle Orthod 2014;84:1062–1067.

[27] Fatani EJ, Almutairi HH, Alharbi AO, et al. In vitro assessment of stainless steel orthodontic brackets coated with titanium oxide mixed Ag for anti-adherent and antibacterial properties against Streptococcus mutans and Porphyromonas gingivalis. Microb Pathog 2017;112:190–194.

[28] Merghni A, Ben Nejma M, Dallel I, et al. High potential of adhesion to biotic and abiotic surfaces by opportunistic Staphylococcus aureus strains isolated from orthodontic appliances. Microb Pathog 2016;91:61–67.

[29] Merghni A, Bekir K, Kadmi Y, et al. Adhesiveness of opportunistic Staphylococcus aureus to materials used in dental office: In vitro study. Microb Pathog 2017;103:129–134.

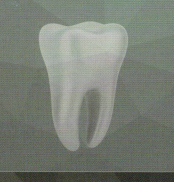

第3章

正畸治疗中口腔微生物群的变化
Changes in the Oral Microbiota During Orthodontic Treatment

William Papaioannou
Margarita Makou

正畸治疗的主要目的是矫正错位牙齿和错殆畸形，因为这些情况可能会引发个体的功能和美学问题。尽管错位的牙齿引起的问题可能是难以维持良好的日常口腔健康（这对保持牙齿和牙龈健康至关重要）的根源，但无论从短期还是长期来看，正畸矫治器（托槽和带环等）确实对牙周健康有影响。矫治器与牙周组织的紧密接触从生物学和微生物学两个方面对牙周健康产生影响。在影响口腔卫生的同时，牙菌斑滞留可能性的增加，不仅可以改变微生物菌群的数量，而且可以改变微生物菌群的质量。这些变化可能产生的长期影响至关重要。治疗过程中经常看到的牙周组织的明显变化会导致永久性损伤吗？这些与微生物群落的变化有关吗？这些反过来又会造成长期或永久的影响吗？考虑到越来越多的人，包括年轻人和老年人，正在接受正畸治疗，因此，这些都是研究正畸治疗对牙周影响时必须解决的问题。

牙菌斑和正畸治疗

在环境中发现的微生物可以自由地存在于空气或液体中（浮游的），也可以组成有组织的细菌群落，称为生物膜。自然界中的大多数微生物附着在物体表面，形成生物膜。最常用于这些结构的定义是一个细菌群体，它们被基质包围，并且彼此黏附和/或黏附到表面或界面[1]。在这种状态下，细菌的行为会改变，比如它们对宿主或环境的反应方式。因此，该定义被更新，包括在生长速度和基因转录方面的表型改变[2]。

在牙齿坚硬表面上形成的牙菌斑构成了人类口腔生态系统的中心部分。它由一个高度分化的微生物群落组成，该群落和宿主产物结合在细菌代谢产生的胞外聚合物基质中。这形成了牙菌斑生物膜[1,3]，该生物膜的组成在个体的一生中以及在口腔的某些生态波动或扰动下发生变化。这些变化是由牙列的自然转变引起的——从无牙的新生儿到乳牙列的幼儿/儿童，再到恒牙列的青春期和成年期，可是，有时在老年时又回到缺牙状态——由于病理状况和药物治疗的影响，或日常口腔护理不足而发生[4-5]。因此，一定程度的牙菌斑存在口腔中，口腔大部分处于稳态或平衡状态。然而，如果不控制牙菌斑的生长和堆积，尤其是在坚硬的牙齿表面，这种平衡状态就会被破坏，牙菌斑和宿主之间产生了不良关系，进而导致疾病的发生[6]。

构成生物膜的不同种类的细菌不是随机分布的小菌落，而是在空间和功能上表现出高度的组织性[3]。细菌代谢产生参数梯度，对细菌的生长和发育（营养、酸碱度和氧气等）有重要影响。这种生态异质性允许不同种类通常不能共存的细菌，共同生活在一个相同的环境中。这方面的一个主要例子是牙菌斑中厌氧菌和需氧菌的共存。

两种最常见的口腔疾病——龋病和牙周炎是由牙菌斑生物膜的存在引起的，特别是与特定细菌种类的存在有关。在某些生态条件下，这种由牙菌斑生物膜组成的正常的共生细菌群落变得异常，致病菌群找到了生长和致病的机会[3,6]。在口腔中建立致病菌群之后，疾病可能要过很多年才会开始。病理状况，特别是牙周组织的病理状况，是具有复杂微生物组成的慢性疾病，这与急性疾病截然不同，急性疾病的病因通常可归因于一种特定微生物。随着时间的推移，人们对口腔疾病的细菌病因学提出了不同的假设。多年来，"非特异性牙菌斑假说"和"特异性牙菌斑假说"一直处于最前沿，后者直到20世纪末都占主导地位。然而，在20世纪90年代，P.D. Marsh提出了"生态牙菌斑假说"[7]，基本上结合了前两个假说。在这一假说中，非特异性牙菌斑堆积在疾病发生中起着重要作用，在某些生态条件下创造了有利于特定致病菌群生长和优势的局部环境。事实上，最近已经有学者提出了关键病原体的概念，其中某些特定菌群作为牙菌斑致病潜力的"煽动者"。这一理论越来越受关注，被称为疾病的"多种微生物协同与失调模型"[8]。

影响牙菌斑生物膜生长和成熟的一个重要因素是黏附和避免被清除。口腔坚硬的表面提供了细菌附着的重要区域，细菌从最初附着的地方缓慢扩散和生长出来，在牙齿表面定植。牙齿的不同区域有不同的表面形态和特征，可能会增强牙菌斑生物膜的附着和滞留，而自然的清除力（唾液流动和舌头运动等）可能会影响它们的生长。然而，口内牙齿表面是身体中重要而独特的结构，它们反过来也为细菌创造了独特的生态区位[9]。

图3-1　正畸治疗便于且促进了牙菌斑堆积。图示为在这个临床病例中加剧的牙菌斑堆积和牙龈炎症。

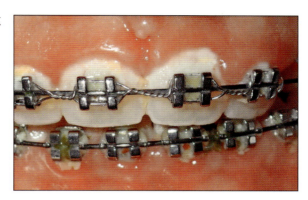

除了牙齿龈上表面附着区，还有牙齿龈下表面附着区。软组织和舌头也为细菌定植提供了独立与独特的附着区[4,9]。然而，这些上皮表面对细菌来说不是最理想的，因为它们不断地脱落最上面的细胞层，这通常会带走附着的细菌细胞。在潮湿的口腔环境中，唾液本身也为口腔内细菌的传播或转移提供了独特的环境和方法。

正畸治疗的性质要求放置固定或活动的正畸矫治器以及其他必要的材料，这可能对牙菌斑生物膜产生显著影响，从而导致口腔环境的整体显著变化。缺乏清除力是细菌最初附着及其能够定植和扩散的一个重要因素，而清除力主要是由机械的口腔卫生辅助工具（如牙刷和牙间隙刷等）提供。正畸托槽、带环、结扎线、弓丝和正畸矫治器通常为不同口腔细菌的附着提供了可能性，并为牙菌斑生长提供了安全的场所。细菌的附着及其在不同表面上的最终定植和生长取决于许多因素。这些可能与材料的性能及其表面特征、设计和放置有关，但

也在很大程度上取决于患者的特征和口腔卫生行为。在大多数患者中可见的牙龈肿胀和过度生长的现象，可能会进一步阻碍牙菌斑的有效清除。

众所周知，正畸治疗导致牙菌斑数量[10-11]和复杂性的显著增加[12-13]。因此，如果不遵循适当的日常卫生习惯，牙齿表面脱矿、龋病的发展和/或牙龈炎症可能随之而来。

正畸治疗和口腔疾病

正畸矫治器和附件的放置可以在非常短的时间内引起牙菌斑细菌的数量和质量变化[10,12-13]。如前所述，接受正畸治疗的患者有增加牙菌斑堆积的趋势（图3-1）。如果没有正确的引导和持续的激励，患者很容易没有充分清洁正畸矫治器周围[14]，从而无法充分控制牙齿和口腔周围的细菌负荷。这样，正畸治疗增加了与牙菌斑相关口腔疾病的风险[15]。事实上，与没有托槽的对照组相比，有托槽的儿童表现出明显

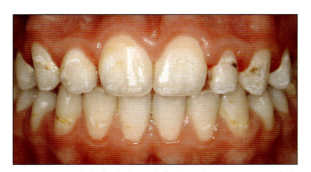

图3-2　正畸患者治疗后的临床照片。图示为正畸治疗期间托槽周围区域的龋白斑和釉质脱矿区域。

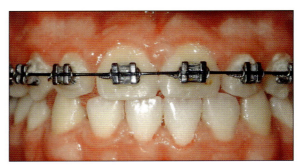

图3-3　靠近牙龈边缘的托槽促进了牙菌斑的堆积，从而引起牙龈健康状况的改变。上颌侧切牙和尖牙的牙菌斑堆积和牙龈炎症。也可以观察到牙龈肿胀，特别是在上颌中切牙之间。

更高的牙龈指数，并且牙菌斑随之增加[16]。

　　因此，在牙冠的不同龈上区域放置托槽将影响特定细菌的数量和平衡。黏附和形成牙菌斑生物膜的细菌类型主要是向更具致龋性的成分推进。所以，在接受正畸治疗的患者中可以检测到致龋细菌的增加，主要是变异链球菌和乳酸杆菌[13,17]。这些细菌导致托槽周围釉质脱矿的增加，并以白斑的形式引起早期龋损（图3-2）。如果托槽放置在牙龈边缘附近，那么牙龈的健康也会发生变化（图3-3）。当放置正畸带环时尤其如此，带环靠近牙龈甚至延伸到龈沟内，特别是在邻接区域。炎症通常是由于牙菌斑滞留特性和口腔卫生不足以及它们可能引起的局部刺激相结合的结果。Corbacho de Melo等人[18]发现，第二磨牙粘接带环的成人牙龈炎症明显高于第二磨牙无带环的对照组。这些具有较高牙菌斑堆积倾向的带环为牙菌斑的组成由平衡向更复杂的结构转变提供了必要的条件。随着时间的推移，在这种复杂的

生物膜细菌中可以发现更多的革兰阴性、厌氧菌和牙周病菌，如果让它们过度生长，反过来会引起牙龈组织的进一步炎症反应[19-20]。已有研究证实，尤其是在邻接区域，该处的细菌甚至受到进一步的保护，不受清除力的影响。在一组青少年正畸患者中，Kim等人[21]发现与托槽（龈沟深度为2.3mm）相比，带环根据其相对于牙龈边缘的位置（与边缘齐平或低于边缘）有加深龈沟的趋势，当带环位于牙龈边缘下方时龈沟深度为2.9mm，当带环与牙龈边缘平齐时龈沟深度为2.5mm。然而，龈下细菌组成没有明显的差异。

　　向更具牙周病特征的龈下微生物群的转变显然与安装口腔矫治器的时间有关[22-24]。主动治疗仅仅3个月后（只放置托槽而不使用带环），Naranjo等人[22]使用经典的微生物培养技术，就发现与治疗前的情况相比，假定的牙周病原体如具核梭杆菌和中间普氏菌以及典型的牙周致病菌如牙龈卟啉单胞菌和福赛坦氏菌

增加了，并伴随着牙龈炎症的增加（如通过探查出血记录）。他们还检测到肠杆菌、克雷伯菌和沙雷菌等超感染细菌[22]。在另一组学者[25]使用聚合酶链式反应检测牙周致病原的早期研究中，他们也发现福赛坦氏菌、齿垢密螺旋体和变黑普氏菌在正畸患者中明显比没有正畸治疗的对照组更普遍。然而，学者们指出这些患者并没有出现严重的牙周病[25]。

Thornberg等人[23]使用DNA探针在一大组患者（190例）中分析检测8种牙周病原体，发现其中6种（中间普氏菌、福赛坦氏菌、侵蚀艾肯菌、具核梭杆菌、齿垢密螺旋体和直肠弯曲菌）在固定正畸治疗6个月后，这些生物体大量存在的患者百分比显著增加，但是到了12个月后，它们恢复到了治疗前的水平。他们提出口腔为不同的细菌种类找到一个新的平衡，因此在这12个月后没有发现病原体明显增加。此外，他们得出结论，正畸治疗对治疗后的一半病原体（侵蚀艾肯菌、具核梭杆菌、齿垢密螺旋体和直肠弯曲菌）具有显著的保护作用，这可能是因为解决了牙齿排列不齐问题，因而改善了卫生状况。Sallum等人[26]也报告了在拆除正畸矫治器和专业预防措施后，牙龈状况和某些病原体水平改善了。

随着治疗的完成和固定矫治器的拆除，各种研究趋向认为，随着龈上和龈下的微生物水平的降低，以及牙周参数的改善，微生物的组成回归到与健康相适应的状态[23,26-28]。显然，虽然正畸治疗期间似乎更有利于多种致病菌的过度生长，但它们的永久优势并没有得到保证，未来出现的问题可能归因于个体之间的差异。这些差异（遗传和环境等）涉及口腔疾病的多因素性质，几个因素协同作用导致疾病发生。

一项试验针对曾接受过慢性牙周炎治疗的固定正畸成人患者，探究其龈下微生物群会发生什么情况。Speer等人在3个不同的时间点对7名未使用抗生素的成人患者进行了牙周炎的预处理：在正畸治疗开始之前、治疗6周后和拆除固定矫治器6周后[29]。事实上，他们观察到在正畸治疗期间，尽管临床情况保持不变，但检查到的牙周袋中细菌总数明显减少。拆除矫治器后，某些牙周病病原体的数量略有增加。他们将这归因于托槽和弓丝腐蚀释放的镍离子可能的抗菌作用。

可能影响牙菌斑数量和成分的因素

堆积在固定正畸矫治器上的牙菌斑生物膜的数量和组成可以受到几个因素的影响：正畸矫治器的类型和设计以及其原材料，当然还有将矫治器粘接到牙齿表面的粘接剂。

托槽的类型

另一类研究是托槽类型对细菌黏附和堆积的影响。托槽是固定正畸治疗中最常见的组成部分，它与牙齿的釉质表面以及牙周组织密切接触。牙菌斑堆积的主要因素与托槽的构成材料有关。除了经典的不锈钢，托槽可以由各种陶瓷或塑料材料制成（图3-4）。在口腔中，托槽与细菌最初是通过静电和疏水作用建立关系，其中表面的各种特性是一个影响因素。然而，过去在细菌与清洁表面相互作用的研究中发现，在不锈钢和陶瓷这两种托槽上黏附的致

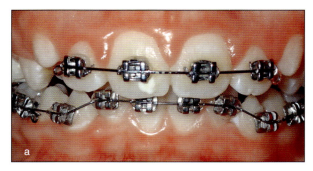

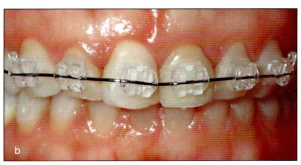

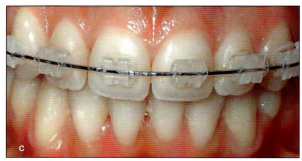

图3-4   托槽可以用各种材料制成：经典的不锈钢（a）、陶瓷（b）或塑料（c）。虽然理论上托槽的材料可能会影响细菌的黏附和生长，但研究证明尚无定论。

龋细菌与生物膜数量分别与塑料托槽上黏附的致龋细菌和生物膜数量比较，得出的结果是不一致的[30-31]。在最近一项关于致龋细菌和牙周致病菌的体外研究中，Papaioannou等人得出结论，仅托槽材料对这些细菌的黏附没有显著影响[32-33]。然而，需要考虑的一个重要因素是口腔的所有表面都被唾液或获得性膜所覆盖，这将对细菌的黏附产生很大影响。这种现象发生得非常快，所得吸附膜进一步减少了表面特异性的差异，同时有助于细菌在托槽表面的黏附，以及牙龈卟啉单胞菌生物膜的形成[33]。牙周病致病菌在托槽表面形成生物膜的能力表明，它们也可能是病原微生物的储库。

结扎类型

固定正畸中使用的结扎类型（即弹性或不锈钢结扎）也是实验室和临床研究的一个重要课题，因为它们也与牙菌斑的堆积有关。为了尽量减少托槽周围堆积的细菌数量，研究人员和临床医师建议使用自锁托槽。这类托槽在20世纪80年代首次推出，与传统托槽设计相比，它们有两个重要优势：（1）它们不需要使用弹性或钢丝结扎；（2）它们的设计不利于牙菌斑滞留，有助于改善口腔卫生。

研究发现，带有弹性结扎圈的托槽（图3-5）与有金属结扎丝的托槽相比，同一部位含有更多的细菌[17]。另一项研究考查了两种结

图3-5　1例弹性结扎和口腔卫生不良病例的临床情况。牙菌斑大量堆积伴随着牙龈炎症和釉质脱矿的增加。

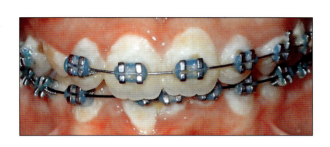

扎方式之间的差异，发现弹性圈似乎更容易导致牙龈出血，这是牙龈炎症的一种迹象，因为它们有增加牙菌斑堆积的趋势[34]。这些研究表明，最好避免使用弹性圈，尤其是那些口腔卫生状况不佳的患者。结扎对牙菌斑水平的作用仍是一个有争议的问题，因此许多研究者建议尽可能避免使用结扎。

虽然有研究测试了自锁托槽的使用对口腔卫生水平和口腔微生物负荷的影响，确实表明它们在这方面优于传统托槽，但总的来说，结果倾向于表明两种托槽之间没有显著差异。Pandis等人[35]比较了两组正畸患者，一组使用自锁托槽，另一组采用传统托槽进行弹性结扎，发现两组唾液中变异链球菌的数量没有差异。同样的，Baka等人[36]也没有发现两种类型托槽之间致龋性牙菌斑的差异。此外，关于托槽设计对牙周状况和牙周病原体的影响存在不同意见，早期的研究显示自锁托槽周围的情况更差[37]，近年的研究显示自锁托槽比传统托槽具有更积极的结果[38]。最近，一项系统综述得出

结论，对于正在接受正畸治疗的青少年的牙周状况，传统托槽和自锁托槽之间无显著差异[39]。

粘接剂的类型

将正畸矫治器固定到牙齿表面的粘接剂也可以对牙菌斑生物膜的黏附和成熟产生影响。这可能是由于材料本身的特性，主要是表面粗糙度以及牙齿表面和材料之间形成的连接，这些因素可以保护托槽不受去除力的影响[40]。但这将使生物膜成熟，而生物膜是致病微生物出现的必要条件。有前景的研究领域是正畸粘接剂的研究和改性，既能保持必要的粘接能力，又不促进细菌的黏附和生长。

玻璃离子水门汀比复合树脂更有优势，因为它们具有固有的抗菌效果，尤其是对致龋细菌[41]。体外研究表明，这种效果比其他类型的粘接剂更强[42]。然而，大多数市售粘接剂都具有一定程度的抗菌效果[42-43]。通过添加生物活性剂或抗菌剂来干扰细菌生长和/或附着，试图进一步提高这些粘接剂的抗菌性能。研究表

明，在体外模型中，纳米银颗粒的加入减少了托槽周围生物膜的堆积和牙菌斑的堆积[44]。使用抗菌剂如季铵盐抗菌单体二甲基氨基十二烷基甲基丙烯酸酯（DMADDM）[45]以及更常见的抗生素氯化十六烷基吡啶（CPC）也可以看到类似的结果[46]。CPC是一种季铵化合物，广泛用作辅助抗菌剂，主要用于口腔冲洗，尤其是用于预防牙周炎[47]。

由于托槽周围牙菌斑堆积造成的主要不良影响是牙釉质脱矿，所以在正畸中，使用"增强型"粘接剂的研究集中在它们可能对致龋牙菌斑细菌的影响上。然而，一旦确定了它们对生物膜形成的影响，就没有理由不认为它们的抗菌作用会对那些粘接剂与牙周组织更密切接触的情况产生有益的影响。然而，目前可用的临床数据很少。在一项针对正畸患者的临床研究中，Amasyali等人在6个月的时间里，无论是在临床牙周指数还是龈下菌斑成分方面，都没有发现使用抗菌粘接剂与传统粘接剂相比有任何额外的积极效果[48]。

风险评估和口腔卫生

结合正畸患者的全面临床和影像学检查进行口腔疾病风险评估是必要的。这是为了识别那些患有牙和/或牙周疾病风险增加的患者。根据每个患者的需求和特点，提出并遵循个性化的预防方案。当然，这主要基于两个基本原则：（1）适当和彻底的口腔卫生；（2）适当和平衡的饮食习惯（主要是减少糖的摄入频率）。

口腔卫生指导及其正确实施的监测对正畸患者至关重要，甚至应在治疗前就开始。接受

正畸治疗的患者应该在口腔卫生方面投入额外的时间和精力，因为他们是一个明显的口腔疾病高危患者群体。因此，在最初的咨询中必须花时间充分解释口腔健康和疾病的各个方面以及必须使用的口腔卫生方法。这当然必须在随后的所有复诊中加以跟踪和加强。在治疗的各个阶段，必须评估口腔卫生水平，并向患者提供适当的补充信息。

结论

一个普遍且无可争议的观察结果是正畸治疗确实对牙菌斑的堆积和组成有影响（在龈上和龈下水平）。这通常会导致龋坏病变（龋白斑）以及牙龈炎症，而牙龈炎症与龈上和龈下牙周病病原体的存在有关。

这在很大程度上可以归结于两个主要原因：（1）正畸矫治器为牙菌斑细菌在其上黏附和成熟提供保护表面，使其免受自然清除力的影响；（2）这些同样复杂的表面使有效的口腔卫生更难保持。由于这些原因，必须在正畸治疗之前和治疗期间提供适当的口腔卫生指导。此外，电动牙刷可能会是手动刷牙的有效替代品[49]。

除了口腔卫生水平，牙周状况也必须不断监测，特别是在积极治疗期间。牙龈炎确实会发生，特别是随着严重程度和牙龈肿胀的增加，必须在继续正畸之前进行治疗。一般来说，在完成治疗和拆除矫治器后，牙周和微生物状况会恢复到健康水平。正畸治疗本身并不会增加患严重牙周炎的风险。

参考文献

[1] Costerton JW, Lewandowski Z, Caldwell DE, Korber DR, Lappin-Scott HM. Microbial biofilms. Annu Rev Microbiol 1995;49:711–745.

[2] Donlan RM, Costerton JW. Biofilms: Survival mechanisms of clinically relevant microorganisms. Clin Microbiol Rev 2002;15:167–193.

[3] Marsh PD. Dental plaque as a biofilm and a microbial community—Implications for health and disease. BMC Oral Health 2006;6(suppl 1):S14.

[4] Costello EK, Stagaman K, Dethlefsen L, Bohannan BJ, Relman DA. The application of ecological theory toward an understanding of the human microbiome. Science 2012;336:1255–1262.

[5] Zaura E, ten Cate JM. Towards understanding oral health. Caries Res 2015;49(suppl 1):55–61.

[6] Samaranayake L, Matsubara VH. Normal oral flora and the oral ecosystem. Dent Clin North Am 2017;61:199–215.

[7] Marsh PD. Microbial ecology of dental plaque and its significance in health and disease. Adv Dent Res 1994;8:263–271.

[8] Hajishengalis G, Lamont RJ. Beyond the red complex and into more complexity: The polymicrobial synergy and dysbiosis (PSD) model of periodontal disease etiology. Mol Oral Microbiol 2012;27:409–419.

[9] Xu X, He J, Xue J, et al. Oral cavity contains distinct niches with dynamic microbial communities. Environ Microbiol 2015;17:699–710.

[10] Balenseifen JW, Madonia JV. Study of dental plaque in orthodontic patients. J Dent Res 1970;49:320–324.

[11] Klukowska M, Bader A, Erbe C, et al. Plaque levels of patients with fixed orthodontic appliances measured by digital plaque image analysis. Am J Orthod Dentofacial Orthop 2011;139:e463–e470.

[12] Huser MC, Baehni PC, Lang R. Effects of orthodontic bands on microbiologic and clinical parameters. Am J Orthod Dentofacial Orthop 1990;97:213–218.

[13] Rosenbloom RG, Tinanoff N. Salivary *Streptococcus mutans* levels in patients before, during and after orthodontic treatment. Am J Orthod Dentofacial Orthop 1991;100:35–37.

[14] Boyd RL. Longitudinal evaluation of a system for self-monitoring plaque control effectiveness in orthodontic patients. J Clin Periodontol 1983;10:380–383.

[15] Sanders NL. Evidence-based care in orthodontics and periodontics: A review of the literature. J Am Dent Assoc 1999;130:521–527.

[16] Cardoso-Silva C, Barbería E, Ramos Atance JA, Maroto M, Hernández A, García-Godoy F. Microbiological analysis of gingivitis in pediatric patients under orthodontic treatment. Eur J Paediatr Dent 2011;12:210–214.

[17] Forsberg CM, Brattström V, Malmberg E, Nord CE. Ligature wires and elastomeric rings: Two methods of ligation, and their association with microbial colonization of *Streptococcus mutans* and lactobacilli. Eur J Orthod 1991;13:416–420.

[18] Corbacho de Melo MM, Cardoso MG, Faber J, Sobral A. Risk factors for periodontal changes in adult patients with banded second molars during orthodontic treatment. Angle Orthod 2012;82:224–228.

[19] Diedrich P. Periodontal relevance of anterior crowding. J Orofac Orthop 2000;61:69–79.

[20] Ristic M, Vlahovic Svabic M, Sasic M, Zelic O. Effects of fixed orthodontic appliances on subgingival microflora. Int J Dent Hyg 2008;6:129–136.

[21] Kim K, Heimisdottir K, Gebauer U, Persson GR. Clinical and microbiological findings at sites treated with orthodontic fixed appliances in adolescents. Am J Orthod Dentofacial Orthop 2010;137:223–228.

Naranjo AA, Triviño ML, Jaramillo A, Betancourth M, Botero JE. Changes in the subgingival microbiota and periodontal parameters before and 3 months after bracket placement. Am J Orthod Dentofacial Orthop 2006;130:275.e17–e22.

[22] Thornberg MJ, Riolo CS, Bayirli B, Riolo ML, Van Tubergen EA, Kulbersh R. Periodontal pathogen levels in adolescents before, during, and after fixed orthodontic appliance therapy. Am J Orthod Dentofacial Orthop 2009;135:95–98.

[23] Kim SH, Choi DS, Jang I, Cha BK, Jost-Brinkmann PG, Song JS. Microbiologic changes in subgingival plaque before and during the early period of orthodontic treatment. Angle Orthod 2012;82:254–260.

[24] Lee SM, Yoo SY, Kim HS, et al. Prevalence of putative periodontopathogens in subgingival dental plaques from gingivitis lesions in Korean orthodontic patients. J Microbiol 2005;43:260–265.

[25] Sallum EJ, Nouer DF, Klein MI, et al. Clinical and microbiologic changes after removal of orthodontic appliances. Am J Orthod Dentofacial Orthop 2004;126:363–366.

[26] Choi DS, Cha BK, Jost-Brinkmann PG, et al. Microbiologic changes in subgingival plaque after removal of fixed orthodontic appliances. Angle Orthod 2009;79:1149–1155.

[27] van Gastel J, Quirynen M, Teughels W, Coucke W, Carels C. Longitudinal changes in microbiology and clinical periodontal parameters after removal of fixed orthodontic appliances. Eur J Orthod 2011;33:15–21.

[28] Speer C, Pelz K, Hopfenmüller W, Holtgrave EA. Investigations on the influencing of the subgingival microflora in chronic periodontitis. A study in adult patients during fixed appliance therapy. J Orofac Orthop 2004;65:34–47.

[29] Fournier A, Payant L, Bouclin R. Adherence of *Streptococcus mutans* to orthodontic brackets. Am J Orthod Dentofacial Orthop 1998;114:414–417.

[30] Ahn SJ, Lim BS, Yang HC, Chang YI. Quantitative analysis of the adhesion of cariogenic streptococci to orthodontic metal brackets. Angle Orthod 2005;75:666–671.

[31] Papaioannou W, Gizani S, Nassika M, Kontou E, Nakou M. Adhesion of *Streptococcus mutans* to different types of brackets. Angle Orthod 2007;77:1090–1095.

[32] Papaioannou W, Panagopoulos A, Koletsi-Kounari H, Kontou E, Makou M. Adhesion of *Porphyromonas gingivalis* and biofilm formation on different types of orthodontic brackets. Int J Dent 2012;2012:471380.

[33] Türkkahraman H, Sayin MO, Bozkurt FY, Yetkin Z, Kaya S, Onal S. Archwire ligation techniques, microbial colonization, and periodontal status in orthodontically treated patients. Angle Orthod 2005;75:231–236.

[34] Pandis N, Papaioannou W, Kontou E, Nakou M, Makou M,

Eliades T. Salivary *Streptococcus mutans* levels in patients with conventional and self-ligating brackets. Eur J Orthod 2010;32:94–99.

[35] Baka ZM, Basciftci FA, Arslan U. Effects of 2 bracket and ligation types on plaque retention: A quantitative microbiologic analysis with real-time polymerase chain reaction. Am J Orthod Dentofacial Orthop 2013;144:260–267.

[36] van Gastel J, Quirynen M, Teughels W, Coucke W, Carels C. Influence of bracket design on microbial and periodontal parameters in vivo. J Clin Periodontol 2007;34:423–431.

[37] Nalçacı R, Özat Y, Çokakoğlu S, Türkkahraman H, Önal S, Kaya S. Effect of bracket type on halitosis, periodontal status, and microbial colonization. Angle Orthod 2014;84:479–485.

[38] Arnold S, Koletsi D, Patcas R, Eliades T. The effect of bracket ligation on the periodontal status of adolescents undergoing orthodontic treatment. A systematic review and meta-analysis. J Dent 2016;54:13–24.

[39] Quirynen M, Bollen CM. The influence of surface roughness and surface-free energy on supra- and sub-gingival plaque formation in man. A review of the literature. J Clin Periodontol 1995;22:1–14.

[40] Hallgren A, Oliveby A, Twetman S. Caries associated microflora in plaque from orthodontic appliances retained with glass ionomer cement. Scand J Dent Res 1992; 100:140–143.

[41] Matalon S, Slutzky H, Weiss EI. Antibacterial properties of orthodontic cements. Am J Orthod Dentofacial Orthop 2005;127:56–63.

[42] Vokus RP, Cisneros GJ, Levi M. Antibacterial properties of current orthodontic cements. Pediatr Dent 1998;20:43–48.

[43] Wang X, Wang B, Wang Y. Antibacterial orthodontic cement to combat biofilm and white spot lesions. Am J Orthod Dentofacial Orthop 2015;148:974–981.

[44] Melo MA, Wu J, Weir MD, Xu HH. Novel antibacterial orthodontic cement containing quaternary ammonium monomer dimethylaminododecyl methacrylate. J Dent 2014;42:1193–1201.

[45] Al-Musallam TA, Evans CA, Drummond JL, Matasa C, Wu CD. Antimicrobial properties of an orthodontic adhesive combined with cetylpyridinium chloride. Am J Orthod Dentofacial Orthop 2006;129:245–251.

[46] Teng F, He T, Huang S, et al. Cetylpyridinium chloride mouth rinses alleviate experimental gingivitis by inhibiting dental plaque maturation. Int J Oral Sci 2016;8:182–190.

[47] Amasyali M, Enhos S, Uysal T, Saygun I, Kilic A, Bedir O. Effect of a self-etching adhesive containing an antibacterial monomer on clinical periodontal parameters and subgingival microbiologic composition in orthodontic patients. Am J Orthod Dentofacial Orthop 2011;140:e147–e153.

[48] Silvestrini Biavati A, Gastaldo L, Dessì M, Silvestrini Biavati F, Migliorati M. Manual orthodontic vs. oscillating-rotating electric toothbrush in orthodontic patients: A randomised clinical trial. Eur J Paediatr Dent 2010;11:200–202.

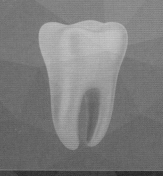

第4章

生物材料上的薄膜组织和牙菌斑堆积

Pellicle Organization and Plaque Accumulation on Biomaterials

George Eliades
Theodore Eliades

当生物材料暴露于生物系统中时，通过对由糖蛋白和蛋白多糖组成的细胞外大分子的自发吸附，生物材料表面迅速形成非细胞获得性生物膜[1]。这些薄膜诱导了一种调节效应，可改变生物材料的表面特性，并改变随后附着细胞的反应以及生物材料−宿主界面上发生的相互作用[2-3]。这种调节效应是基于人工表面从生物液体如唾液或血液中分离蛋白质的不同能力，以及诱导吸附蛋白的构象和取向变化的能力[4-5]。

生物膜吸附的结果取决于生物流体在接触部位的流速、所涉及的界面相互作用类型以及与基质的附着强度。在静态或低流速条件下，生物材料表面化学作用是影响获得性生物膜组成和组织的基本因素，而在高流速环境下，基质表面分子运动和粗糙度也是重要因素。此外，当暴露时间较长时，材料性质如孔隙率、吸附、腐蚀和生物降解可能会进一步改变生物材料与宿主的相互作用[6]。最后，研究已经发现生物材料表面上形成的生物膜的附着强度能够调节接触的活力。当生物分子从人工表面持续吸附/解吸时，解吸生物分子的构象变化可能会引起与表面没有物理接触的结构的生化反应[7]。

生物环境中生物膜的黏附活性主要取决于外层单分子层的组成和表面反应性。有人提出，当需要较强的生物黏附力时，生物材料表面应表现出30～40dyn/cm范围内的临界表面张力，并且具有较高比例的极性相互作用位点。相反，当寻求最小的生物黏附力时，应选择临界表面张力为20～30dyn/cm且极性位点降低的材料[8]。在第一种情况下，生物膜形成后，临界表面张力可能仍在生物黏附范围内，形成的生物膜将更致密和更连贯；存在的构象改变的大分子将促进细胞附着。另一方面，在临界表面张力较低的表面，所形成的生物膜更松散，在流动条件下更容易分离；形成的大分子具有更天然的构象并保留更少的微生物[9-10]。

生物膜成熟过程可能导致膜质量和组织状态的差异。然而，在缺乏抑制剂的情况下，生物膜的成熟也可能导致被吸附物质的钙化，要么是通过接触活化和在传导血液的表面形成血栓[11]，要么是通过磷酸钙在具有特殊立体化学构型的大分子带电基团上成核而导致的非特异性异位钙化[12-13]。

一旦相关表面之间建立了吸附平衡，生物膜在生物材料-宿主界面上的长期性能似乎不仅能够影响细胞的附着和增殖，而且在许多情况下能够调节附着细胞的表型表达，从而调节界面组织改建的潜力。

本章的目的是回顾生物材料表面形成的生物膜的发育和成熟与生物环境之间关系的一般性质。这种方法旨在帮助理解下文讨论的体内衰老现象中涉及的复杂机制，这些机制最终控制生物材料的临床功能或非功能特性，并调节组织对正畸材料的反应。

生物材料表面特性

表面这个术语通常是由外层原子层定义的，它将块状固体与相邻相分开。然而，更现实的方法是将表面视为深度可变的区域，并具有一定程度的灵活性，这取决于材料的性质[14]。

材料表面是物质的特殊状态，具有独特的化学、组织、动力学和电学性质。表面和本体结构之间的主要差异源于表面分子与相邻相反应的直接可及性，以及表面能最小化达到平衡状态的趋势，这是由化学基团重排、添加剂迁移和低能层从环境中自发吸附所介导的[15]。生物材料中与蛋白质官能团相互作用的生物重要区域的有效深度通常是最外层，延伸到材料的10nm处。然而，0.1～10μm的近表面区域也起着重要作用，因为它涉及腐蚀、生物降解、控制释放和细胞接触引导现象。通过选择性促进界面相互作用来影响生物反应的生物材料特性如图4-1所示，将在以下章节中讨论。

基质定义

生物材料表面的分子和元素组成是生物环境早期反应的决定性因素。极性或非极性性质、氢键能力以及电子供体或受体电位控制着表面的亲水或疏水特性和能量状态。此外，表面电学性质，如zeta和流动电位以及表面电

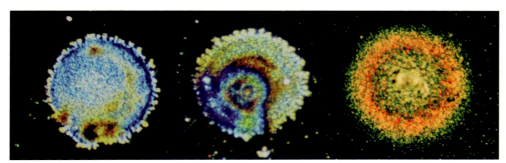

图4-3　蛋白质在锗微晶上的吸附，分别经口内放置10分钟、30分钟和60分钟（从左至右）。注意60分钟样品中心的晶体生长（暗场反射光学显微镜；原始放大倍数×400）。

下，会发增加，蛋白质在表这一现象附/解吸以不同发生置蛋白质变

碳水化合匀的蛋疏水性当碳水化成弱。脂疏水表面

上具有优先吸附性，尤其是在那些具有热迁移性的表面上。脂质在体温下的相变和变性反应控制了吸附过程。

在蛋白质吸附平衡时，生物材料表面主要是高分子量蛋白质。这些蛋白在变性或构象不稳定的状态下表现出大量的具有统计学意义的接触点，并且很容易与界面微环境相互作用[22]。

被吸附的蛋白质可诱导其结构上的化学基团形成晶体，以满足晶体成核的立体化学和表面电荷要求。如果这些条件满足使晶核稳定的范围，并在限定的空间方向上生长，那么晶体生长发生。胞外非胶原蛋白是调节晶体生长的主要成分。在口腔环境中，蛋白质诱导的矿化作用是由氯化钾（KCl）晶体

的初始形成过程引起的[23]，而磷酸钙的沉淀则可能在后期发生（图4-3）。这种细胞外矿化模式参与了组织和材料上异位钙化沉积物的形成，包括牙齿、牙科材料、髋关节置换术的髋臼成分和生物瓣膜。

细胞附着和组织

细胞附着在生物材料表面是生物体内众多稳态功能的基础生物学过程，因为它协调和整合了细胞分化、形状、运动和生物合成活动[24]。细胞接近生物膜修饰的生物材料表面的过程比蛋白吸附的过程需要更多的时间，根据所涉及的两种元素之间的距离，可以分为3组。第一组与远距离效应有关（＞100nm），第二组与中距离效应合并

（20～100nm），第三组由短距离效应控制（<20nm）[25]。

在超过100nm的远距离，细胞的运动受流体动力学和趋化性的控制，这与静电引起的排斥力竞争，因为获得的蛋白质膜和细胞大多带负电荷。在20～100nm之间的中等距离，流体动力的作用减弱，导致细胞附着发生或消失的整体反应是由范德华引力、电斥力和水溶解力的竞争作用决定的。最后，在小于20nm的短距离内，细胞通过非特异性和特异性的结合机制发生附着[24]。后者涉及细胞表面结合蛋白的信号传递或特定跨膜受体的激活，如整合素。特别重要的是硫酸肝素蛋白多糖的作用，它参与许多细胞事件，如细胞外基质的局部接触和修饰，在这些事件中，它们是生长因子和细胞因子的储库。受体流动性、细胞变形性、生物流体离子强度和水的渗透趋势也起着重要作用。最初的细胞-基质和细胞-细胞接触很小。在平衡状态下，通过最大化黏附键的数目和最小化接触表面积，在热力学和内部聚集因子之间建立平衡[25]。显然，在生物材料的生命周期中，表面吸附蛋白成分的任何变化都可能导致不同细胞黏附受体的利用，从而改变细胞行为。这对植入物尤其重要，因为在植入物中会发生一系列与组织炎症反应、伤口愈合机制的激活和组织改建相关的反应。界面上炎症细胞的存在通过分泌蛋白质、酶和氧化剂以及产生氧自由基，在生物材料表面和周围细胞群上引起继发反应[26]。这些试剂可以通过改变吸附在原始表面的蛋白质类型或影响该表面的结构来改变生物材料表面的反应活

性。通过生物流体对结构生物材料进行改性的最常见机制涉及近表面区域（图4-1）。一般而言，这些机制可分为三大类：（1）生物物种的吸收；（2）离子、单体、添加剂、杂质的解吸；（3）由于腐蚀、磨损或酶侵蚀而释放的分解产物。

组织-植入物界面处磨损碎屑的产生激活异物肉芽肿反应，并释放病理过程和组织改建中有关的活性促炎物质。释放的生物材料颗粒的组成、大小和形状调节细胞和组织的反应。此外，从细胞和电荷载体中摄取金属可能影响细胞分化和基因表达的调控[24]。随着时间的推移，中间的生物液体区域变小，生物材料与组织的接触更紧密。在这一点上，细胞的分化和调节依赖于组织血管的分布与种植体的稳定性，就像在骨骼组织修复中，在组织-可移动种植体界面产生的变形和静水压细胞株可能导致纤维生长，但不是理想的骨组织形成[27]。在人工关节周围形成滑膜样结构的机制可能与此相同。

表面粗糙度也有助于细胞和组织与基质的附着强度。对于某些类型的细胞，基质粗糙度的变化可能通过接触引导现象影响细胞的运动。这些反应是在细胞中心处对细胞微丝束形成施加的机械限制。接触诱导可能改变细胞的分泌和增殖活性[28]。此外，生物材料的表面粗糙度可能对组织和植入物的生物力学反应产生重要影响。

如上所述，生物材料-宿主相互作用的基本原理易受区域变化的影响，这取决于生物流体的动态活动和组织反应的性质。以下讨论集中在牙科生物材料与唾液、软组织和

骨骼的相

唾液包

在牙
生物膜是
多种细菌
居[28]。牙
性膜）的
晚期定植
生重大变
织疾病[2

Gla
性质对口
入用于传
齿和修复
者们就于
料与唾液
面现象，
的调控

这些
底物表面
斑成熟的

生物材料

暴露
都会在几
细胞性唾
获得性膜
作用：

• 它

互作用上。

被的生物材料

齿和修复材料上自然形成的口腔内牙菌斑，它是嵌入在有机基质中的群落，可以防止外源性微生物的定菌斑的形成依次涉及调节膜（获得形成、早期微生物定植、成熟和，从而形成动态平衡。在平衡发化的情况下，会发生牙齿软硬组-30]。

tz[31]早在几十年前就认识到了表面腔生物膜形成的重要性，他首次引统表面化学的分析方法，以研究牙材料的表面反应性。从那时起，学始系统地研究牙齿硬组织和修复材的相互作用途径，以了解其中的界并实现对复杂唾液-基质相互作用

研究中使用的实验方法主要是研究性质对膜成分、微生物定植和牙菌影响。

料表面特性对膜形成的影响

在口腔内的任何自然或人工表面，秒钟内被富含酸性蛋白和脂质的非液生物膜覆盖，这种生物膜被称为[32-33]。膜在口内生理功能中起主要

是离子或大分子在口腔表面和口腔

内环境之间运输的渗透性屏障[34]。
- 它可以作为润滑剂来减少机械摩擦[35]。
- 它通过最小化细菌与基质的界面黏附自由能来减少细菌的定植[36]。
- 它可以促进特定细菌菌株的附着[37]。

膜的形成包括蛋白质的选择性吸附、非特异性的静电和疏水相互作用以及蛋白质构象变化，其受唾液流速和pH的影响[38]。有学者提出，膜的发育经历3个阶段[39]。最初，低分子量的磷蛋白被高速吸附，形成一个紧密的结合层。然后，主要在磷蛋白和低分子量糖蛋白之间发生竞争性相互作用，形成结合不那么紧密的第二层。最后，高分子量的糖蛋白被吸附，形成松散的第三结合层。在牙釉质上，快速的膜吸附期在30分钟内结束，而吸附平衡所需时间约为90分钟[40-41]。

膜呈胶束状结构，由直径20～300nm的带负电荷的球状团簇组成，由钙离子稳定。成熟后，球状结构被同质层取代，这可能是蛋白水解活动的结果。膜的组成在不同特性的表面上是不同的。牙釉质膜相对于牙骨质膜含有大量的酸性脯氨酸蛋白、半胱氨酸和溶菌酶[42]。广泛的体内研究表明，在具有明确特征的表面（包括成分、粗糙度和临界表面张力）上形成膜的过程中，氨基酸的组成[43]、堆积分布以及膜的结构可能会发生很大的变化[44-46]。在这些研究中，即使在膜形成期间相同数量的蛋白质吸附在高能和低能的表面上，膜的厚度更大，在低能的表面上结合更松散。这些膜成分和组织的差异可能反映了一种固有的生物反应，即所有口腔

内暴露的固体表面都转化为相黏附状态[47]。

尽管在参考材料上对膜的了广泛的研究，但是关于修复组成、相互作用和组织的信息利用化学表征技术于不同牙科内形成的膜上进行的实验显示存在显著差异[48-52]（图4-4）射电镜观察多种修复材料体成，没有发现超微结构的差异最初被吸收的蛋白层有效地掩的表面性质[53]。尽管如此，最关于玻璃离子和复合树脂在平光表面上的膜形成的体外研究多的细菌结合蛋白（凝集素、酸的蛋白和黏蛋白）从玻璃离膜上被回收[54]。这些发现表明表现出基质表面性质的"记忆这是由表面-蛋白质相互作用

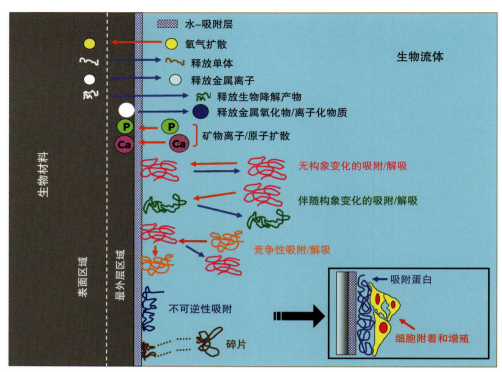

图4-2　暴露在生物环境中的生物材料表面可能发生的相互作用的示意图。

生的现象的时间序列[19]（图

内秒级，水单层通过氧或氢键
料表面。一些水分子可以解离
表面羟基。然后，第二水层与
结合。水分子在第一吸附单分
和密度可能调节表面的整体水
水的独特性质在水体系中提供
力。例如，在亲水表面上，水
结合，当两个这样的表面由于
量而接触时，就会产生斥力
间力（短距离）；这些力由
制。另一方面，在疏水表面，
的方向在熵上是不利的。因
样的表面相互接近时，水被喷

射到整体溶液中，减少了系统的总自由能，
并在两个表面之间建立了长距离疏水力[20]。
这些现象对生物系统和控制蛋白质吸附至关
重要，蛋白质吸附是通过与水和离子修饰的
生物材料表面的非特异性物理化学作用进行
的。

　　蛋白质在与生物液体接触后几毫秒内就
开始吸附。吸附的蛋白质层很复杂，可能会
根据表面的性质而变化。在水环境中，由于
亲水排斥力的发展，具有强附着水分子的亲
水表面和水合蛋白质核之间的相互作用很
弱。因此，在水合表面上，疏水和静电相互
作用有望控制蛋白质吸附。带大量电荷的大
分子可能是第一个被吸附的物质；然而，第
一个被吸附的蛋白质并不能决定附着的潜力

和后期的整体反应。在大多数情况
生竞争性吸附，随着表面占有率的
白质亲和力迅速降低。其结果是蛋
面上的顺序吸附/解吸和交换过程，
被称为Vroman效应[21]。蛋白质的吸
顺序并不明显，因为所有蛋白质同
的速率被吸附，并根据其结合亲和
换；后者与扩散能力和使溶液中的
性所需的能量有关[22]。

　　由于碳水化合物的屏蔽作用，
物含量高且分子周围原子分布相对
白质，其溶解度增加，构象稳定，
和负电荷表面的吸附极小。然而，
合物基团被定位时，保护作用就会
蛋白包含另一个重要的基团，其在

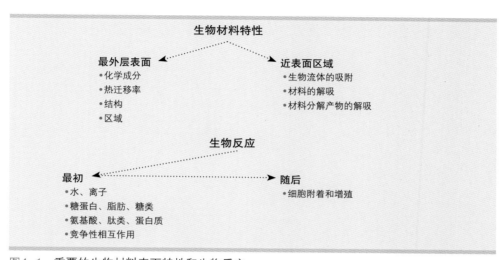

图4-1　重要的生物材料表面特性和生物反应。

荷，也与生物流体和活细胞的界面相互作用有关[16]。

　　表面热迁移率是通过弹性模量极低的材料发现的，如聚合物的胶体态或硬聚合物的软链段，其中大多数材料或特定区域可能表现出活跃的布朗运动（即流体中的随机粒子运动）。这些分子区域对能够通过空间力或波动力改变生物流体构象的小分子具有渗透性，并且表现出较小的吸附能量。表面迁移率与结晶度相关；已有充分的证据表明，与非晶相相比，刚性固相具有更高的吸附能，但在高流速条件下的材料也有例外[17]。

　　表面结构包含了超微结构和宏观特征，在超微结构尺度上，空位、其他结构缺陷、气体包裹和吸附层改变了表面组成。从宏观上看，表面粗糙度和孔隙率会产生局部增强或减弱剪切力的二次流体运动，从而影响生物流体的流速，在高流速下，二次流体运动可能会影响附着颗粒的形状、分布和聚集。在低流速或静态条件下，粗糙表面的沟槽可以作为停滞点，从而促进生物膜的成熟[18]。

　　由于大多数表面在微观水平上是异质性的，前述性质的区域表面分布可能产生具有不同特征的结构域，从而诱导可变的生物反应。

基质修饰

　　对生物材料表面的生物反应（图4-1）涉及多种化学物质。在实验数据和逻辑假设的基础上，学者们描述了在生物环境中生

物材料表面发
4-2）。

　　最初，在
结合到生物材
成羟基，形成
第一单分子层
子层中的取向
化状态，因为
了广泛的溶解
分子与之紧密
脱水所需的能
（长距离）和
阳离子或pH控
水分子向表面
此，当两个这

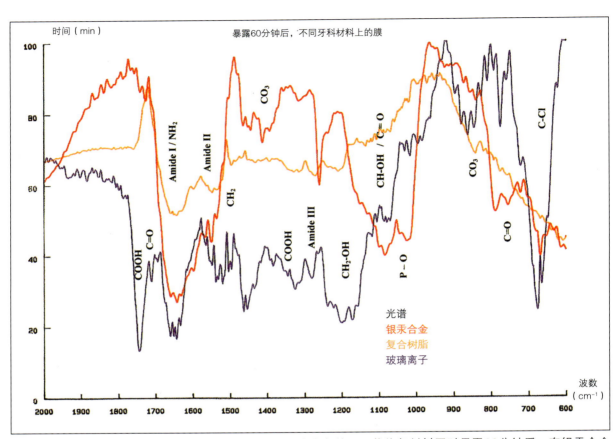

图4-4　显微多重内反射FTIR光谱显示，在相同的口腔内条件下，将修复材料同时暴露60分钟后，在银汞合金（Proalloy, DMP Dental）、复合树脂（Herculite XR, Kerr）和玻璃离子（glass-ionomer, Ketac Fil, 3M ESPE）表面上形成不同成分的膜。从材料表面获取光谱，然后进行数字减影解译以去除原始材料和水的干扰。与疏水复合树脂表面相比，银汞合金和玻璃离子的亲水表面上吸附细菌的复杂轮廓。

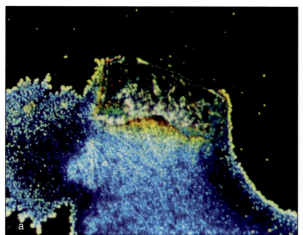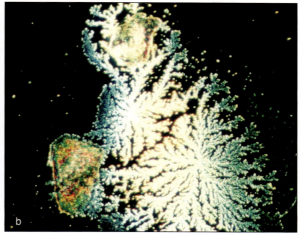

图4-5　在（a）蔗糖摄入前和（b）蔗糖摄入后，口内暴露90分钟后，锗微晶上形成膜。注意摄入蔗糖后细菌过度定植，呈树突状聚集，表面带电部位有明显的晶体生长（暗场反射光学显微镜；原始放大倍数×300）。

生物材料性质对牙菌斑形成的影响

获得性膜的早期微生物定植（图4-5）包括将微生物转移到靠近基质的非特异性力，以便建立特异性结合[55]。在此阶段，脱壁剪切力（来源于唾液流动、舌头运动以及坚硬食物）和经膜修饰的基质的表面能量状态是控制微生物滞留率的主要因素[56]。生物流体中不同微生物种类和菌株的相互作用（共凝聚）或与表面附着微生物的相互作用（共黏附）、生物表面活性剂的释放、细胞外基质聚合物的产生以及各种竞争反应是牙菌斑形成和快速生长的重要因素[55]。在体内18～48小时后，达到平衡，在细胞小菌落中组织的牙菌斑被包埋在由水通道散布的基于多糖的致密基质中[57-58]。

长期以来，修复材料的牙菌斑滞留能力一直是影响口腔健康状况的一个主要因素，研究人员一直在努力设计具有最小牙菌斑生长潜力的材料。基质表面粗糙度和表面自由能对体内牙菌斑形成的重要作用已在一系列特征明确的表面研究中得到证实。这些研究表明，在龈上区域，粗糙度的贡献大于表面自由能状态的贡献，而在龈下区域，表面粗糙度是决定性因素[59]。表面粗糙度对牙菌斑形成的影响机制来自于表面不规则处（如孔隙、沟槽、裂纹和划痕）产生的流动驻点，这些驻点促进细胞附着，尽管单个细菌生物膜对粗糙基质的反应可能不同[60]（图4-6）。此外，已有文献证明，在低能（疏水）表面上，牙菌斑堆积的表面积小于高能（亲水）表面上的表面积[10]（图4-7）。这一发现可能有4种解释：

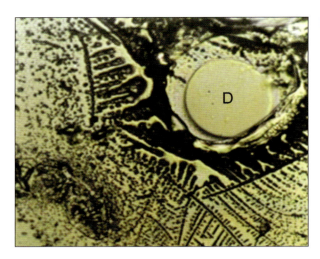

图4-6　口腔内暴露90分钟后，在复合树脂材料表面的缺陷（D）周围形成斑块的反射光镜图像。缺陷突出边缘周围较厚的树突状微生物聚集（原始放大倍数×250）。

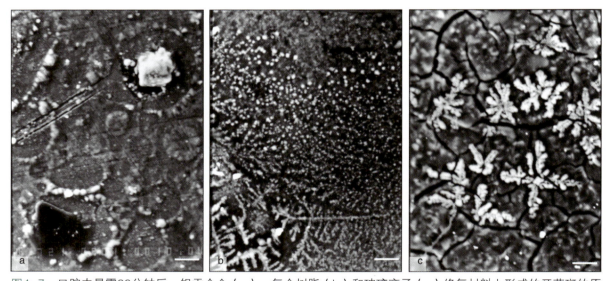

图4-7　口腔内暴露90分钟后，银汞合金（a）、复合树脂（b）和玻璃离子（c）修复材料上形成的牙菌斑的原子序数对比反散射扫描电镜图。在银汞合金表面，晶体生长显著高于（白色，顶部，富钙）、低于（灰色，底部，富钾）平均原子序数。细菌在复合树脂和玻璃离子表面有明显的定植，后者更为成熟（bar=10μm）。

1. 低能表面上的微生物结合强度较低。

2. 高能微生物与高能表面结合，反之亦然。由于在人牙菌斑中发现的细菌大多具有较高的表面能[61]，所以在低表面能区域的定植是有限的。

3. 表面能调节膜层的粘接强度，对抗剪切剥离力，从而在低能表面形成低粘接强度的膜层。

4. 增加表面面积和减少突出高度的扩展良好的细胞所形成的几何形状可以降低流动阻力。

在有限数量的体内研究中，牙科材料和牙菌斑之间的相互作用已得到证实[49-50,62]。然而，有体内研究表明，在各种牙科材料上形成的早期牙菌斑中没有任何主要的结构和细菌学差异[63-65]。这一发现可能表明牙菌斑的形成主要受口腔环境而不是基质类型的影响[65]。然而，这一机制并不能解释临床上几种材料（如瓷制品和陶制品）的牙菌斑滞留率低的原因[66]。学者们已经进行了许多体外牙菌斑形成实验，通过在牙科材料表面进行唾液培养，得出了相互矛盾的结论。应该谨慎解释这些研究的结果，因为剪切力梯度缺失，形成的膜比在体内条件下形成的膜包含更多完整的蛋白质种类[67]。似乎有些材料的表面性质通过膜转移到牙菌斑上，但其具体机制尚未完全阐明[68]。

在长时间的口腔内暴露期间，通过近表面区域的相互作用，包括离子、单体的释放以及生物降解和微动腐蚀产物的释放，使牙菌斑–材料界面的现象变得更加复杂，这可能会重新组织界面蛋白的吸附，进而产生新的牙菌斑。这些相互作用在膜和牙菌斑不断更新的区域以更高的速率进行，从而建立一个更具侵略性的环境[69]。特别重要的是，膜和牙菌斑在显示治疗效果的物质（如氟化物）选择性释放上的作用。这些天然口内被膜的存在大大降低了这种离子交换相互作用的速率[70]。

生物材料表面特性对牙结石、有机沉积物和着色的影响

成熟的牙菌斑钙化、牙结石的形成包括钙与磷酸盐从口腔环境摄取、过饱和、晶体成核和生长。有学者认为，只有在某些抑制剂酶活性失活后，膜和菌斑钙化才会发生，这些抑制剂包括唾液磷蛋白和焦糖酸盐，及包含蛋白多糖和菌斑脂磷壁酸在内的非胶原成分[55,71]。牙菌斑钙化始于细胞外区域，伴随着可溶性磷酸钙、磷酸八钙和二水磷酸氢钙的沉积。成熟后，碳酸羟基磷灰石和镁取代的 β–磷酸三钙也会形成。这种结构由针状、杆状和片状晶体构成，这些晶体层之间由类似薄膜的富含有机物的物质隔开[71]。

有关口腔内牙结石组成的资料鲜有报道。在义齿树脂聚合物中，义齿牙结石的无机部分由碳酸化羟基磷灰石和镁取代的 β–磷酸三钙组成[72-73]。对正畸弓丝和弹性体的研究表明，矿物沉积首先是在被吸附的生物膜上形成 KCl 微晶，然后是磷酸钙的沉淀[74-75]。在牙科合金上，阳离子唾液腐蚀抑制剂提供的阴极保护对牙结石的形成有决定性的影响，这可以解释一个常见的临床观察结果，即在口腔健康不佳的患者中，在金合金上比在汞合金上更容易形成牙结石[76]。对于复合树脂和玻璃离子，却未见任何报道。然而，体内研究已经证实，表面粗糙度在复合树脂上产生唾液流动停滞点和生物膜钙化中发挥了一定的作用[50]。

义齿聚合物长期暴露于口腔内，除了牙结石的存在外，还可以观察到无定形的深色和黄色沉积物的积累[77]。这些沉积物只有在次氯酸钠（NaClO）溶液中才能被牢固地吸附和清除。化学分析表明，沉积物成分不同于牙结石，它含有更多的有机物质。这些沉积物的表面范围与基底的表面粗糙度无关，但受到这些聚合物吸水特性的强烈影响，这表明扩散驱动现象的作用。

牙科合金的外源性染色是一种常见的现象，它与合金中某些元素与生物来源的硫醇基团的表面相互作用有关[76]，从而导致不溶性产物的形成。随着美学修复材料的出现，其表面对外来染色的抵抗性成为一个重要问题。表面结构和表面自由能可以对口腔环境中牙色修复材料着色的复杂机制进行控制。

一般来说，虽然粗糙表面更容易被染色，但也有表面能量效应超过粗糙表面的情况。例如，含酸改性单体（化合物）的树脂复合材料，表面粗糙度与传统树脂复合材料相同，但表现出更多的着色，并延伸到更深的区域。这归因于复合物上亲水羧基的存在以及它们在口腔环境中的缓慢中和速率[78]。

所以我们应该特别重视常用的防腐剂和漱口水，因为它们通过与牙菌斑和膜或与修复材料表面相互作用而大大促进了表面染色[79]。

参考文献

[1] Baier RE. On the formation of biological films. Swed Dent J 1977;1:261–271.

[2] Baier RE. Selected methods of investigation of blood-contact surfaces. Ann N Y Acad Sci 1987;516:68–77.

[3] Schakenraad JM, Noordmans J, Wildevuur CRH, Arends J, Busscher JH. The effect of protein adsorption on substratum surface free energy, infrared adsorption and cell spreading. Biofuling 1986;1:193–201.

[4] Schakenraad JM, Busscher HJ, Wildevuur CRH, Arends J. The influence of substrate surface free energy on growth and spreading of human fibroblasts in the presence and absence of serum proteins. J Biomed Mater Res 1989;20:773–784.

[5] Chittur KR. Surface techniques to examine the biomaterial-host interface: An introduction to the papers. Biomaterials 1998;19:301–305.

[6] Hoffman A. Modification of material surfaces to affect how they interact with blood. Ann N Y Acad Sci 1987;516:96–101.

[7] Kasemo B, Lausmaa J. Biomaterials from a surface science perspective. In: Ratner BD (ed). Surface Characterization of Biomaterials, Progress in Biomedical Engineering, vol 6. Amsterdam: Elsevier; 1988:1–12.

[8] Baier RE, Meyer AE, Natiella JR, Natiella PR, Carter JM. Surface properties determine bioadhesive outcomes: Methods and results. J Biomed Mater Res 1984;18:337–355.

[9] Baier RE. Surface chemical factors presaging bioadhesive events. Ann N Y Acad Sci 1983;416:34–57.

[10] Quirynen M, Marecal M, Busscher HJ, et al. The influence of surface free-energy on planimetric plaque growth in man. J Dent Res 1989;68:796–799.

[11] Colman RW, Scott CF, Schmaier AH, Wachtfogel YT, Pixley RA, Edmunds LH Jr. Initiation of blood coagulation at artificial surfaces. Ann N Y Acad Sci 1987;516:253–267.

[12] Addadi L, Weiner S. Interactions between acidic proteins and crystals: Stereochemical requirements for mineralization. Proc Natl Acad Sci 1985;82:4110–4114.

[13] Addadi L, Borman A, Moradian O, Idak J, Weiner S. Structural and stereochemical relations between acidic macromolecules of organic matrices and crystals. Connect Tissue Res 1989;21:127–135.

[14] Klauber C, Smart RSC. Solid systems. Their structure and composition. In: O'Connor DI, Sexton BA, Smart RStC (ed). Surface Analysis Methods in Materials Science, Springer Series in Surface Sciences, vol 23. Berlin: Springer, 1992:3–65.

[15] Ratner BD. The surface characterization of biomaterials: How finely can we resolve surface structure. In: Surface Characterization of Biomaterials, Progress in Biomedical Engineering, vol 6. Amsterdam: Elsevier, 1988:13–36.

[16] Davis JE. The importance and measurement of surface charge species in cell behaviour at the biomaterial interface. In: Ratner BD (ed). Surface Characterization of Biomaterials, Progress in Biomedical Engineering, vol 6. Amsterdam: Elsevier, 1988:219–234.

[17] Merrill EW. Distinctions and correspondences among surfaces containing blood. Ann N Y Acad Sci 1987;516:196–203.

[18] Karino T, Goldsmith HL, Motomiya M, Mabuchi S, Sohara Y. Flow patterns in vessels of simple and complex geometries. Ann N Y Acad Sci 1987;516:422–441.

[19] Kasemo B, Lausmaa J. The biomaterial-tissue interface and its analogues in surface science and technology. In: Davies JE (ed). The Bone-Biomaterial Interface. Toronto: University of Toronto, 1991:19–32.

[20] Israelachvili J. Intermolecular and Surface Forces, ed 3, San Diego: Academic, 1991:275–286.

[21] Brash JL. Studies on protein adsorption to blood compatible materials. In: Missirlis YF, Lemm W (eds). Modern Aspects of Protein Adsorption on Biomaterials. Dordrecht, The Netherlands: Kluwer Academic, 1991:39–47.

[22] Andrade JD, Hlady V. Plasma protein adsorption: The big twelve. Ann N Y Acad Sci 1987;516:158–172.

[23] Wood SR, Kirkham J, Marsh PD, Shore RC, Nattress B, Robinson C. Architecture of intact natural human plaque biofilms studied by confocal laser scanning microscopy. J Dent Res 2000;79:21–27.

[24] Leonard EF, Rahmin I, Angarska JK, Vassilief CS, Ivanov IB. The close approach of cells to surfaces. Ann N Y Acad Sci 1987;516:502–512.

[25] Sauk JJ, Van Kampen CL, Somerman MJ. Role of adhesive proteins and integrins in bone and ligament cell behavior at the material surface. In: Davies JE (ed). The Bone-Biomaterial Interface. Toronto: University of Toronto, 1991:111–119.

[26] Thomsen P, Ericson LE. Inflammatory cell response to bone implant surfaces. In: Davies JE (ed). The Bone-

Biomaterial Interface. Toronto: University of Toronto, 1991:153–164.

[27] Carter DR, Giori NJ. Effect of mechanical stress on tissue differentiation in the bony implant bed. In: Davies JE (ed). The Bone-Biomaterial Interface. Toronto: University of Toronto, 1991:367–376.

[28] Brunette DM. The effect of surface topography on cell migration and adhesion. In: Ratner BD (ed). Surface Characterization of Biomaterials, Progress in Biomedical Engineering, vol 6. Amsterdam: Elsevier, 1988:203–217.

[29] Marsh PD. Host defences and microbial homeostasis: Role of microbial interactions. J Dent Res 1989;68:1567–1575.

[30] Gibbons RT. Bacterial adhesion to oral tissues: A model for infection diseases. J Dent Res 1989;68:750–760.

[31] Glantz PO. On wettability and adhesiveness. Odontol Revy 1969;20(suppl 17):1–132.

[32] Eggen KH, Rölla G. Gel filtration, ion exchange chromatography and chemical analysis of macromolecules present in acquired enamel pellicle (2 hour-pellicle). Scand J Dent Res 1982;90:182–188.

[33] Slomiany BL, Murty VLN, Zdebska E, Slomiany A, Gwozdzinski K, Mandel ID. Tooth surface pellicle lipids and their role in the protection of dental enamel against lactic acid diffusion in man. Arch Oral Biol 1986;3:187–191.

[34] Tabak LA, Levine MJ, Mandel ID, Ellison SA. Role of salivary mucins in the protection of the oral cavity. J Oral Pathol 1982;11:1–17.

[35] Hatton MN, Levine MJ, Margarone JE, Argurre A. Lubrication and viscosity features of human saliva and commercially available saliva substitutes. J Oral Maxillofac Surg 1987;45:496–499.

[36] Pratt-Terpstra IH, Weerkamp AH, Busscher HJ. Microbial factors in a thermodynamic approach of oral streptococcal adhesion to solid substrata. J Colloid Interface Sci 1989;129:568–574.

[37] Pratt-Terpstra IH, Weerkamp AH, Busscher HJ. The effects of pellicle formation on streptococcal adhesion to enamel and artificial substrata with various surface free energies. J Dent Res 1989;68:463–467.

[38] Vassilakos N. Some Biophysical Aspects of Salivary Film Formation [doctoral dissertation]. Malmo, Sweden: Graphic Systems AB, 1992.

[39] Embery G, Hogg SD, Heaney TG, Stanbuty JB, Green RDJ. Some considerations on dental pellicle formation and early bacterial colonization: The role of high and low molecular weight proteins of the major and minor salivary glands. In: Leach SA, Arends J (eds). Bacterial Adhesion and Preventive Dentistry. Oxford: IRL, 1984:73–84.

[40] Kuboki Y, Teraoka K, Okada S. X-ray photoelectron spectroscopic studies of the adsorption of salivary constituents on enamel. J Dent Res 1987;66:1016–1019.

[41] Rölla G, Rykke M, Gaare D. The role of acquired enamel pellicle in calculus formation. Adv Dent Res 1995;9:403–409.

[42] Ruan MS, Paola C, Mandel I. Quantitative immunochemistry of salivary proteins in vitro to enamel and cementum from caries resistant and caries susceptible human adults. Arch Oral Biol 1986;31:597–601.

[43] Sönju T, Glantz PO. Chemical composition of salivary integuments formed in vivo on solids with some established surface characteristics. Arch Oral Biol 1975;20:687–691.

[44] Baier RE, Glantz PO. Characterization of oral in vivo films formed on different types of solid samples. Acta Odontol Scand 1978;76:289–301.

[45] Glantz PO. Adhesion to the surfaces of teeth. In: Leach SA (ed). Dental Plaque and Surface Interactions in the Oral Cavity. Oxford: IRL, 1980:49–64.

[46] Glantz PO, Baier RE, Christersson CE. Biochemical and physiological considerations for modeling biofilms in the oral cavity: A review. Dent Mater 1996;12:208–214.

[47] Jendresen MD, Glantz PO. Clinical adhesiveness of selected dental materials. An in-vivo study. Acta Odontol Scand 1981;39:39–45.

[48] Sörju T, Skjörland K. Pellicle composition and initial bacterial colonization on composite and amalgam in vivo. In: Stiles HM, Loesche WJ, O'Brien TC (eds). Microbial Aspects of Dental Caries. Oxford: IRL, 1976:133–141.

[49] Skjörland K. Auger analysis of the integuments formed on different dental materials in vivo. Acta Odontol Scand 1982;40:129–134.

[50] Palaghias G, Eliades G. Characterization of oral films adsorbed on surfaces of dental materials in vivo [abstract 668]. J Dent Res 1992;71:599.

[51] Eliades T, Eliades G, Brantley W. Microbial attachment on orthodontic appliances. I. Wettability and early pellicle formation on bracket materials. Am J Orthod Dentofacial Orthop 1995;108:351–360.

[52] Lee SJ, Kho HS, Lee SW, Yong WS. Experimental salivary pellicles on the surface of orthodontic materials. Am J Orthod Dentofacial Orthop 2001;119:59–66.

[53] Hannig M. Transmission electron microscopic study of in vivo pellicle formation on dental restorative materials. Eur J Oral Sci 1977;105:422–433.

[54] Carlen A, Nikdel K, Wennerberg A, Holmberg K, Olsson J. Surface characteristics and in vitro biofilm formation on glass ionomer and composite resin. Biomaterials 2001;22:481–487.

[55] Busscher HJ, Van der Mei HC. Physico-chemical interactions on initial microbial adhesion and relevance for biofilm formation. Adv Dent Res 1977;11:24–32.

[56] Christersson CE, Dunford RG, Glantz PO, Baier RE. Effect of critical surface tension on retention of oral microorganisms. Scand J Dent Res 1989;97:247–256.

[57] Bowden GMW, Li YH. Nutritional influences on biofilm development. Adv Dent Res 1997;11:81–99.

[58] Vasin M, Rosanova J, Sevastianov V. The role of proteins in the nucleation and formation of calcium-containing deposits on biomaterial surfaces. J Biomed Mater Res 1998:39:491–497.

[59] Quirynen M, Marechal M, Busscher HJ, Weerkamp AH, Darius PL, Van Steenberghe D. The influence of surface free energy and surface roughness on early plaque formation. J Clin Periodontol 1990;17:138–144.

[60] Yamauchi M, Yamamoto K, Wakabayashi M, Kawano J. In vitro adherence of microorganisms to denture base resin with different surface texture. Dent Mater J 1990;9:19–24.

[61] Weerkamp AH, Quirynen M, Marechal M, Van der Mei HC, Van Steenberghe D, Busscher HJ. The role of surface energy in the early in vivo formation of dental plaque on human enamel and polymeric substrata. Microb Ecol Health Disease 1989;2:11–18.

[62] Skjörland KK, Sönju T. Effect of sucrose rinses on bacterial colonization on amalgam and composite. Acta Odontol Scand 1982;40:193–196.

[63] Siegrist BE, Brecx MC, Gusberti FA, Joss A, Lang NP. In vivo early human dental plaque formation on different supporting substances. A scanning electron microscopic and bacteriological study. Clin Oral Implant Res 1991;2:38–46.

[64] Leonhardt Å, Olsson J, Dahlén G. Bacterial colonization on titanium, hydroxyapatite and amalgam surfaces in vivo. J Dent Fes 1995;74:321–326.

[65] Hannig M. Transmission electron microscopy of early plaque formation on dental materials. Eur J Oral Sci 1999;107:55–64.

[66] Fahn R, Weiger R, Netuschil L, Bruch M. Microbial accumulation and vitality on different restorative materials. Dent Mater 1993;9:312–316.

[67] Yao Y, Grogan J, Zehnder M, et al. Compositional analysis of human acquired enamel pellicle by mass spectrometry. Arch Cral Biol 2001;46:293–303.

[68] Quirynen M, Bollen CML. The influence of surface roughness and surface-free energy on supra- and subgingival plaque formation in man. J Clin Periodontol 1995;22:1–14.

[69] Jenkins GN. The Physiology and Biochemistry of the Mouth, ed 4. Oxford: Blackwell, 1978:486–487.

[70] Eliades G. Chemical and biological properties of glass-ionomer cements. In: Davidson CL, Mjör IA (eds). Advances in Glass-Ionomer Cements. Chicago: Quintessence, 1999:85–101.

[71] White DJ. Dental calculus: Recent insights on occurrence, formation, prevention, removal and oral health effects of supragingival and subgingival deposits. Eur J Oral Sci 1997;105:508–522.

[72] Hayashi Y. High resolution electron microscopy of the interface between dental calculus and denture resin. Scanning Microsc 1995;9:419–427.

[73] Gaffar A, LeGeros RJ, Gambogi RJ, Afflitto J. Inhibition of formation of calcium phosphate deposits on teeth and dental materials: Recent advances. Adv Dent Res 1995;9:419–426.

[74] Eliades T, Eliades G, Watts DC. Structural conformation of in vitro and in vivo aged orthodontic elastomeric modules. Eur J Orthod 1999;21:649–658.

[75] Eliades T, Eliades G, Athanasiou AE, Bradley TG. Surface characterization of retrieved NiTi orthodontic archwires. Eur J Orthod 2000;22:317–326.

[76] Palaghias G. Oral corrosion and corrosion inhibition processes—an in vitro study. Swed Dent J Suppl 1985;30:1–72.

[77] Zanghellini G, Dykman AG, Reinberger V, Arends J. Deposit formation on prosthetic materials in vivo after one year: A quantitative study of twelve materials. Adv Dent Res 1995;9:443–449.

[78] Addy M, Moran J. Mechanisms of stain formation on teeth, in particular associated with metal ions and antiseptics. Adv Dent Res 1995;9:450–456.

[79] Steflik DE, McKinney RV Jr. Epithelial attachment to ceramic dental implants. Ann N Y Acad Sci 1988;523:4–18.

第二篇

正畸患者的牙周考量
Periodontal Considerations for the Orthodontic Patient

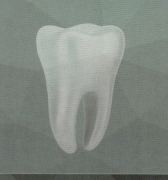

第5章

正畸患者的牙周检查

Periodontal Examination of the Orthodontic Patient

Giovanni E. Salvi
Christoph A. Ramseier

牙周炎是由口腔牙菌斑生物膜引起的。其临床症状通常表现为：牙龈红肿、探诊出血以及牙周探诊深度增加。重度牙周炎可能出现牙龈退缩、牙松动度增加、牙齿扇形移位等症状。此外，在X线片上可能会表现为中重度的牙槽骨吸收。牙周炎包括牙龈炎、牙周附着和牙槽骨进行性丧失，因此，必须进行一个全面系统的检查。

研究表明，对大多数病例而言，消除、控制牙菌斑生物膜感染可恢复牙周组织的健康。并为下一阶段治疗（包括正畸治疗），奠定基础。

对于伴有牙错位或是牙移位等问题的牙周炎患者，需要制订一个全面的治疗方面案，其内容应当包括以下方面：

1. 系统治疗阶段：如有必要，需在此阶段施行戒烟计划。
2. 基础治疗阶段。
3. 手术治疗阶段：包括正畸治疗。
4. 维护治疗阶段：包括牙周支持治疗。

治疗目标

必须明确遵循消除细菌感染的治疗策略。因此，在牙周治疗结束后，应达到以下临床指标：

- 牙周组织炎症减轻。测量指标为探诊后出血（BOP）。全口的BOP（+）的位点≤25%[1]。
- 探诊深度降低。牙周袋探诊深度≤5mm[1]。
- 控制多根牙根分叉病变程度，不超过Ⅰ度[2]。
- 无疼痛不适。

在基础牙周治疗结束后，患者必须进入常规牙周支持治疗阶段[3]。

既往史和系统治疗阶段

评估患者牙周和正畸问题时，需要掌握以下几个方面：主诉、病史（包括药物史、社会及家族史、牙病史）、口腔卫生习惯、吸烟史和吸烟咨询。在牙周基础检查前，应对患者进行健康问卷调查，从而掌握影响治疗的危险因素。了解患者病史（包括心血管疾病、出血性疾病、感染风险、过敏史），能够避免治疗过程中并发症的发生。必要时，可转诊相应的专家或医师进行适当的干预。

侵袭性牙周炎具有家族聚集性，所以掌握牙周病患者的家族史也很重要。然而，目前进行系统的基因筛查还不够成熟。

关于牙科病史，需要评估牙周炎患者的临床表现，如：牙移位、牙松动、进食和刷牙时牙龈出血情况，以及咀嚼功能异常等。应当了解患者口腔卫生习惯，包括每天使用手动牙刷或电动牙刷刷牙的频率和持续时间，以及邻面清洁用品或是其他漱口液的使用情况。

就病因学和发病机制来说，吸烟已被确定为引起牙周病最重要的危险因素之一，仅次于口腔卫生不良习惯[4-5]。因此，应当记录每一个患者的吸烟情况。对于经常吸烟的患者，应当采取干预，并鼓励其戒烟。

基础治疗阶段

完成全面牙周检查之后，即进入牙周基础治疗阶段。此阶段也被称为病因治疗。本阶段的目标为通过消除所有龈上和龈下的软垢、牙菌斑、牙结石以及牙菌斑滞留因素（如残根、龋病、充填体悬突和修复体），以达到口腔内无感染状态。并且指导患者自我控制牙菌斑方法，使其能主动进行良好的牙菌斑控制。

在基础牙周治疗阶段，应当复查并评估个体牙菌斑控制情况[6]。在基础治疗结束后的愈合阶段（3~6个月），使用牙周治疗表复评患者治疗效果，从而决定是否需要进一步支持治疗。

手术治疗阶段

基础治疗成功后，再评估是否需要进一步手术治疗。此阶段的目标是处理牙周组织破坏后的遗留问题，包括牙周、种植手术和修复重建。

若患者依从性不佳，则不应开始手术治疗，因为最终也不会改善牙周组织健康。这一观点得到了研究结果的支持，对于牙菌斑控制良好的患者，施行牙周手术能够增加牙周附着以及牙槽骨高度，然而，对于牙菌斑感染者，实施牙周手术可能会引起额外的牙周组织破坏[7-11]。

此外，需要种植手术患者，只有在牙周治疗成功后，种植才能开始[12]。

维护治疗阶段

此阶段，牙周治疗目标是为了防止再感染以及牙周病复发。在维护期，应当复查牙周临床指标。PPD≥5mm时，牙齿和种植体需要进行探诊出血、溢脓情况以及根分叉病变的评估。在维护阶段，为了评估牙周稳定情况[13-14]，推荐复查BOP。已有研究表明，在积极牙周治疗结束后，自我牙菌斑控制以及定期维护治疗是控制牙龈炎、牙周炎和提高牙齿30年内存活率的有效手段。

必须强调的是，维护治疗的设计要符合患者的个体情况。在积极牙周治疗结束后，根据牙周危险因素评估结果，部分患者需要每隔3个月进行复诊，而其他的可能只需要每年复诊一次[15]。

对于各种复诊病例，都应遵循以下程序：

- 重新评估病史和吸烟史。
- 进行口腔癌症筛查。
- 记录全口PPD≥5mm并伴有BOP的情况。
- 再次刮治PPD≥5mm并伴有探诊出血的位点。
- 防龋措施：抛光、涂氟。

此外，由于牙髓活力受损是基牙预备后常见并发症。因此必须定期复查牙齿牙髓以及修复体情况[16-18]。最后，为了监测早期邻面龋，需要定期拍摄根尖片。

全面牙周检查

基础牙周检查

为了监测牙周组织以及制订治疗计划，必须对每个初诊患者进行基础牙周检查（basic periodontal examination，BPE）。BPE的目的是为了区分牙周组织健康者、牙龈炎患者以及牙周炎患者[19]。使用牙周探针对牙齿及种植体进行检查。在牙列的1/6区位内，需要对每颗牙齿或种植体至少2个位点（如近颊和远颊）进行轻力（0.2N）探诊。记录每

1/6区位中探诊深度最大者。

BPE评分

- 0分：PPD≤3mm，无BOP，无牙结石及充填体悬突。
- 1分：PPD≤3mm，BOP（＋），无牙结石及充填体悬突。
- 2分：PPD≤3mm，BOP（＋），龈上或龈下牙石及或充填体悬突。
- 3分：PPD：4～5mm。
- 4分：PPD≥6mm。

如果发现1/6区位内存在单一牙位点有PPD≥6mm，那么整个1/6区位BPE分数为4，不需要进一步测量这个区位。1/6区位的最高分数为这个患者整体的BPE分数。

BPE评分为0、1、2的患者属于牙周健康组或是牙龈炎组。BPE分数为3、4分属于牙周炎组，应当进行全面的牙周检查。

牙周检查记录表

全面的牙周检查，需要对全口的牙周情况进行记录。这项检查包括对每颗牙齿或种植体的6个位点的以下参数进行测量：

- PPD。
- BOP。
- CAL。
- 根分叉。
- 牙动度。

- 菌斑指数

PPD

PPD为牙龈缘到牙周袋底的距离，其测量需要使用分度牙周探针。

1～3mm的牙周袋深度用黑色表示，超过4mm的牙周袋深度用红色表示。这样，我们能够直接辨别患者病变部位以及严重程度。

BOP

若轻力探诊出血，那么这个部位被认为是BOP阳性及伴有局部组织炎症。

CAL

CAL（临床附着水平）测量龈缘（GM）到釉牙骨质界（CEJ）的距离。CAL值要将上述距离与PPD相加。在牙龈萎缩的情况下，GM-CEJ的距离为负值。

根分叉

对于诊断及治疗而言，详细鉴别根分叉处牙周组织破坏的有无及范围是至关重要的。使用3mm的弯曲探针对根分叉处进行检查并记录病变情况（即上、下颌磨牙和前磨牙）。

根据Hamp[20]分类法对根分叉病变分类：

- 0度：根分叉口，探针无法探入。
- Ⅰ度：水平探诊深度≤3mm。
- Ⅱ度：水平探诊深度＞3mm。
- Ⅲ度：根分叉穿通（如根分叉处组织破

坏、穿通）。

牙动度

根据Miller[21]分类法对牙松动进行分类：

- 0 度：牙齿生理动度。
- Ⅰ度：水平向动度增加，＜1mm。
- Ⅱ度：水平向动度增加，＞1mm。
- Ⅲ度：水平向和垂直向动度都增加。

菌斑指数

进行全面的牙周检查，必须评估患者的口腔卫生习惯。对牙齿或种植体表面的牙菌斑用二分法进行记录[6]。可使用显色溶液对牙菌斑进行染色，便于检测并记录。

微生物检测

在牙周治疗前后，以标准化方式从牙列每个象限最深位点处采集龈下牙菌斑样本进行微生物检测。

影像学评估

通过根尖周X线片或全景X线片对邻面骨组织的高度和形态所提供的信息进行影像学评估。并对水平型和/或角形（垂直型）骨吸收进行诊断分析。

确认牙槽骨高度对于牙周诊断是很重要的。因此，建议采用长遮线筒平行投照技术拍摄根尖周X线片[22]。

拍照和研究模型

经上述临床及放射线检查后，拍照、制取患者的研究模型即可完成全面的牙周检查。

治疗前的预后评估

在治疗前，根据临床和影像学检查的结果对每颗牙齿进行预后评估。明确以下3个问题：

- 哪些牙齿是健康的?
- 哪些牙齿是可疑患牙?
- 哪些牙齿不能保留?

这个分类的目的是在治疗前，识别可疑患牙并改善其预后。可根据以下标准判断可疑患牙的牙周预后：

- 根分叉病变Ⅱ～Ⅲ度。
- 角形（垂直型）骨吸收。
- 水平型骨吸收超过根2/3。

综合牙周检查和治疗前预后评估的结果做出诊断。以此制订牙周治疗方案。同时，患者的复查必须是在正畸治疗开始前进行的。

以下报道一例综合治疗的病案，其中包括对牙周进一步治疗的复评。

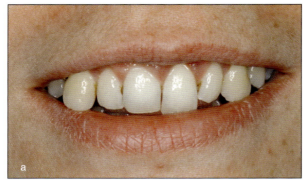
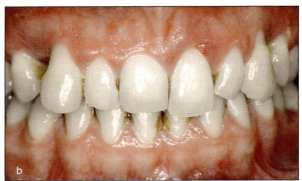
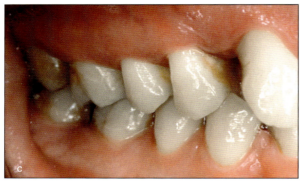
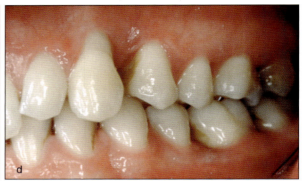

图5-1 （a~d）微笑照及牙列的临床特征。（e）初诊牙周图表。　　　　　　　　　　→

病例展示

主诉和BPE

一个27岁全身健康、不吸烟的女性患者转诊牙周治疗。她的主诉是：上前牙的美观问题，牙松动及牙龈流血（图5-1a~d）。初诊牙周图表显示该患者全口牙普遍出现牙周袋的探诊深度增加，根分叉病变及牙松动（图5-1e）。初诊根尖周X线片显示患者存在广泛的水平型吸收以及14、15、23、36、47牙的重度骨吸收（图5-1f）。

诊断

该患者诊断为广泛型侵袭性牙周炎、根分叉病变以及龋病。

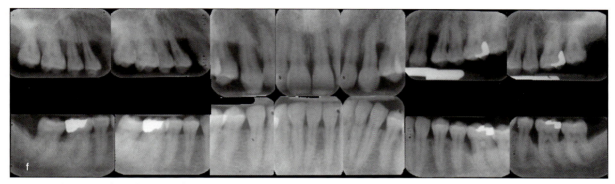

图5-1　（f）此患者初诊时的根尖周X线片。

序列治疗

系统治疗阶段

由于患者全身健康、不吸烟，故不需要进行体格检查以及戒烟咨询。

基础治疗阶段

采取以下治疗措施进行细菌感染控制：

- 患者改善口腔卫生措施的主动性评估以及再指导。
- 局麻下龈下洁治。
- 16、26牙的龋病治疗。
- 46牙的牙髓治疗。

基础治疗后复评

牙周基础治疗8周后，重新评估患者的牙周状况（图5-1g~j）。复评的结果是为进一步的矫正治疗奠定基础。病因治疗完成后，为了预防牙周炎复发，将患者纳入回访系统。

手术治疗阶段

患者由于菌斑指数和BOP评分较低（即5%~10%），故对其上颌左、右象限以及下颌磨牙区进行牙周翻瓣手术（图5-1k~m）。在36牙近中部分放置一个可吸收的屏障膜引导性组织再生。完成牙周手术后，需要复评牙周图表（图5-1n~p）。

在上颌前牙区进行正畸治疗，以矫正错位牙齿改善审美面貌（图5-1q~s）。为改善上颌前牙的美观效果，采用复合材料修复上颌前牙（图5-1t~v）。图5-1w和5-1x 显示的是患者最后一次复诊时牙周图表及放射影像的检查结果。

维护治疗阶段

治疗后，依据个体的牙周风险评估，将患者纳入常规的支持性牙周治疗计划[15]。

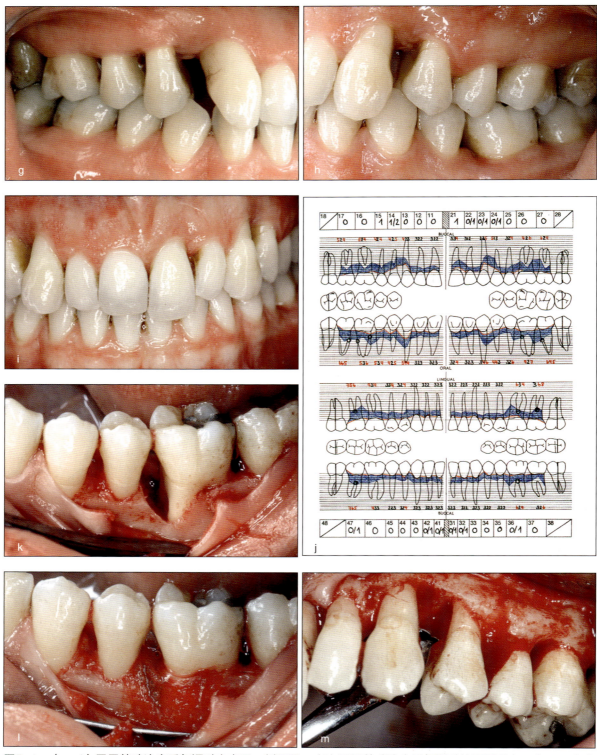

图5-1　（g～i）牙周基础治疗后复评时患者正、侧面照。（j）牙周基础治疗后复评时的牙周图表。（k～m）上下颌骨的手术照。

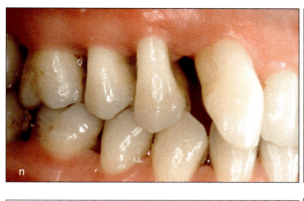
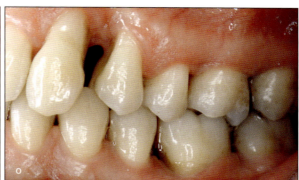

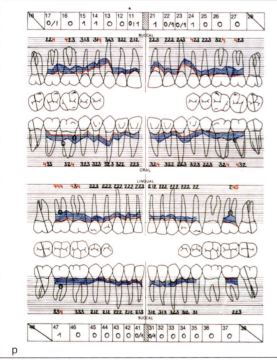
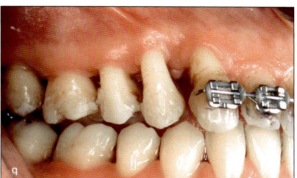

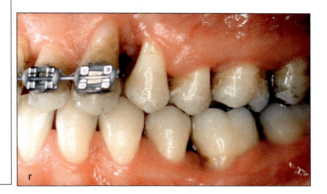

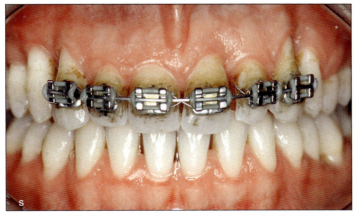

图5-1　（n和o）牙周手术后复评时的侧面照。（p）牙周手术治疗后复评时牙周图表。（q~s）正畸治疗过程中患者临床正、侧面照。

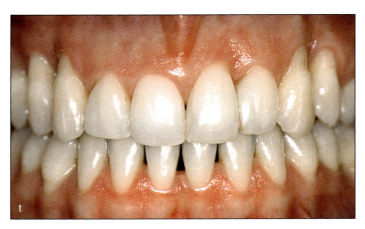

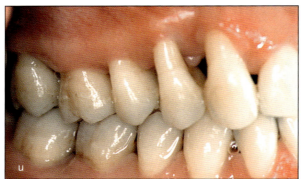

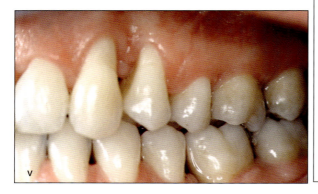

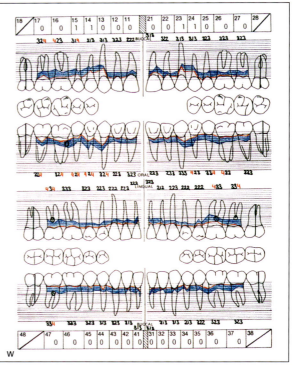

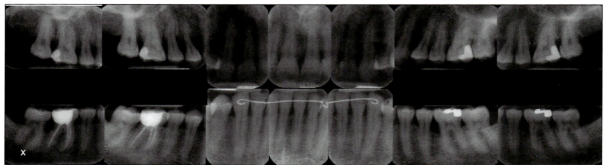

图5-1　（t~v）最终复评时患者正、侧面照。（w）正畸及修复治疗结束后，最终复评时的牙周图表。（x）最终复评时的根尖周X线片。

结论

对于诊断为广泛性重度牙周炎且牙弓完整的患者，应特别注意尽量保存所有牙齿。对于年轻患者，单颗或多颗牙拔除后，往往需要种植修复。在整体治疗方案中，若含有种植修复时，牙周维护尤为重要，因为牙周病患者种植体脱落率相对较高[23]。

明白牙周各个治疗阶段（即系统、基础、手术和维护治疗）的基本原则，并与患者进行充分沟通达成共识后，制订个性化治疗方案。

参考文献

[1] Matuliene G, Pjetursson BE, Salvi GE, et al. Influence of residual pockets on progression of periodontitis and tooth loss: Results after 11 years of maintenance. J Clin Periodontol 2008;35:685–695.

[2] Salvi GE, Mischler DC, Schmidlin K, et al. Risk factors associated with the longevity of multi-rooted teeth. Long-term outcomes after active and supportive periodontal therapy. J Clin Periodontol 2014;41:701–707.

[3] Axelsson P, Nyström B, Lindhe J. The long-term effect of a plaque control program on tooth mortality, caries and periodontal disease in adults. Results after 30 years of maintenance. J Clin Periodontol 2004;31:749–757.

[4] Ramseier CA. Potential impact of subject-based risk factor control on periodontitis. J Clin Periodontol 2005;32(suppl 6):283–290.

[5] Kinane DF, Peterson M, Stathopoulou PG. Environmental and other modifying factors of the periodontal diseases. Periodontol 2000 2006;40:107–119.

[6] O'Leary TJ, Drake RB, Naylor JE. The plaque control record. J Periodontol 1972;43:38.

[7] Lindhe J, Nyman S. The effect of plaque control and surgical pocket elimination on the establishment and maintenance of periodontal health. A longitudinal study of periodontal therapy in cases of advanced disease. J Clin Periodontol 1975;2:67–79.

[8] Nyman S, Rosling B, Lindhe J. Effect of professional tooth cleaning on healing after periodontal surgery. J Clin Periodontol 1975;2:80–86.

[9] Nyman S, Lindhe J, Rosling B. Periodontal surgery in plaque-infected dentitions. J Clin Periodontol 1977;4:240–249.

[10] Rosling B, Nyman S, Lindhe J. The effect of systematic plaque control on bone regeneration in infrabony pockets. J Clin Periodontol 1976;3:38–53.

[11] Rosling B, Nyman S, Lindhe J, Jern B. The healing potential of the periodontal tissues following different techniques of periodontal surgery in plaque-free dentitions. A 2-year clinical study. J Clin Periodontol 1976;3:233–250.

[12] Pjetursson BE, Helbling C, Weber HP, et al. Peri-implantitis susceptibility as it relates to periodontal therapy and supportive care. Clin Oral Implants Res 2012;23:888–894.

[13] Lang NP, Adler R, Joss A, Nyman S. Absence of bleeding on probing. An indicator of periodontal stability. J Clin Periodontol 1990;17:714–721.

[14] Joss A, Adler R, Lang NP. Bleeding on probing. A parameter for monitoring periodontal conditions in clinical practice. J Clin Periodontol 1994;21:402–408.

[15] Lang NP, Tonetti MS. Periodontal risk assessment (PRA) for patients in supportive periodontal therapy (SPT). Oral Health Prev Dent 2003;1:7–16.

[16] Bergenholtz G, Nyman S. Endodontic complications following periodontal and prosthetic treatment of patients with advanced periodontal disease. J Periodontol 1984;55:63–68.

[17] Lang NP, Pjetursson BE, Tan K, Brägger U, Egger M, Zwahlen M. A systematic review of the survival and complication rates of fixed partial dentures (FPDs) after an observation period of at least 5 years. II. Combined tooth-implant-supported FPDs. Clin Oral Implants Res 2004;15:643–653.

[18] Lulic M, Brägger U, Lang NP, Zwahlen M, Salvi GE. Ante's (1926) law revisited: A systematic review on survival rates and complications of fixed dental prostheses (FDPs) on severely reduced periodontal tissue support. Clin Oral Implants Res 2007;18(suppl 3):63–72.

[19] Mombelli A, Schmid J, Walter C, Wetzel A. Parodontologie. Qualitätsleitlinien für Zahnmedizin. Swiss Dent J 2014;124:261–267.

[20] Hamp SE, Nyman S, Lindhe J. Periodontal treatment of multirooted teeth. Results after 5 years. J Clin Periodontol 1975;2:126–135.

[21] Miller SC. Textbook of Periodontia; Oral Medicine, ed 3. Philadelphia: Blakiston, 1950.

[22] Updegrave WJ. The paralleling extension-cone technique in intraoral dental radiography. Oral Surg Oral Med Oral Pathol 1951;4:1250–1261.

[23] Sgolastra F, Petrucci A, Severino M, Gatto R, Monaco A. Periodontitis, implant loss and peri-implantitis. A meta-analysis. Clin Oral Implants Res 2015;26:e8–e16.

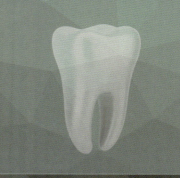

第6章

正畸患者牙龈退缩的病因及治疗

Etiology and Treatment of Gingival Recessions in Orthodontically Treated Patients

Raluca Cosgarea
Dimitrios Kloukos
Christos Katsaros
Anton Sculean

牙周组织的解剖

牙周组织是一个来源于希腊语的术语（peri=around，odont=tooth），代表牙齿周围的支持结构。它由牙骨质、牙周膜、牙槽骨和牙龈组成。每个组织都有其独特的结构及功能，彼此间又相互作用，确保牙周组织的功能。牙周组织会受到一些年龄因素相关和/或形态学变化以及功能导向的改变。下面将介绍的是健康的牙周组织。

牙骨质

牙骨质是一种坚硬的、无血管、无神经支配、矿化的结缔组织（重量约55%，主要是羟基磷灰石），其覆盖于牙根表面，有时延伸到釉牙骨质界（CEJ）。其主要功能是使PDL纤维附着于牙根。此外，牙骨质有助于牙根缺损的修复、牙髓的保护以及牙齿移动。

根据细胞及胶原纤维的有无及其结构的不同，牙骨质可分为4种类型：无细胞无纤维牙骨质（AAC）、无细胞外源性纤维牙骨质（AEFC）、有细胞混合性分层牙骨质（CMSC）、有细胞固有纤维牙骨

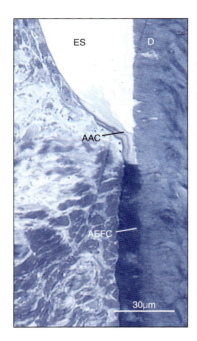

图6-1 釉牙骨质处为AAC，根尖处为AEFC和AAC。D，牙本质；ES，釉质区域（甲苯胺染色）。（Reprinted with permission from Bosshardt[3]）

质（CIFC）[3]（图6-1）。其各自的功能、分布于根面的位置、牙骨质形成的速率、组织的生化成分以及矿化程度都有所不同，并且因牙齿类型、患者年龄和其他个体差异而有所区别（表6-1）。

牙骨质在牙齿整个生命周期中厚度一直增加，且不进行生理改建。不同类型的牙骨质有不同的增厚速度：AEFC生长速度非常慢（2～5μm/年），其相对CIFC更适于牙周组织再生，而CIFC的生长速度是其30倍（在动物模型中），并能在牙根缺损处迅速沉积。

牙周膜

牙周膜是一种柔软的结缔组织结构，包绕于牙根周围，其富含血管、神经、细胞，并连接着牙骨质和牙槽骨（图6-2）。牙周膜由冠方牙龈固有层和牙槽嵴顶延续至根部的牙髓处[3]。其形态呈沙漏状，宽度大约为0.25mm（0.2～0.4mm），随着年龄增大而减小，且在根中1/3处最薄。牙周膜具有缓冲的作用，在咀嚼或与其他牙齿接触时吸收合力，并将其分散至牙槽骨内。其在牙齿与周围骨组织的连接中起着关键作用，并对牙齿的移动至关重要，这主要受PDL的宽度、高度和质量的影响[1-3]。

在牙周膜（PDL）中有不同类型的细胞，如成纤维细胞、成牙骨质细胞、成骨细胞、破骨细胞、单核细胞、巨噬细胞、Malassez上皮细胞、未分化的间充质干细胞等。因此，PDL也可充当细胞库的作用，形成矿物质并在伤口愈合/再生中发挥重要作用。这些细胞包埋在含有胶原纤维和非胶原蛋白质的细胞外基质中。另外，在纤维之间还有大量的血管、神经纤维和细胞。Malassez上皮细胞（如Hertwig根鞘上皮剩余）在一定距离处包围根部，推测其与牙周内稳态和修复有关。成纤维细胞沿着胶原纤维排列，参与细胞外基质的合成和改建（即降解）过程[1-3]。

胶原纤维在根、牙骨质和骨组织之间呈三维定向的束状排列。这些纤维与Sharpey纤维一同存在于牙骨质和骨内，并根据骨和根表面的改建而有不同的数目。其中，一小部分纤维为耐酸纤维，这些纤维插入牙骨质中，并与牙根平行。

表6-1　4种牙骨质类型的特点

	位置	组成和形态	功能
AAC	位于釉牙骨质界处，覆盖于少部分釉质表面	• 无细胞无胶原纤维 • 非胶原蛋白成分高 • 层板状形态	可能起到封闭作用
AEFC	位于牙根冠方及根中1/3	• 无细胞 • 含密集排列胶原纤维的胶原基质 • 一侧附着于牙本质，另一侧与牙周膜韧带纤维延续（Sharpey纤维） • 在矿化层大量牙周膜主纤维插入（大约30000/mm²） • 富含非胶原蛋白（骨唾液酸糖蛋白、骨桥蛋白） • 同类结构	牙附着 支抗
CMSC	位于根分叉区及根尖1/3～2/3处	• AEFC和CIFC混合沉积（厚度和排列未知） • 细胞（牙骨质细胞）和固有纤维	适应功能（牙到新环境的调整，CIFC层） 牙支抗（AEFC层）
CIFC	CMSC的组成部分，也可单独（无AEFC）出现在牙根吸收缺陷区（主要根尖处）	• 固有胶原纤维（成骨细胞产生，平行于牙长轴） • 嵌入细胞（牙骨质细胞） • 由嵌入细胞导致快速基质沉积	修复吸收和根分歧缺陷

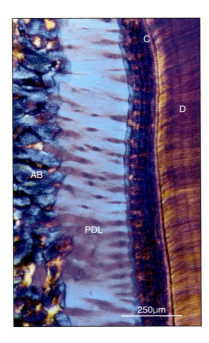

图6-2　显微镜下牙周膜韧带：胶原纤维牙骨质（C）、牙槽骨（AB）。D，牙本质。（Reprinted with permission from Bosshardt[3]）

牙槽骨

　　颌骨形成牙槽骨的过程与牙齿的发育有关。牙槽骨无机物的重量约为60%（主要为羟基磷灰石），可分为矿化骨（外侧皮质骨和内侧皮质骨板）和骨髓（中央海绵状骨或松质骨）[2]。皮质板是由薄层骨构成的。内侧皮质板形成牙槽骨（固有牙槽骨）。当牙槽突很薄时，两块皮质板可融合[3]。海绵状骨包含骨小梁、脂肪细胞、血管结构和未分化的间充质细胞；它主要形成牙间隔，少部分为颊、腭侧骨板。骨小梁的粗细和排列方向是由遗传决定的，并与牙所受力有关（即咀嚼力或正畸

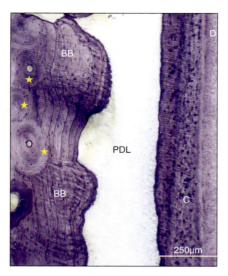

图6-3　显微镜下：束状骨（BB）、骨单元（★）、牙骨质（C）、牙本质（D）、牙周膜。（Reprinted with permission from Bosshardt[3]）

而根的中心区无骨组织覆盖。在这种无骨组织覆盖的情况下，牙根仅被牙周膜以及牙龈组织覆盖。当牙齿移出牙弓时也可能出现这种缺损。

牙槽骨与牙齿内部形状相似，并根据功能需要（骨吸收和附着）进行不断的改建和重塑。在整个生命过程中，为了补偿磨耗，牙齿会不断地萌出并向近中倾斜。正畸牙移动过程中，在一定时间内，力量超过生理所能接受的范围，牙体一侧的PDL被过度压缩，牙槽骨吸收；另一侧PDL拉伸，骨沉积加速。

力）。

牙槽骨是由内皮质板形成的致密骨，由骨单位（结构单元由围绕在哈弗氏管周围的同心圆矿化层组成，其内包含一条血管；图6-3）和一层薄的束状骨构成。有时，由于骨改建，并非所有部位都能找到束状骨。牙槽窝内壁有孔隙（优克曼管），牙周膜的神经、血管和淋巴管通过这些小孔进入骨髓腔。束状骨与牙槽窝壁平行，薄层状沉积，Sharpey纤维穿通（图6-3）。

在牙周健康的情况下，牙槽嵴位于釉牙骨质界根方约为2mm处[3]。牙槽骨的厚度随牙位置不同而变化；在磨牙区，颊侧骨比舌、腭侧厚，而在切牙和前磨牙区，颊侧骨比舌、腭侧薄。磨牙区的颊、腭侧骨板较厚，而前牙区颊侧较薄。在牙齿的颊面，骨组织可能会缺失，从而出现以下两种情况：骨开裂，根的冠方无骨组织覆盖；骨开窗，根的冠方骨组织存在，

牙龈

与牙齿相对的牙龈部分，称为游离龈，它为牙龈的上部分，能够防止口腔微生物及其产物穿透牙周组织从而保护其下方的软、硬组织。

从宏观上看，牙龈冠方达龈缘，向根方延伸，于前庭侧达膜龈联合处（图6-4a），于硬腭侧达黏膜（图6-4b）处，在舌侧与口底黏膜相延续（图6-4c）。通常，冠方牙龈存在约0.5mm的龈沟，在相邻牙间区域形成龈乳头。牙龈分为游离龈和附着龈。游离龈位于冠方，游离可动，其表面光滑，与釉牙骨质界的轮廓相符，宽度为1~2mm[1]。有时游离龈根方表面会出现一个龈沟痕，以及一些点状凹陷称为点彩。附着龈呈橘皮状，表面有点彩，其自游离龈向根方延伸至牙槽黏膜/口底黏膜。其宽度为1~10mm[1]。在腭侧，附着黏膜延伸到游离龈，不存在可移动的黏膜。

从组织学上看，牙龈由3种上皮——结合

上皮、龈沟上皮和牙龈上皮，以及结缔组织（固有层）组成：

- 牙龈上皮：为咀嚼黏膜的一部分，其为角化上皮，分为4层：基底层、棘层、颗粒层和角质层。它比结合上皮渗透性低。
- 龈沟上皮：位于牙龈上皮和结合上皮之间。它沿龈沟外侧壁排列，与牙龈上皮结构相似，常为非角化上皮，且比结合上皮渗透性低。
- 结合上皮：位于沟底部和CEJ之间（距龈沟约1.5mm）。它是一种非角化上皮，有两层：基底层和基底上层。其最内层的细胞依靠基底板和半桥粒形成上皮附着于牙齿上。它具有高渗透性，而这对防御机制来说是十分重要的（即通过结合上皮细胞、白细胞，主要是多形核白细胞和组织液）[4]。
- 牙龈结缔组织：主要由成纤维细胞组成，负责胶原纤维的形成和改建[4]，胶原纤维三维排列成束状，从而塑形牙龈、连接相邻牙齿，并分布于血管中，运输代谢物，提供大分子和白细胞。

结合上皮的结构和功能完整性在保持健康的牙周状况中起着重要作用[4]。它包绕牙颈部，保护牙周组织免受牙齿表面生物膜细菌的侵害。

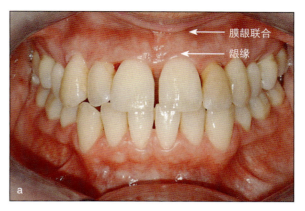

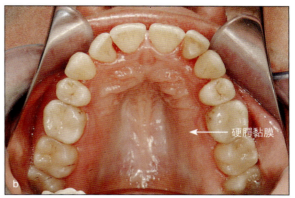

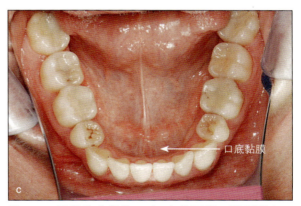

图6-4　牙龈临床照片。（a）前面照：膜龈联合、游离龈、前庭黏膜。（b）上颌𬌗面照：硬腭黏膜。（c）下颌𬌗面照：口底黏膜。

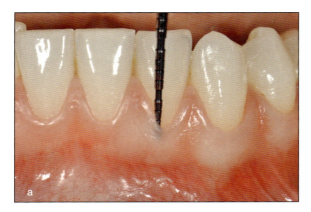

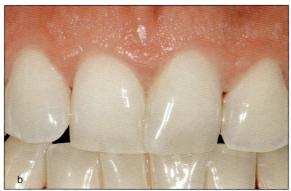

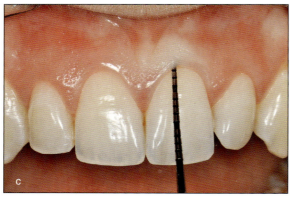

图6-5　（a）薄扇贝型（A1组）。（b）厚扁平型（B组）。（c）厚扇贝型（A2组）。

牙龈生物型/表型

　　基于对牙和牙周组织形态特征的考量，人们已经发现了牙龈不同的生物型。1969年，Ochsenbein和Ross描述了两种主要的牙龈表型：厚扁平型和薄扇贝型[5-7]。到了1989年，Seibert和Lindhe证实了不同牙龈生物型的存在，并引入"牙周生物型"一词，将其分为厚扁平型和薄扇贝型[8]。根据Olsson等人[9]的研究，薄扇贝型特征是覆盖于长而狭窄的牙冠颈部，其附着和角化组织范围狭窄，牙龈轮廓呈明显的扇贝形。厚扁平型则覆盖于短而宽的牙冠颈部，其有一个较宽的角化区和附着龈，以及一个扁平的牙龈轮廓。然而，Olsson等人[9]认为这两种生物类型的牙龈厚度没有统计学上的差异。

　　20年后，在2009年，研究者对100个人的群体进行分析，将不同的牙龈生物类型划分为3组[10]：A1组为薄扇贝型，表现为细长牙、角化组织狭窄和龈边缘呈扇贝形的薄牙龈，其占所调查样本的1/3（37%）（图6-5a）。B组为厚扁平型，其特征是方形牙、角化组织宽、龈缘扁平的厚牙龈，其也占所调查样本的1/3（29%）（图6-5b）。第三组（A2组）为剩余研究对象（34%），是前两组的混合体，其特征是细长牙、角化组织狭窄、龈缘呈高扇贝形的厚牙龈（图6-5c）。此外，其他研究发现[11-12]，男性厚龈生物型明显多于女性（84% vs 45%）[10]。近期的一篇系统综述证实了3种牙龈生物型的存在，即薄扇贝型、厚扁平型和厚扇贝型[13]。学者发现，牙龈厚度与骨形态有很强的正相关性，牙龈厚度与角化组织量呈中度正相关；然而，牙齿、牙龈和骨的大小仅呈弱至中度的相关关系。

在牙周病和种植体周围病新分类国际研讨会的最新共识报告中，建议使用"牙周表型"一词来描述牙龈的外形，包括牙龈体积和角化组织宽度（牙龈表型）以及颊侧骨组织厚度（骨形态型）[14-15]。此外，在研讨会上已确认，牙龈表型具有可变性，其会受环境因素或临床干预而发生改变。

无论所使用何种术语，牙龈及其下方骨组织的结构不同都会对美学修复、牙周和种植体治疗的结果造成影响[16-20]。薄龈型与牙龈退缩[9,16,21]、牙周袋形成较少、薄壁前庭骨板吸收、术后愈合不佳，以及在拔牙后牙槽嵴顶和舌侧牙槽嵴吸收等的发生有关[16]。牙龈退缩在薄扇贝型患者单个种植位点处发生率高[22-23]。相反，厚扁平型更多地与牙周袋形成和水肿伴随着探诊出血，术后软、硬组织愈合良好，较少的拔牙术后牙槽嵴吸收等有关[16]。这种生物型有利于冠延长术后软组织的生长[24]、牙龈退缩根面覆盖术的愈后以及种植美学修复结果[17-20]。最近的一项研究评估了牙周生物类型对正畸治疗中下颌切牙牙龈退缩的影响[25]，研究表明不论正畸牙移动类型如何，薄牙周生物型患者更可能发生龈边缘的改变。这项研究还表明薄牙周生物型和牙齿倾斜与角化组织缺失有关[25]。

因此，牙龈生物型对牙科治疗结果很重要。几位学者通过使用直接测量法[26]、超声检查[11]、锥束计算机断层扫描（CBCT）[27]、牙龈探查[19,28]等方法评估不同生物类型特征以及研究区分厚、薄牙龈的方法。Greenberg等人[26]通过使用牙周探针直接测量牙龈厚度进行生物型分类：当牙龈厚度≥1.5mm时，为厚龈型；当<1.5mm时，为薄龈型。然而，该方法缺乏精确性，因为：（1）探针测量精确度仅0.5mm；（2）在穿龈探诊期间，探诊角度和牙龈组织的变形可能会影响探诊值。

牙龈厚度可通过使用超声仪器进行非侵入性的评估；然而，在确定设备的正确位置和重复测量方面会出现问题[11-12]。用CBCT也可以测量牙龈的厚度，并与临床测量结果有良好至中度的相关性[27,29]。尽管如此，这两种测量方法都需要较高的成本，同时应用CBCT会使患者暴露于辐射之下。

确定牙龈生物型最常用和最能被广泛接受的是通过肉眼观察探针透过牙龈的显现度：当探针探入龈沟时，若探针可观察到，则为薄龈型（图6-5a）[19,28]，若探针不显现，则为厚龈型。该方法具有较高的可复性（重复测量值一致性为85%），易于操作，已被用于几项评估生物型的临床研究中[22,28,30-31]。这一方法于2017年在世界研讨会上被首次提出：探针可见时，为薄龈型（≤1mm）；探针不可见时，为厚龈型（≥1mm）[14]。

表6-2   牙龈退缩Miller分类法[34]

Miller分类	定义	临床图片
Ⅰ类	牙龈退缩未达膜龈联合，无邻面牙周组织丧失	
Ⅱ类	牙龈退缩达或超过膜龈联合，无邻面牙周组织丧失	
Ⅲ类	牙龈退缩达到或超过膜龈联合，邻面软、硬组织丧失 邻面软组织退缩超过CEJ，但仍位于唇侧退缩龈缘的冠方	
Ⅳ类	牙龈退缩达到或超过膜龈联合，邻面软、硬组织丧失 邻面软组织退缩超过CEJ，到唇侧退缩龈缘水平	

牙龈退缩的定义和分类

牙龈退缩表现为龈缘根向移位而致的根面暴露[32-33]，其特征为颊侧、舌侧、邻面的附着丧失[14]。人们已经提出了关于牙龈退缩的几种分类法。最广泛使用的是1985年Miller提出的基于牙龈移位和邻面牙周组织丧失量的分类法[34]（表6-2）。

在另一种分类中，牙龈退缩被分为3类[35]：

• Ⅰ类：牙龈退缩，无邻面附着丧失。
• Ⅱ类：牙龈退缩，伴邻面附着丧失，且小于或等于颊侧丧失量。

- Ⅲ类：牙龈退缩，伴邻面附着丧失大于颊侧。

该分类系统显示了高度可重复性（组内相关系数为0.86）和治疗预后的高度可预测性（高置信度，$P < 0.0001$）[35]。

在另一种分类系统中，除了牙龈因素外，还考量了退缩区存在的牙表面缺损情况：CEJ可见（A类）或不可见（B类）和牙表面存在缺损（+）或缺失（−）。因此，可分为4类：A+、A−、B+和B−[36]。

牙周病和种植体周围病新分类国际研讨会基于邻面附着丧失的程度，提出了最新的分类法[14]：

- 退缩类型1：颊/舌侧牙龈退缩，无邻面附着丧失，在牙齿近、远中面不可探查到釉牙骨质界。
- 退缩类型2：颊/舌侧牙龈退缩，邻面附着丧失小于等于颊侧。
- 退缩类型3：颊/舌侧牙龈退缩，邻面附着丧失大于颊侧。

流行病学与病因

在人群中，无论是青年还是老年，无论口腔卫生情况良好还是差，都可发生牙龈退缩，其表现为单发或多发[37-41]。尽管年龄不应被视为病因，但似乎牙龈退缩的发病率会随着年龄的增加而增加[37-39,41-46]。调查显示，约有88%的65岁以上及50%的18～64岁之间的人群至少有一个位点出现1mm的退缩[42-44,48]。在牙周健康的挪威人群中，有90%以上的老年人（超过50岁）和60%的年轻人（20岁以下）出现牙龈退缩[37]。牙龈退缩患病率为84.6%[38]的法国老年人口与患病率为91.7%的巴西老年人口（60岁以上），其牙龈退缩的程度相似，至少为3mm[45]。此外，出现牙龈退缩的男性比例似乎高于女性[38,42-43,45]，吸烟和口腔卫生不良可能直接影响牙龈退缩的程度。

还有其他因素可能导致牙龈退缩，这些因素可分为诱发因素和致病因素。

诱发因素

骨开裂是牙根表面未被牙槽骨覆盖的区域，通常被薄且脆弱的牙龈覆盖。因此，这些部位容易受到牙菌斑诱导的牙龈炎症和/或创伤影响，出现牙龈退缩[50-52]。

唇、颊系带/肌肉边缘的附着可能妨碍正确的刷牙，从而抑制有效和非创伤性的自洁作用。这些区域利于牙菌斑聚集，继而引发牙龈炎和根面龋。此外，不正确的刷牙方式（即横向）也可能导致牙龈损伤，从而造成牙龈退缩[39,41,47,49,53-56]。

牙周表型可能是牙龈退缩的另一个诱发因素。研究表明，龈下感染的薄龈型患者会出现牙龈退缩，而厚龈型患者则形成牙周袋[41,48,50,52,57]。

致病因素

横向刷牙方式、刷牙用力过大和牙刷刷毛过硬是唇侧牙龈退缩最常见的原因[39,41,49,56]。此外，位于牙弓弧形突出位置的牙齿（即尖牙），由于此处牙槽骨薄或缺失（骨裂），在刷牙过程中压力分布不均匀，因此更易出现牙龈退缩。在瑞士新兵中，17%的第一磨牙和8.7%的尖牙出现牙龈退缩[58]。口腔装饰物，如唇钉或舌钉，也是引起牙龈退缩的创伤性诱因[59-60]。68%配戴下唇唇钉的患者会出现唇侧牙龈退缩，其中4%的人患有局部牙周炎[59]。

牙菌斑堆积是进一步的致病因素：龈下菌斑导致龈下炎症，在薄龈型病例中，牙龈因炎症而收缩，从而导致牙龈退缩。在这种情况下，不当的修复体龈下边缘（悬突或缝隙）有利于牙菌斑滞留，其是导致牙龈退缩的致病因素[61-62]。

正畸牙齿移动与牙龈退缩的进展

在正畸治疗中，当牙移动至牙槽骨外侧时，会引起牙龈退缩[63]。动物实验研究表明，当牙齿移动出皮质骨时，会出现唇侧骨开裂，继而引发牙龈退缩。然而，其他研究无法证明这种关系（见Joss-Vassalli等人[64]）。

临床研究上，关于正畸治疗与牙龈退缩进展之间关联的证据是矛盾的（见Joss-Vassalli等[64]）。一些研究发现，正畸治疗与牙龈退缩的进展是没有关系的[65-66]，而另一些研究显示，正畸治疗的患者比未行正畸治疗的患者牙龈退缩的患病率更高[67-68]。最近一项回顾性研究显示，正畸治疗后10～15年的患者和正畸初诊尚未开始治疗患者，二者牙龈退缩患病率相当，其结果与Thomson的报告一致[66,69]。这两个研究[66,69]和其他研究[67-68]结果之间的差异可能是由于对照组的特征差异所致。Renkema等人[67]使用正常殆和轻微牙列不齐进行历史对照，而Gebistorf等人[69]用未治疗的错殆为对照组。Slutzkey和Levin[68]没有报告对照组错殆的情况。此外，在不同的研究中退缩部位的患病率有很大的差异[69-70]，可能是由于在各项研究中评分者之间评分系统的差异，或是被评估的人群、社会经济状况和行为模式之间的差异[69,71]。

文献中关于正畸患者牙龈退缩程度与切牙倾斜度、附着龈宽度、下颌联合的厚度、面型、口腔卫生和牙周状况之间的关系还存在争议（见Joss-Vassalli等人[64]）。

引起牙龈退缩进展的一个可能病因是舌侧保持器。据Pandis等人[72]报道，固定保持器的存在与牙龈退缩的进展之间没有明确的关系，但长期固定在唇倾的下颌切牙上的固定保持器会导致附着丧失。而最近一项随访5年的研究表明，使用固定保持器进行保持，唇倾的下颌切牙相对于未唇倾的下颌切牙，其牙龈退缩的风险并没有增加[73]。Katsaros等人[74]表明，在使用麻花丝做固定保持器的一小部分正畸患者，保持器随着时间而被激活，并且出现牙齿移动，主要为转矩运动。尽管可以进行再治疗，但是如果早期便考虑到了并发症，则可避免永久性损伤的发生，例如骨开裂和牙龈退缩[75-76]（图6-6）。

　　就现有的研究来说，由于随机对照试验或前瞻性对照研究，我们还不能明确正畸牙齿移动是否是引起牙龈退缩进展的主要危险因素。同样，目前也无法阐明个体间的差异或治疗相关促进因素的作用。然而，尽管缺乏证据，但我们建议在进行任何正畸治疗之前，必须对每个患者进行风险分析，包括年龄、创伤、病理、解剖和生物力学因素，以及口腔卫生、牙周状况和牙齿移动范围。

牙龈退缩的治疗指征

　　就牙龈退缩而言，增加牙龈根面覆盖可以改善牙齿美观、治疗或消除牙齿敏感以及促进个体口腔卫生清洁，从而预防牙龈炎、根面龋，以及牙龈退缩进展的发生。未经治疗的牙龈退缩，进一步发展的风险较高[77-80]。在最近的一篇系统综述中，78.1%伴有牙体缺损的牙龈退缩患者在治疗后仅2年就发生牙龈退缩深度的增加，而且退缩的量增加到79.3%[79]。在另一项对口腔卫生情况良好的牙科学生进行的纵向研究中，85%的受试者出现颊侧牙龈退缩；10年后，出现牙龈退缩部位的数量以及退缩深度显著增加[80]。在一项研究中，经过手术治疗与未经治疗的牙龈退缩（游离龈移植的牙龈增量）部位25年后复诊显示，未治疗部位的退缩深度明显增加，而83.5%的治疗部位退缩减少[77]。

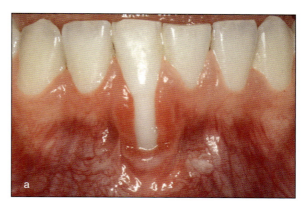

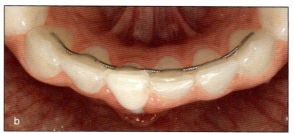

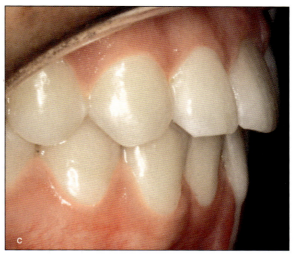

图6-6　（a~c）由于做固定保持器的麻花丝激活，右下中切牙的根做唇向转矩运动，导致一个深的唇侧牙龈退缩。这些照片为正畸治疗4年后的情况。

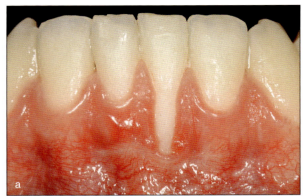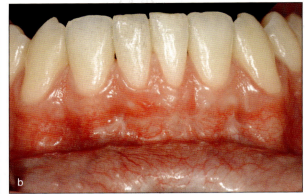

图6-7   （a）下颌左侧中切牙牙龈退缩。（b）治疗后良好的组织结合以及根面覆盖。

根面覆盖术的临床治疗目标是达到根面的完全覆盖（100%根覆盖），这意味着牙龈位于CEJ，甚至略高于它，生物学探测深度为1~3mm以及无炎症迹象[81]。此外，应实现最佳组织结合且无瘢痕（图6-7）。

牙龈退缩覆盖的治疗方法

根面覆盖的手术治疗包括使用或不使用各类移植物，将不同类型的龈瓣重新覆盖于暴露的根面：自体移植物［即自体游离龈移植物、结缔组织移植物（CTG）］或替代体移植物（即动物胶原膜）。

龈瓣的手术方法可分为旋转瓣技术（如侧向转位瓣、斜行旋转瓣、双乳头瓣），包括带蒂龈瓣的旋转或侧向移动，或基于瓣冠向移位的复位瓣技术（如冠向复位瓣、半月形冠向复位瓣、改良隧道技术）。可与再生技术相结合，如在移植物和根之间放置屏障膜（即引导性组织再生）或应用釉基质蛋白［即釉质基质

衍生物（EMD）］。根据龈瓣的宽度，退缩部位角化或附着黏膜的有无，可附加应用结缔组织移植，通常为腭部咀嚼黏膜上皮化或上皮下CTG（非上皮化）。

根据退缩的数量（单个还是多个）、退缩的深度和宽度、前庭沟深度、牙龈表型、角化/附着黏膜的存在与否以及肌肉附着的存在选择合适的技术。

合适的手术技术的临床理念包括使用生物因子（即EMD）促进牙周愈合和再生，尽可能避免任何垂直松弛切口，以尽量减少瘢痕组织的形成，以及使用软组织移植物（即CTG）来增加牙龈厚度。

对于单个牙龈退缩，Grupe和Warren于1956年提出的侧向转位瓣，多年来一直被认为是治疗的金标准[82]。之后，还采用了异体软组织移植来增加角化组织[83]。目前，冠向复位瓣（CAF）单独使用或与生物制品（如EMD）、自体软组织移植及软组织替代材料（如胶原膜）的联合使用，被认为是治疗单发和多发牙

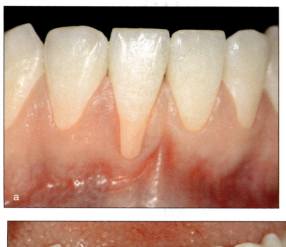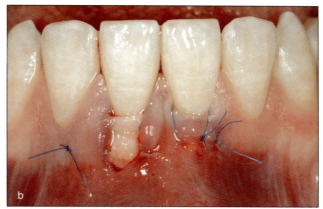

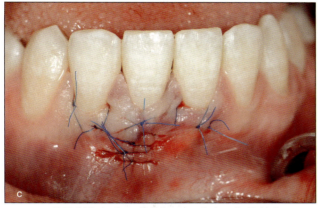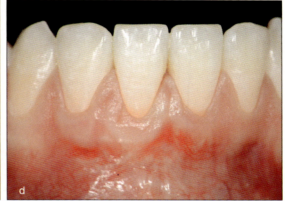

图6-8　使用侧向闭合双隧道加CTG治疗下颌骨单个Miller I类牙龈退缩。（a）在手术治疗前，下颌右中切牙处出现单一的Miller I类牙龈退缩。（b）将上皮CTG插入隧道内并固定。（c）双隧道的侧向封闭。（d）12个月后的临床结果。（Case performed by Dr Anton Sculean）

龈退缩的金标准[84-86]。最近，侧向封闭隧道（图6-8）或改良冠向复位隧道（图6-9）已被证明能在单发下颌牙龈退缩治疗中产生可预见的结果[87]。

在许多临床情况下，治疗多发牙龈退缩比单个位点的治疗更具挑战性。解剖变异包括根面形态突出、前庭沟浅、附着/角化组织数量不均，以及釉质-根部磨损的存在，其可能影响受区。在这种情况下，手术范围较大，因此需要更多的供体组织，而有时这是不足的。

1970年，Bernimoulin首次提出了一种治疗多发牙龈退缩的理念，其中包括联合使用游离龈移植术、两个侧方垂直松弛切口以及冠向复位瓣的软组织增量法[88]。之后，Zucchelli和De Sanctis对该技术进行了改良，消除了垂直松弛切口，切除龈乳头，并制备了一种复合半厚瓣（split-thickness）、全厚瓣，附加一个半厚瓣的龈瓣，该技术被命名为冠向复位信封瓣技术[89]。当将该技术与CTG结合时，69%的患者术后1年表现出完全的根面覆盖，而

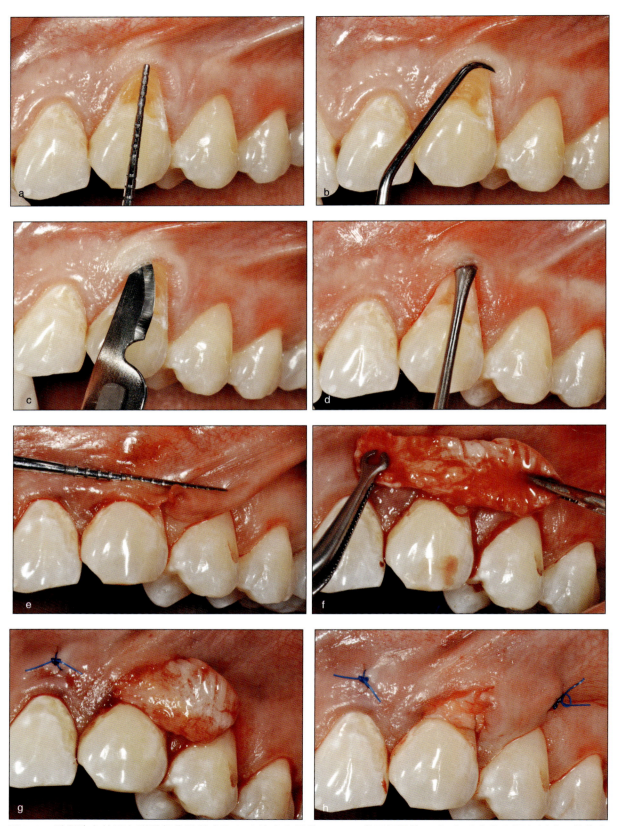

图6-9   采用改良的冠向隧道复位瓣技术和CTG治疗上颌骨MillerⅠ类牙龈退缩。（a）手术前上颌左侧减压的临床情况。（b）根面平整。（c）沟内切口。（d）用隧道刀准备隧道。（e）准备隧道。（f）CTG到位。（g）在隧道一端固定CTG。（h）在隧道两端固定CTG。

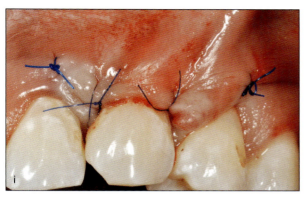
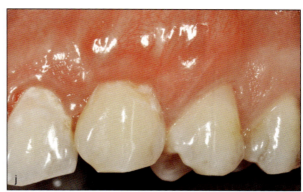
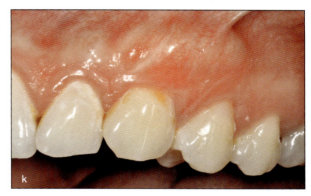

图6-9　（i）隧道的冠向复位和移植物的完全覆盖。（j）术后3周的愈合情况。（k）术后12个月的愈合情况。（Case performed by Dr Raluca Cosgarea）

仅使用冠向复位信封瓣技术治疗的患者只有25％出现完全的根面覆盖[90]。

　　另一种临床上有效的可预测的手术技术是改良冠向复位瓣技术（MCAT），它也可以与软组织移植或替代膜（图6-10和图6-11）相结合[84-86,91-92]。MCAT的优点是，受区的准备为全厚瓣，这减少了龈瓣在准备过程中穿孔的风险；此外，无垂直松弛切口和龈乳头切口，有利于增加血管化和伤口稳定性[84-86,91-92]。最佳的组织结合是通过龈瓣的冠向复位来确保的，因此通常完全覆盖CTG[84-86,91-92]。几项研究表明，其与CTG联合应用治疗多发Miller I 类、Ⅱ类和Ⅲ类牙龈退缩时可预测根面覆盖度[84-86,91-92]。而且这项技术与猪胶原膜结合时会得到理想的结果[84]。

　　CTG的应用可能会增加患者术后出血、供区感觉异常、延长手术时间。为了克服这些问题，可将各种同种异体移植物和胶原替代生物材料与CAF或隧道技术联合应用[84,92-94]。与单纯应用CAF相比，脱细胞真皮基质的加入可显著改善根部覆盖量[94-96]。然而，与附加应用CTG相比，单纯使用胶原膜的完全根覆盖部位明显减少[92-93]。

　　此外，存在一些可能会影响根面覆盖术后美学效果的因素。如患者相关因素和位点相关因素二者受临床医师控制程度的不同，会对治疗的结果造成影响。与患者相关的因素包括口腔卫生不良、刷牙创伤和吸烟[97-99]。位点特异性

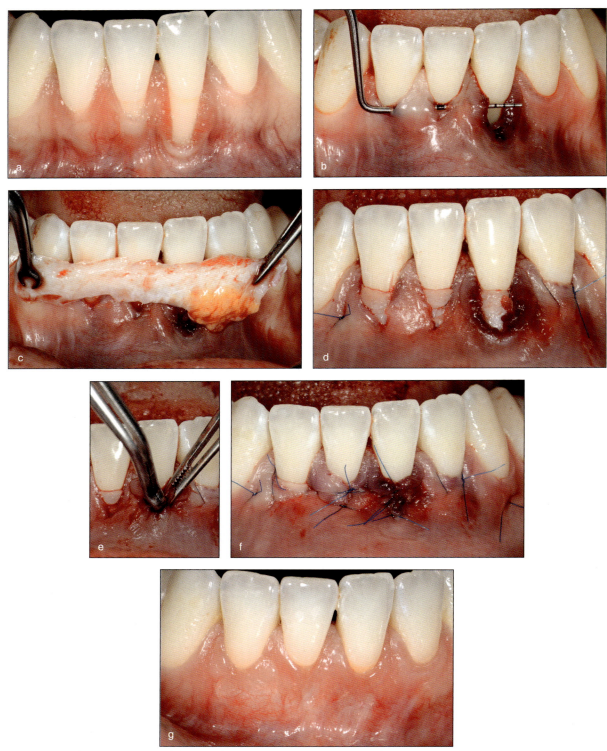

图6-10   通过MCAT和CTG治疗多发性下颌骨Miller Ⅰ类和Ⅱ类牙龈退缩。（a）手术前的临床状况。（b）在退缩区的隧道准备。（c）在受区调整CTG。（d）将CTG插入并固定在隧道内。（e）无张力调整隧道的边缘。（f）隧道的无张力关闭、CTG和退缩的覆盖。（g）多个退缩覆盖术后12个月的临床成果。（Case performed by Dr Anton Sculean）

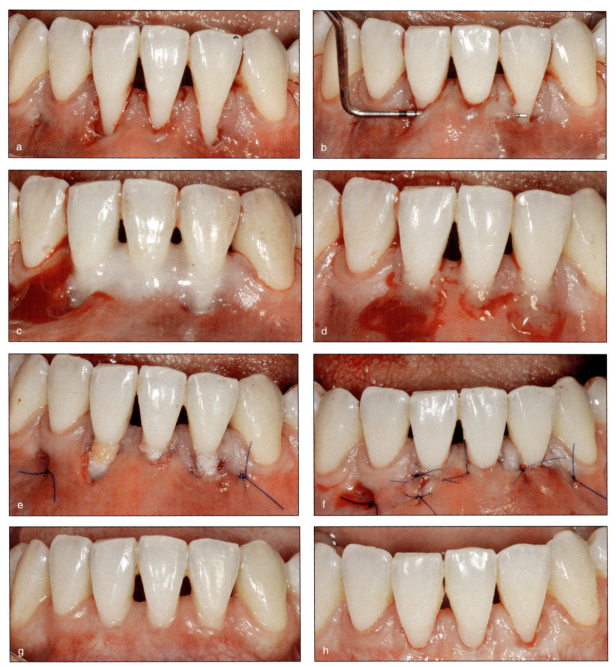

图6-11　正畸治疗后，使用MCAT联合CTG和EMD治疗多发性下颌骨Miller Ⅲ类牙龈退缩。（a）手术前的临床情况。（b）受区的准备工作（隧道）。（c）使用预凝胶（Straumann）进行根面处理。（d）EMD（Emdogain，Straumann）的应用。（e）插入CTG并用褥式和悬吊缝合固定。（f）隧道的冠向复位。（g）术后3周的临床情况。（h）术后12个月的临床结果。（Case performed by Dr Raluca Cosgarea）

因素包括：牙形态过大、根解剖异常、拥挤、多位点退缩、退缩深度增加（＜5mm）[100]和宽度增加（＞3mm）、薄龈型、前庭沟深度、邻间骨组织和乳头丢失[18,101-104]。在根唇舌向移位的病例中，可在根面覆盖手术前先行正畸转矩移动。

临床医师通过选择合适的手术方案，提高手术技巧，可避免技术相关因素，如早期伤口稳定性差和血液供应不良（即垂直松弛切口减少血液供应和伤口稳定性）[105]、不适当的龈瓣设计和龈瓣张力、缝合张力，以及厚移植[105-108]的应用。

参考文献

[1] Nanci A, Bosshardt DD. Structure of periodontal tissues in health and disease. Periodontol 2000 2006; 40: 11–28.

[2] Lindhe J, Karring T, Araujo M. The anatomy of periodontal tissues. In: Lindhe JL, Niklaus P, Karring T (eds). Clinical Periodontology and Implant Dentistry, ed 5. Oxford: Blackwell, 2008: 3–49.

[3] Bosshardt DD. Anatomy of the periodontium in health and disease. In: Sculean A (ed). Periodontal Regenerative Therapy. London: Quintessence, 2010: 5–24.

[4] Bosshardt DD, Lang NP. The junctional epithelium: From health to disease. J Dent Res 2005; 84: 9–20.

[5] Müller HP, Eger T. Gingival phenotypes in young male adults. J Clin Periodontol 1997; 24: 65–71.

[6] Ochsenbein C, Ross S. A reevaluation of osseous surgery. Dent Clin North Am 1969; 13: 87–102.

[7] Weisgold AS. Contours of the full crown restoration. Alpha Omegan 1977; 70: 77–89.

[8] Seibert JS. Ridge augmentation to enhance esthetics in fixed prosthetic treatment. Compendium 1991; 12: 548,550,552.

[9] Olsson M, Lindhe J, Marinello CP. On the relationship between crown form and clinical features of the gingiva in adolescents. J Clin Periodontol 1993; 20: 570–577.

[10] De Rouck T, Eghbali R, Collys K, De Bruyn H, Cosyn J. The gingival biotype revisited: Transparency of the periodontal probe through the gingival margin as a method to discriminate thin from thick gingiva. J Clin Periodontol 2009; 36: 428–433.

[11] Müller HP, Schaller N, Eger T, Heinecke A. Thickness of masticatory mucosa. J Clin Periodontol 2000; 27: 431–436.

[12] Vandana KL, Savitha B. Thickness of gingiva in association with age, gender and dental arch location. J Clin Periodontol 2005; 32: 828–830.

[13] Zweers J, Thomas RZ, Slot DE, Weisgold AS, Van der Weijden FG. Characteristics of periodontal biotype, its dimensions, associations and prevalence: A systematic review. J Clin Periodontol 2014; 41: 958–971.

[14] Jepsen S, Caton JG, Albandar JM, et al. Periodontal manifestations of systemic diseases and developmental and acquired conditions: Consensus report of workgroup 3 of the 2017 World Workshop on the Classification of Periodontal and Peri-Implant Diseases and Conditions. J Clin Periodontol 2018;45(suppl 20):S219–S229.

[15] Dictionary of Biology. Oxford: Oxford University Press, 2008.

[16] Kao RT, Fagan MC, Conte GJ. Thick vs. thin gingival biotypes: A key determinant in treatment planning for dental implants. J Calif Dent Assoc 2008; 36: 193–198.

[17] Huang LH, Neiva RE, Wang HL. Factors affecting the outcomes of coronally advanced flap root coverage procedure. J Periodontol 2005; 76: 1729–1734.

[18] Hwang D, Wang HL. Flap thickness as a predictor of root coverage: A systematic review. J Periodontol 2006; 77: 1625–1634.

[19] Kan JY, Rungcharassaeng K, Umezu K, Kois JC. Dimensions of peri-implant mucosa: An evaluation of maxillary anterior single implants in humans. J Periodontol 2003; 74: 557–562.

[20] Baldi C, Pini-Prato G, Pagliaro U, et al. Coronally advanced flap procedure for root coverage. Is flap thickness a relevant predictor to achieve root coverage? A 19-case series. J Periodontol 1999; 70: 1077–1084.

[21] Claffey N, Shanley D. Relationship of gingival thickness and bleeding to loss of probing attachment in shallow sites following nonsurgical periodontal therapy. J Clin Periodontol 1986; 13: 654–657.

[22] Evans CD, Chen ST. Esthetic outcomes of immediate implant placements. Clin Oral Implants Res 2008; 19: 73–80.

[23] Romeo E, Lops D, Rossi A, Storelli S, Rozza R, Chiapasco M. Surgical and prosthetic management of interproximal region with single-implant restorations: 1-year prospective study. J Periodontol 2008; 79: 1048–1055.

[24] Pontoriero R, Carnevale G. Surgical crown lengthening: A 12-month clinical wound healing study. J Periodontol 2001; 72: 841–848.

[25] Rasperini G, Acunzo R, Cannalire P, Farronato G. Influence of periodontal biotype on root surface exposure during orthodontic treatment: A preliminary study. Int J Periodontics Restorative Dent 2015; 35: 665–675.

[26] Greenberg J, Laster L, Listgarten MA. Transgingival probing as a potential estimator of alveolar bone level. J Periodontol 1976; 47: 514–517.

[27] Barriviera M, Duarte WR, Januário AL, Faber J, Bezerra AC. A new method to assess and measure palatal masticatory mucosa by cone-beam computerized tomography. J Clin Periodontol 2009; 36: 564–568.

[28] Kan JY, Morimoto T, Rungcharassaeng K, Roe P, Smith DH. Gingival biotype assessment in the esthetic zone: Visual versus direct measurement. Int J Periodontics Restorative Dent 2010; 30: 237–243.

[29] Fu JH, Yeh CY, Chan HL, Tatarakis N, Leong DJ, Wang HL. Tissue biotype and its relation to the underlying bone morphology. J Periodontol 2010; 81: 569–574.

[30] Cook DR, Mealey BL, Verrett RG, et al. Relationship between clinical periodontal biotype and labial plate thickness: An in

vivo study. Int J Periodontics Restorative Dent 2011; 31: 345–354.

[31] Frost NA, Mealey BL, Jones AA, Huynh-Ba G. Periodontal biotype: Gingival thickness as it relates to probe visibility and buccal plate thickness. J Periodontol 2015; 86: 1141–1149.

[32] Armitage GC. Development of a classification system for periodontal diseases and conditions. Ann Periodontol 1999; 4: 1–6.

[33] Wennström JL. Mucogingival therapy. Ann Periodontol 1996; 1: 671–701.

[34] Miller PD Jr. A classification of marginal tissue recession. Int J Periodontics Restorative Dent 1985; 5: 8–13.

[35] Cairo F, Nieri M, Cincinelli S, Mervelt J, Pagliaro U. The interproximal clinical attachment level to classify gingival recessions and predict root coverage outcomes: An explorative and reliability study. J Clin Periodontol 2011; 38: 661–666.

[36] Pini-Prato G, Franceschi D, Cairo F, Nieri M, Rotundo R. Classification of dental surface defects in areas of gingival recession. J Periodontol 2010; 81: 885–890.

[37] Löe H, Anerud A, Boysen H. The natural history of periodontal disease in man: Prevalence, severity, and extent of gingival recession. J Periodontol 1992; 63: 489–495.

[38] Sarfati A, Bourgeois D, Katsahian S, Mora F, Bouchard P. Risk assessment for buccal gingival recession defects in an adult population. J Periodontol 2010; 81: 1419–1425.

[39] Susin C, Haas AN, Oppermann RV, Haugejorden O, Albandar JM. Gingival recession: Epidemiology and risk indicators in a representative urban Brazilian population. J Periodontol 2004; 75: 1377–1386.

[40] Baelum V, Fejerskov O, Karring T. Oral hygiene, gingivitis and periodontal breakdown in adult Tanzanians. J Periodontal Res 1986; 21: 221–232.

[41] Serino G, Wennström JL, Lindhe J, Eneroth L. The prevalence and distribution of gingival recession in subjects with a high standard of oral hygiene. J Clin Periodontol 1994; 21: 57–63.

[42] Albandar JM, Kingman A. Gingival recession, gingival bleeding, and dental calculus in adults 30 years of age and older in the United States, 1988-1994. J Periodontol 1999; 70: 30–43.

[43] Gorman WJ. Prevalence and etiology of gingival recession. J Periodontol 1967; 38: 316–322.

[44] Murray JJ. Gingival recession in tooth types in high fluoride and low fluoride areas. J Periodontal Res 1973; 8: 243–251.

[45] Rios FS, Costa RS, Moura MS, Jardim JJ, Maltz M, Haas AN. Estimates and multivariable risk assessment of gingival recession in the population of adults from Porto Alegre, Brazil. J Clin Periodontol 2014; 41: 1098–1107.

[46] Sangnes G. Traumatization of teeth and gingiva related to habitual tooth cleaning procedures. J Clin Periodontol 1976; 3: 94–103.

[47] Khocht A, Simon G, Person P, Denepitiya JL. Gingival recession in relation to history of hard toothbrush use. J Periodontol 1993; 64: 900–905.

[48] Kassab MM, Cohen RE. The etiology and prevalence of gingival recession. J Am Dent Assoc 2003; 134: 220–225.

[49] Chrysanthakopoulos NA. Prevalence and associated factors of gingival recession in Greek adults. J Investig Clin Dent 2013; 4: 178–185.

[50] Bernimoulin J, Curilovié Z. Gingival recession and tooth mobility. J Clin Periodontol 1977; 4: 107–114.

[51] Modéer T, Odenrick L. Post-treatment periodontal status of labially erupted maxillary canines. Acta Odontol Scand 1980; 38: 253–256.

[52] Olsson M, Lindhe J. Periodontal characteristics in individuals with varying form of the upper central incisors. J Clin Periodontol 1991; 18: 78–82.

[53] Daprile G, Gatto MR, Checchi L. The evolution of buccal gingival recessions in a student population: A 5-year follow-up. J Periodontol 2007; 78: 611–614.

[54] Bergström J, Eliasson S. Cervical abrasion in relation to toothbrushing and periodontal health. Scand J Dent Res 1988; 96: 405–411.

[55] Sandholm L, Niemi ML, Ainamo J. Identification of soft tissue brushing lesions. A clinical and scanning electron microscopic study. J Clin Periodontol 1982; 9: 397–401.

[56] Heasman PA, Holliday R, Bryant A, Preshaw PM. Evidence for the occurrence of gingival recession and non-carious cervical lesions as a consequence of traumatic toothbrushing. J Clin Periodontol 2015; 42(suppl 16): S237–S255.

[57] Müller HP, Heinecke A, Schaller N, Eger T. Masticatory mucosa in subjects with different periodontal phenotypes. J Clin Periodontol 2000; 27: 621–626.

[58] Rothlisberger B, Kuonen P, Salvi GE, et al. Periodontal conditions in Swiss army recruits: A comparative study between the years 1985, 1996 and 2006. J Clin Periodontol 2007; 34: 860–866.

[59] Kapferer I, Benesch T, Gregoric N, Ulm C, Hienz SA. Lip piercing: Prevalence of associated gingival recession and contributing factors. A cross-sectional study. J Periodontal Res 2007; 42: 177–183.

[60] Kapferer I, Beier US. Lateral lower lip piercing–Prevalence of associated oral complications: A split-mouth cross-sectional study. Quintessence Int 2012; 43: 747–752.

[61] Baker DL, Seymour GJ. The possible pathogenesis of gingival recession. A histological study of induced recession in the rat. J Clin Periodontol 1976; 3: 208–219.

[62] Stetler KJ, Bissada NF. Significance of the width of keratinized gingiva on the periodontal status of teeth with submarginal restorations. J Periodontol 1987; 58: 696–700.

[63] Wennström JL. Mucogingival considerations in orthodontic treatment. Semin Orthod 1996; 2: 46–54.

[64] Joss-Vassalli I, Grebenstein C, Topouzelis N, Sculean A, Katsaros C. Orthodontic therapy and gingival recession: A systematic review. Orthod Craniofac Res 2010; 13: 127–141.

[65] Allais D, Melsen B. Does labial movement of lower incisors influence the level of the gingival margin? A case-control study of adult orthodontic patients. Eur J Orthod 2003; 25: 343–352.

[66] Thomson WM. Orthodontic treatment outcomes in the long term: Findings from a longitudinal study of New Zealanders. Angle Orthod 2002; 72: 449–455.

[67] Renkema AM, Fudalej PS, Renkema AA, Abbas F, Bronkhorst E, Katsaros C. Gingival labial recessions in orthodontically treated and untreated individuals: A case-control study. J Clin Periodontol 2013; 40: 631–637.

[68] Slutzkey S, Levin L. Gingival recession in young adults: Occurrence, severity, and relationship to past orthodontic treatment and oral piercing. Am J Orthod Dentofacial Orthop 2008; 134: 652–656.

[69] Gebistorf M, Mijuskovic M, Pandis N, Fudalej PS, Katsaros C.

Gingival recession in orthodontic patients 10 to 15 years posttreatment: A retrospective cohort study. Am J Orthod Dentofacial Orthop 2018; 153: 645–655.

[70] Renkema AM, Fudalej PS, Renkema A, Kiekens R, Katsaros C. Development of labial gingival recessions in orthodontically treated patients. Am J Orthod Dentofacial Orthop 2013; 143: 206–212.

[71] Litonjua LA, Andreana S, Bush PJ, Cohen RE. Toothbrushing and gingival recession. Int Dent J 2003; 53: 67–72.

[72] Pandis N, Vlahopoulos K, Madianos P, Eliades T. Long-term periodontal status of patients with mandibular lingual fixed retention. Eur J Orthod 2007; 29: 471–476.

[73] Renkema AM, Navratilova Z, Mazurova K, Katsaros C, Fudalej PS. Gingival labial recessions and the post-treatment proclination of mandibular incisors. Eur J Orthod 2015; 37: 508–513.

[74] Katsaros C, Livas C, Renkema AM. Unexpected complications of bonded mandibular lingual retainers. Am J Orthod Dentofacial Orthop 2007; 132: 838–841.

[75] Farret MM, Farret MM, da Luz Vieira G, Assaf JH, de Lima EM. Orthodontic treatment of a mandibular incisor fenestration resulting from a broken retainer. Am J Orthod Dentofacial Orthop 2015; 148: 332–337.

[76] Pazera P, Fudalej P, Katsaros C. Severe complication of a bonded mandibular lingual retainer. Am J Orthod Dentofacial Orthop 2012; 142: 406–409.

[77] Agudio G, Chambrone L, Pini Prato G. Biologic remodeling of periodontal dimensions of areas treated with gingival augmentation procedure: A 25-year follow-up observation. J Periodontol 2017; 88: 634–642.

[78] Agudio G, Cortellini P, Buti J, Pini Prato G. Periodontal conditions of sites treated with gingival augmentation surgery compared with untreated contralateral homologous sites: An 18- to 35-year long-term study. J Periodontol 2016; 87: 1371–1378.

[79] Chambrone L, Tatakis DN. Periodontal soft tissue root coverage procedures: A systematic review from the AAP Regeneration Workshop. J Periodontol 2015; 86(suppl 2): S8–S51.

[80] Matas F, Sentis J, Mendieta C. Ten-year longitudinal study of gingival recession in dentists. J Clin Periodontol 2011; 38: 1091–1098.

[81] Cairo F, Rotundo R, Miller PD, Pini Prato GP. Root coverage esthetic score: A system to evaluate the esthetic outcome of the treatment of gingival recession through evaluation of clinical cases. J Periodontol 2009; 80: 705–710.

[82] Grupe HE, Warren RF. Repair of gingival defects by a sliding flap operation. J Periodontol 1956; 27: 92–95.

[83] Nabers JM. Free gingival grafts. Periodontics 1966; 4: 243–245.

[84] Cosgarea R, Juncar R, Arweiler N, Lascu L, Sculean A. Clinical evaluation of a porcine acellular dermal matrix for the treatment of multiple adjacent class I, II, and III gingival recessions using the modified coronally advanced tunnel technique. Quintessence Int 2016; 47: 739–747.

[85] Sculean A, Cosgarea R, Stähli A, et al. The modified coronally advanced tunnel combined with an enamel matrix derivative and subepithelial connective tissue graft for the treatment of isolated mandibular Miller Class I and II gingival recessions: A report of 16 cases. Quintessence Int 2014; 45: 829–835.

[86] Sculean A, Cosgarea R, Stähli A, et al. Treatment of multiple adjacent maxillary Miller Class I, II, and III gingival recessions with the modified coronally advanced tunnel, enamel matrix derivative, and subepithelial connective tissue graft: A report of 12 cases. Quintessence Int 2016; 47: 653–659.

[87] Sculean A, Allen EP. The laterally closed tunnel for the treatment of deep isolated mandibular recessions: Surgical technique and a report of 24 cases. Int J Periodontics Restorative Dent 2018; 38: 479–487.

[88] Bernimoulin JP, Lüscher B, Mühlemann HR. Coronally repositioned periodontal flap. Clinical evaluation after one year. J Clin Periodontol 1975; 2: 1–13.

[89] Zucchelli G, De Sanctis M. Treatment of multiple recession-type defects in patients with esthetic demands. J Periodontol 2000; 71: 1506–1514.

[90] Cairo F, Cortellini P, Pilloni A, et al. Clinical efficacy of coronally advanced flap with or without connective tissue graft for the treatment of multiple adjacent gingival recessions in the aesthetic area: A randomized controlled clinical trial. J Clin Periodontol 2016; 43: 849–856.

[91] Aroca S, Keglevich T, Nikolidakis D, et al. Treatment of class III multiple gingival recessions: A randomized-clinical trial. J Clin Periodontol 2010; 37: 88–97.

[92] Aroca S, Molnár B, Windisch P, et al. Treatment of multiple adjacent Miller class I and II gingival recessions with a modified coronally advanced tunnel (MCAT) technique and a collagen matrix or palatal connective tissue graft: A randomized, controlled clinical trial. J Clin Periodontol 2013; 40: 713–720.

[93] Tonetti M, Cortellini P, Pellegrini G, et al. Multicentre multinational trial comparing coronally advanced rotated papillae flaps with connective tissue graft or collagen construct for coverage of multiple adjacent recessions [abstract]. J Clin Periodontol 2015; 42: 19.

[94] Cardaropoli D, Tamagnone L, Roffredo A, Gaveglio L. Coronally advanced flap with and without a xenogenic collagen matrix in the treatment of multiple recessions: A randomized controlled clinical study. Int J Periodontics Restorative Dent 2014; 34(suppl 3): S97–S102.

[95] Ahmedbeyli C, Ipci SD, Cakar G, Kuru BE, Yilmaz S. Clinical evaluation of coronally advanced flap with or without acellular dermal matrix graft on complete defect coverage for the treatment of multiple gingival recessions with thin tissue biotype. J Clin Periodontol 2014; 41: 303–310.

[96] Thombre V, Koudale SB, Bhongade ML. Comparative evaluation of the effectiveness of coronally positioned flap with or without acellular dermal matrix allograft in the treatment of multiple marginal gingival recession defects. Int J Periodontics Restorative Dent 2013; 33: e88–e94.

[97] Caffesse RG, Alspach SR, Morrison EC, Burgett FG. Lateral sliding flaps with and without citric acid. Int J Periodontics Restorative Dent 1987; 7: 42–57.

[98] Silva CO, Sallum AW, de Lima AF, Tatakis DN. Coronally positioned flap for root coverage: Poorer outcomes in smokers. J Periodontol 2006; 77: 81–87.

[99] Trombelli L, Scabbia A. Healing response of gingival recession defects following guided tissue regeneration procedures in smokers and non-smokers. J Clin Periodontol 1997; 24: 529–533.

[100] Holbrook T, Ochsenbein C. Complete coverage of the

denuded root surface with a one-stage gingival graft. Int J Periodontics Restorative Dent 1983; 3: 8–27.

[101] Berlucchi I, Francetti L, Del Fabbro M, Basso M, Weinstein RL. The influence of anatomical features on the outcome of gingival recessions treated with coronally advanced flap and enamel matrix derivative: A 1-year prospective study. J Periodontol 2005; 76: 899–907.

[102] Chambrone L, Chambrone D, Pustiglioni FE, Chambrone LA, Lima LA. The influence of tobacco smoking on the outcomes achieved by root-coverage procedures: A systematic review. J Am Dent Assoc 2009; 140: 294–306.

[103] Clauser C, Nieri M, Franceschi D, Pagliaro U, Pini-Prato G. Evidence-based mucogingival therapy. Part 2: Ordinary and individual patient data meta-analyses of surgical treatment of recession using complete root coverage as the outcome variable. J Periodontol 2003; 74: 741–756.

[104] Trombelli L, Schincaglia GP, Scapoli C, Calura G. Healing response of human buccal gingival recessions treated with expanded polytetrafluoroethylene membranes. A retrospective report. J Periodontol 1995; 66: 14–22.

[105] Zucchelli G, Mele M, Mazzotti C, Marzadori M, Montebugnoli L, De Sanctis M. Coronally advanced flap with and without vertical releasing incisions for the treatment of multiple gingival recessions: A comparative controlled randomized clinical trial. J Periodontol 2009; 80: 1083–1094.

[106] Borghetti A, Gardella JP. Thick gingival autograft for the coverage of gingival recession: A clinical evaluation. Int J Periodontics Restorative Dent 1990; 10: 216–229.

[107] Pini Prato G, Pagliaro U, Baldi C, et al. Coronally advanced flap procedure for root coverage. Flap with tension versus flap without tension: A randomized controlled clinical study. J Periodontol 2000; 71: 188–201.

[108] Zucchelli G, Amore C, Sforza NM, Montebugnoli L, De Sanctis M. Bilaminar techniques for the treatment of recession-type defects. A comparative clinical study. J Clin Periodontol 2003; 30: 862–870.

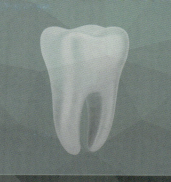

第7章

上下颌切牙区的软组织增量在正畸患者中的应用
Soft Tissue Augmentation at Maxillary and
Mandibular Incisors in Orthodontic Patients

Dimitrios Kloukos
Theodore Eliades
Anton Sculean
Christos Katsaros

牙龈退缩是指牙龈缘自釉牙骨质界向根方退缩[1]。牙龈退缩可发生在个别牙，也可涉及多颗牙或多个牙表面。由此产生的根面暴露，通常会引起美观问题[2]、牙本质过敏[3]、增加牙龈炎及/或根面龋的易感性[4]。流行病学研究数据显示，20岁及以下患者牙龈退缩的患病率为60%，50岁以上患者患病率超过90%；然而，这些研究个体都具有良好的口腔卫生情况[5]。牙龈退缩发生在下颌较上颌更常见，颊侧比舌侧更常见，尤其是随着年龄的增长[6]。

早在1976年，就已经提出关于牙龈退缩的发病机制[7]。"薄型"牙龈（图7-1）的局部炎症可能涉及整个牙龈组织全层，随后的修复改建则可能导致牙龈边缘的退缩。而在"厚型"牙龈（图7-2）中，这种炎性病变可能仅局限于龈沟内，而不对外侧的牙龈组织形成影响。故其可能倾向于形成牙周袋，而不是牙龈退缩。虽然这一机制是基于大鼠实验模型而提供的，但它使人意识到薄龈生物型（今称为表型）可能是引起牙龈退缩的一个危险因素（图7-1）。自20世纪70年代末以来，其他研究也发现游离龈厚度与牙龈退缩的发病率之间存在相关性。例如，在下颌前牙唇倾移动时，厚度＜0.5mm的牙龈会更容易引起牙龈退缩，且程度更为严重[8]。此外，其他因素在牙龈退缩的进展中可能也发挥作用。

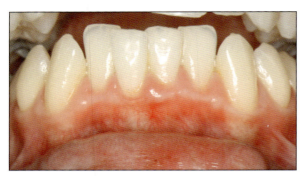

图7-1　薄龈型。

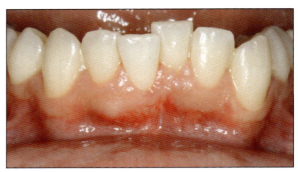

图7-2　厚龈型。

牙周病和机械性创伤是引起牙龈退缩的两个主要原因[1-2,5,9-11]。创伤性刷牙似乎是牙龈退缩的一个重要因素[6]。其他继发性因素可能包括骨开裂、吸烟、口内和口周穿孔装饰物[11-13]。

正畸牙齿移动和牙龈退缩

引起牙龈退缩可能的一个原因是正畸牙移动，尤其是当牙移动至唇舌侧牙槽骨板外侧导致骨开裂发生时[14]。一项系统综述表明，下颌切牙唇倾、脱离牙槽突骨膜的移动可能与牙龈退缩发生趋势增高有关。该篇文章显示唇倾和未唇倾的切牙牙龈退缩在统计学上有显著差异，但其研究数据显示牙龈退缩量很小，其结果尚未明确[15]。

关于正畸治疗对牙龈退缩发生的影响，其具体机制尚不明确。有学者推测，骨开裂的存在是牙龈退缩发生的前提[16]。但骨开裂并不总

是会引起牙龈退缩[17]，故上述的其他因素，也必然存在。

长久以来人们认为，切牙唇倾至牙槽骨膜外侧是引起牙龈退缩的原因之一。然而，目前缺乏大量临床研究对此进行确切的调查。其中一些研究显示牙龈退缩与下颌切牙唇倾有关[8,18]，而另一些则未发现二者之间相关性[19-21]。近期的一系列回顾性研究表明，尽管下颌切牙在正畸治疗中或治疗后的倾斜度的改变可能不会对唇侧牙龈退缩的发展造成影响[22-23]，但其仍易发生牙龈退缩[24]，且其患病率是与年龄有关，从治疗前到治疗后的15年内其患病率呈稳步上升趋势[25-26]。

牙龈增量

为了防止正畸患者出现进一步的牙龈退缩，提出重建附着龈区域的牙龈增量法。早期

的观点认为附着龈是十分重要的，它不仅能够消除肌肉以及游离牙槽黏膜对牙龈的牵拉力量，而且使其更能耐受咀嚼以及刷牙时所产生的创伤[27-29]。

软组织增量手术可以增加附着龈的宽度或软组织的体积，从而有效预防牙龈退缩。软组织增量手术所需的软组织来源于游离龈移植、冠向复位瓣联合上皮结缔组织移植（CTG）、软组织替代材料，甚至是牙釉质基质蛋白。其中，CTG通常被认为是牙龈增量的金标准[30-31]。然而，一些临床医师认为这种预防方法属于过度治疗，并倾向等到潜在的牙龈退缩出现病理和临床症状再行治疗。在正畸治疗过程中或之后，发生进展期的牙龈退缩是可以治疗的。

虽然存在一些构建附着龈足够宽度的指导方针，但对于确定以适应下颌切牙倾斜度增加而产生有关的应力和不良影响的足够宽度，以及明确牙周干预的时机仍然是非常主观的。因此，本章的目的是评价对于在治疗过程中牙齿倾斜度改变的正畸患者牙龈增量的适应证和时机。近期出版的一篇系统综述为本章所讨论的观点提供依据[32]，同时本文也在进行最新的文献分析。

正畸联合移植术治疗

关于此论题两项研究都提供了证据，但没有一项是随机对照组试验。一项研究收集了前瞻性研究和回顾性研究的数据[33]，而另一篇文献则进行了回顾性设计[34]（表7-1）。二者都在正畸治疗前实施了牙周干预。

研究质量评价表明，只有回顾性研究具有中等证据值[34]。而另一项研究由于未对患者人群进行明确定义（如年龄、种族或性别特征）而被定为低水平证据级别。

表7-1列出了研究试验设置的概况。在第一项研究中[33]，对部分年轻患者（未提供确切的编号和年龄）在正畸治疗前实施自体游离龈移植术，作为预防措施。研究对象来源于100个儿童样本中的一部分。对下颌中切牙进行评估。在第二项研究中[34]，学者在治疗前对20个伴有下颌中切牙唇侧1mm以上牙龈退缩的患者进行了评价。这些患者分为两组：第一组（实验组）在正畸治疗前进行自体游离龈移植，第二组（对照组）在矫正前未行移植。两组在治疗过程中，切牙的移动方向为舌倾。

临床结果

表7-1概述了这些研究相关临床指标的结果。两项研究在正畸治疗前都采用牙周手术（如再生术或软组织移植术）。因此，无法评估治疗的最佳时机（在正畸治疗前、期间或之后）。

Maynard和Ochsenbein[33]认为，对于预行正畸治疗且角化组织不足的患者，在牙齿移动前可推行自体游离龈移植治疗。根据学者的说法，当角化组织＜1mm，则可行移植术。

Nigan等人[34]发现，牙龈退缩的患牙舌倾后在统计学上具有较少的牙龈退缩，移植组和未移植组之间牙龈退缩没有检测到差异。然而，由于这项研究中所有的牙齿都是舌向倾斜的，故这一数据不能适用于需要唇倾的临床情况。

表7-1　研究设计、方法、结果

	Maynard和Ochsenbein[33](1975)	Ngan等[34] (1991)
试验计划		
设计	回顾性和前瞻性	回顾性
患者数量、性别、年龄	100个儿童	20个儿童（12女，8男） 年龄11～16岁，伴有牙龈退缩
正畸治疗类型	固定矫正	固定矫正
牙齿移动	下颌中切牙	下颌中切牙，舌倾
正畸治疗时间	未谈及	18～30个月（平均24个月）
正畸治疗前或治疗后牙周治疗	临床医师评估后予以治疗前预防干预	治疗前
移植物类型及流程	自体龈移植（数量未知）	自体龈移植（10个患者）
结果评估	使用探针测量正畸治疗前后角化龈厚度及龈沟深度	测量正畸治疗前后平行投照透射片
结果		
完成后牙移动	未报道	牙舌倾
牙龈退缩改变	移植区无额外退缩	治疗前后退缩无统计学显著差异
结论	对于预行正畸治疗及角化组织不足的患者，应在牙移动前行游离龈移植。角化组织＜1mm儿童推行移植术	正畸前龈移植未进一步减少牙龈退缩。据推测，在治疗过程中，切牙的萌出和发育程度对牙龈退缩的影响比移植更大

定量分析

因为缺乏标准化的设计，所以无法对研究结果进行有效分析。方法异质性指的是除随机临床试验以外的不同研究间在研究对象、干预措施和结果方面的重要差异。虽然两项研究都在正畸治疗前进行了牙周外科治疗，但指征和方法分析显示，样本大小、牙周手术或再生材料的类型以及结果评估的时间点等方面存在很大差异。因而，不可能进行Meta分析。

移植时机评估

切牙倾斜度和治疗后目标位置（通过经验或虚拟治疗目标获得）对于正畸诊断和制订治疗计划起着重要作用。在治疗前，首先需要确定切牙倾斜的限度，特别是存在以下问题的患者：（1）严重的骨性不调；（2）拥挤牙弓；（3）附着龈宽度或面部软组织体积不足。评估切牙唇倾度限度的指标是生物因素，即牙周组织的性质，故对伴有薄龈型的患者在治疗前应当进行评估并谨慎治疗。

切牙唇倾不一定会直接导致牙龈退缩。一篇系统综述研究结果表明，正畸唇向移动下颌切牙与牙龈退缩之间无关联[35]。因此，学者建议在制订正畸计划前，应考虑可能诱发下颌牙龈退缩的解剖因素。然而，一些研究表明，

去除个体特征（如薄龈型）和其他局部或甚至是系统因素，切牙过度倾斜更易诱发牙龈退缩[8,18]。另一方面，可合理推测，龈缘在正畸治疗后若仍保持足够的厚度，组织可更具有抵抗力，且受到由过度唇倾导致的张力影响较小。因此，可显著降低牙龈退缩进展的风险。

在正畸治疗前，特别在切牙唇倾或舌倾移动前，是否进行牙周预防性干预，一直是学界争议的论题[33,36-37]。由于各项研究的方法不一致，本章所提供的证据无法进行定量评估，但可进行定性分析，分析表明：

- 正畸治疗前对唇侧、舌侧牙龈退缩患者行牙周增量术能获取良好疗效。然而，由于缺乏高水平的证据，这些结论尚不能推广。
- 评价附着龈是否足够，进而评估是否需要在切牙倾斜前进行牙周干预，仍然是非常主观的。
- 应在正畸治疗后立即进行最终研究分析。关于此论题，缺乏长期评估结果。
- 对于薄龈型患者（图7-1），在正畸牙移动前实行软组织移植术可能有利于预防牙龈退缩的进展。这项临床决策是否属于过度治疗，目前仍存有争议，应在未来的随机对照试验中进行评估。

参考文献

[1] Kassab MM, Cohen RE. The etiology and prevalence of gingival recession. J Am Dent Assoc 2003;134:220–225.

[2] Smith RG. Gingival recession: Reappraisal of an enigmatic condition and a new index for monitoring. J Clin Periodontol 1997;24:201–205.

[3] Al-Wahadni A, Linden GJ. Dentine hypersensitivity in Jordanian dental attenders. A case control study. J Clin Periodontol 2002;29:688–693.

[4] Lawrence HP, Hunt RJ, Beck JD. Three-year root caries incidence and risk modelling in older adults in North Carolina. J Public Health Dent 1995;55:69–78.

[5] Löe H, Anerud A, Boysen H. The natural history of periodontal disease in man: Prevalence, severity, and extent of gingival recession. J Periodontol 1992;63:489–495.

[6] Khocht A, Simon G, Person P, Denepitiya JL. Gingival recession in relation to history of hard toothbrush use. J Periodontol 1993;64:900–905.

[7] Baker DL, Seymour GJ. The possible pathogenesis of gingival recession. A histological study of induced recession in the rat. J Clin Periodontol 1976;3:208–219.

[8] Yared KF, Zenobio E G, Pacheco W. Periodontal status of mandibular central incisors after orthodontic proclination in adults. Am J Orthod Dentofacial Orthop 2006;130:e1–e8.

[9] Litonjua LA, Andreana S, Bush PJ, Cohen RE. Tooth-brushing and gingival recession. Int Dent J 2003;53:67–72.

[10] Rawal SY, Claman LJ, Kalmar JR, Tatakis DN. Traumatic lesions of the gingiva: A case series. J Periodontol 2004;75:762–769.

[11] Levin L, Zadik Y, Becker T. Oral and dental complications of intra-oral piercing. Dent Traumatol 2005;21:341–343.

[12] Albandar JM, Streckfus CF, Adesanya MR, Winn DM. Cigar, pipe, and cigarette smoking as risk factors for periodontal disease and tooth loss. J Periodontol 2000;71:1874–1881.

[13] Susin C, Haas AN, Oppermann RV, Haugejorden O, Albandar JM. Gingival recession: Epidemiology and risk indicators in a representative urban Brazilian population. J Periodontol 2004;75:1377–1386.

[14] Wennström JL, Lindhe J, Sinclair F, Thilander B. Some periodontal tissue reactions to orthodontic tooth movement in monkeys. J Clin Periodontol 1987;14:121–129.

[15] Joss-Vassalli I, Grebenstein C, Topouzelis N, Sculean A, Katsaros C. Orthodontic therapy and gingival recession: A systematic review. Orthod Craniofac Res 2010;13:127–141.

[16] Wennström JL. Mucogingival considerations in orthodontic treatment. Semin Orthod 1996;2:46–54.

[17] Thilander B, Nyman S, Karring T, Magnusson I. Bone regeneration in alveolar bone dehiscences related to orthodontic tooth movements. Eur J Orthod 1983;5:105–114.

[18] Årtun J, Krogstad O. Periodontal status of mandibular incisors following excessive proclination. A study in adults with surgically treated mandibular prognathism. Am J Orthod Dentofacial Orthop 1987;91:225–232.

[19] Ruf S, Hansen K, Pancherz H. Does orthodontic proclination of lower incisors in children and adolescents cause gingival recession? Am J Orthod Dentofacial Orthop 1998;114:100–106.

[20] Djeu G, Hayes C, Zawaideh S. Correlation between mandibular central incisor proclination and gingival recession during fixed appliance therapy. Angle Orthod 2002;72:238–245.

[21] Allais D, Melsen B. Does labial movement of lower incisors influence the level of the gingival margin? A case-control study of adult orthodontic patients. Eur J Orthod 2003;25:343–352.

[22] Renkema AM, Fudalej PS, Renkema A, Bronkhorst E, Katsaros C. Gingival recessions and the change of inclination of mandibular incisors during orthodontic treatment. Eur J Orthod 2013;35:249–255.

[23] Renkema AM, Navratilova Z, Mazurova K, Katsaros C, Fudalej PS. Gingival labial recessions and the post-treatment proclination of mandibular incisors. Eur J Orthod 2015;37:508–513.

[24] Renkema AM, Fudalej PS, Renkema AA, Abbas F, Bronkhorst E, Katsaros C. Gingival labial recessions in orthodontically treated and untreated individuals: A case-control study. J Clin Periodontol 2013;40:631–637.

[25] Renkema AM, Fudalej PS, Renkema A, Kiekens R, Katsaros C. Development of labial gingival recessions in orthodontically treated patients. Am J Orthod Dentofacial Orthop 2013;143:206–212.

[26] Gebistorf M, Mijuskovic M, Pandis N, Fudalej PS, Katsaros C. Gingival recession in orthodontic patients 10 to 15 years posttreatment: A retrospective cohort study. Am J Orthod Dentofacial Orthop 2018;153:645–655.

[27] Corn H. Periosteal separation: Its clinical significance. J Periodontol 1962;33:140–153.

[28] Carranza FA, Carraro JJ. Mucogingival techniques in periodontal surgery. J Periodontol 1970;41:294–299.

[29] Lang NP, Löe H. The relationship between the width of keratinized gingiva and gingival health. J Periodontol 1972;43:623–627.

[30] Chambrone L, Tatakis DN. Periodontal soft tissue root coverage procedures: A systematic review from the AAP Regeneration Workshop. J Periodontol 2015;86(2 suppl):S8–S51.

[31] Chambrone L, Chambrone D, Pustiglioni FE, Chambrone LA, Lima LA. Can subepithelial connective tissue grafts be considered the gold standard procedure in the treatment of Miller Class I and II recession defects? J Dent 2008;36:659–671.

[32] Kloukos D, Eliades T, Sculean A, Katsaros C. Indication and timing of soft tissue augmentation at maxillary and mandibular incisors in orthodontic patients. A systematic review. Eur J Orthod 2014;36:442–449.

[33] Maynard JG Jr, Ochsenbein C. Mucogingival problems, prevalence and therapy in children. J Periodontol 1975;46:543–552.

[34] Ngan PW, Burch JG, Wei SH. Grafted and ungrafted labial gingival recession in pediatric orthodontic patients: Effects of retraction and inflammation. Quintessence Int 1991;22:103–111.

[35] Aziz T, Flores-Mir C. A systematic review of the association between appliance-induced labial movement of mandibular incisors and gingival recession. Aust Orthod J 2011;27:33–39.

[36] Mehta P, Lim LP. The width of the attached gingiva—Much ado about nothing? J Dent 2010;38:517–525.

[37] Johal A, Katsaros C, Kiliaridis S, et al. State of the science on controversial topics: Orthodontic therapy and gingival recession (a report of the Angle Society of Europe 2013 meeting). Prog Orthod 2013;14:16.

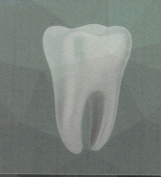

第8章

正畸矫形扩弓中的牙周考量

Periodontal Considerations in Orthodontic and Orthopedic Expansion

Andrew Dentino

T. Gerard Bradley

150多年前，Angell首次报道应用矫形力扩大上颌骨作为治疗上颌骨横向发育不良的方法[1]。自此，这种治疗方法对牙周组织产生潜在的有害影响便备受关注。而与这应用的矫治技术、患者年龄以及牙周生物表型有关。学者们关注的焦点主要包括牙根吸收、颊侧牙槽骨高度和宽度的丧失、颊侧龈缘退缩、牙齿倾斜、腭侧骨厚度增加等。本章回顾了在不同年龄组中使用不同矫治技术对牙周组织的影响，并总结了当前对腭部快速扩弓牙周效应的认知。且提出了可能有助于厘清现阶段争议的未来研究方向。

腭部扩展的应用装置

Hyrax扩弓器（图8-1）是一种完全牙支持式扩弓器，而图8-2所示的Hass扩弓器是由牙及周围组织提供支持力量的装置。Hass扩弓器被认为是一种能获取更多的骨效应的治疗装置。两种扩弓器都是应用插销式螺旋装置，以快速或半快速频率激活螺旋，达到稳定的腭中缝分离。在青春发育晚期一旦出现腭中缝骨化，扩弓就只能依靠手术完成。手术辅助快速扩弓需要在激活扩弓装置后进行手术。图8-3所示的是对成人患者进行扩弓的装置，其通过颊侧骨皮质切开术进行手术干预，从而创造

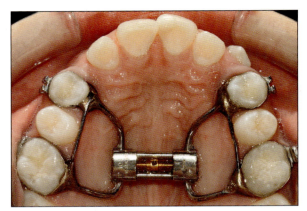

图8-1　Hyrax扩弓器。

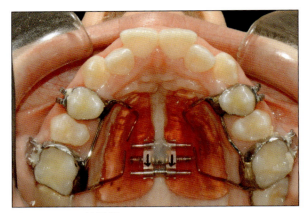

图8-2　Hass扩弓器。

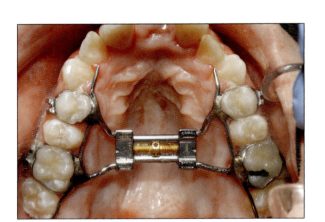

图8-3　手术辅助快速扩弓装置。

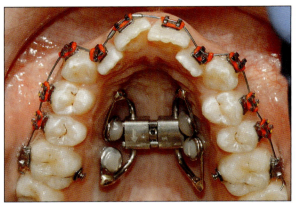

图8-4　暂时性支抗辅助扩弓装置。

骨块移动的能力。图8-4所示为应用暂时性支抗获得骨效应的装置。

腭扩弓的临床指南

　　1970年，Hass提出了5项临床应用腭扩弓的适应证[2]。包括：手术和非手术的Ⅲ类病例、真性或相对上颌骨发育不全病例、鼻腔发育不足、成年腭裂患者、因牙弓长度不调而拔牙可能导致侧貌不佳的病例。目前人们对此还存有争议。

　　自此，正畸医师应用一系列不同的矫治技术完成腭扩弓。无论是牙支持式或组织-牙支持式、半快速/慢速扩弓（SPE，1mm/周，450～900g持续轻力）或快速扩弓（RPE，0.5mm/d，10～20lbs矫形力）都普遍应用于临床（1lbs≈453.6g）。两种方法似乎在骨骼和牙齿变化方面产生相同的结果。以上技术只应用于青春前期和青春期患者，而对于上颌骨缝闭合的成人患者则使用手术辅助快速扩弓[3]。近期，有学者尝试在成人患者中使用暂时支抗装置进行骨扩展，但目前几乎没有证据支持其有效性。

近来已经提出了在不同矫治技术中的常规考量因素[4-5]。其中包括避免在乳牙列中应用RPE，提倡使用SPE，因为如果在幼儿中使用RPE，可能导致面部美观问题。在混合牙列早期和晚期阶段，上颌骨缝闭合前，通常为青少年中期阶段，应用RPE可获得良好的效果。在青春期前，扩弓技术无论是SPE还是RPE，都会产生显著的牙弓扩展，其中1/3 ~ 1/2的变化来自真正的骨扩展，而另1/2或2/3则来自牙效应（如倾斜）。腭扩弓可一直应用直至青春生长高峰期结束。RPE被视为通过分离上颌骨缝同时限制牙效应（如牙倾斜）来增加骨效应。然而，由于RPE后骨缝边界处骨缓慢沉积，导致在稳定期间产生比预想更多的牙齿倾斜[6]。

两篇具有里程碑意义的文献说明了腭扩弓的年龄适应证。Geran等[7]对年轻患者（平均年龄8岁零10个月）使用丙烯酸牙支持式𬌗垫进行半快速扩弓（0.25mm/d），而McNamara等人[8]（平均12岁零2个月）对受试者使用Haas矫治器进行快速扩弓（0.5mm/d）。这些研究的长期随访显示，与未治疗、年龄匹配的对照组相比，青少年受试组达到良好的正畸疗效。但是，他们没有进行牙周评估。

对于成人患者、开𬌗病例、上颌骨后牙存在颊侧骨缺损的病例，禁用RPE。成人患者，上颌骨缝已闭合，通常应用手术辅助扩弓。手术方式包括各种Le Fort手术以及上颌骨中线皮质切开，某些病例还需进行翼上颌连接处的离断。

RPE潜在的牙周问题

近期的两篇系统综述指出，正畸治疗后患者有轻微牙龈退缩的趋势[9-10]。Bollen等人[9]对各种正畸治疗进行系统回顾，而Joss-Vassalli等人[10]则针对切牙倾斜。尽管这两篇文章都找到了正畸后牙龈退缩的证据，但他们都只关注于研究结果的临床意义或证据力度。两项研究均忽视了对腭扩弓病例进行具体研究。一篇检测RPE患者、SPE患者和未治疗对照组牙槽嵴顶高度水平的回顾性研究，显示一些患者牙槽嵴高度降低，但学者认为这没有显著意义[11]。

牙龈退缩、骨质变薄、骨吸收

腭扩弓最常见的牙周后遗症之一是牙龈退缩和骨开裂。牙齿在牙槽窝中的移动是有限度的，在犬[12]和猴子[13-15]的动物模型中就证明了这一点。这些研究得出了一些相当惊人的实验结果。当正畸牙移动至正常骨外时，随着牙倾斜或整体唇向移动而导致牙槽骨的持续丧失，但其并不一定会引起牙龈退缩。当牙移动至牙槽窝内后，骨开裂通常会改善。如果严格卫生饲养动物，那么在动物实验中经常会观察到以上结果。但是，软组织退缩并不容易被逆转。在最近一项大鼠研究中，Danz等人专门评估了力对牙龈退缩、骨组织变薄、骨开裂的影响[16]。在该动物模型中，无论在牙齿移动过程中施加传统力还是轻力，都会形成相似的骨开裂。

腭扩弓的CBCT研究

随着锥束计算机断层扫描（CBCT）等先进放射学技术的出现，使我们可以对正畸治疗中牙槽骨情况进行更准确的分析。Timock等人已经证明了CBCT在评估牙槽嵴顶高度和宽度方面的准确性与可靠性[17]。有研究认为适当使用腭扩弓可以取得良好的正畸效果[4]，然而越来越多的证据表明，腭扩弓会导致牙槽骨变薄和牙槽嵴骨高度降低、牙龈退缩风险增加[18-21]。其中包括对青春前期到青春期患者的一系列的矫治装置以及RPE和SPE技术的研究。这些研究结果显现了惊人的一致性。

此外，牙龈退缩已经被明确证实存在于所有形式的腭扩弓中，包括SPE和RPE，甚至是不同方式的手术辅助扩弓[22-25]。CBCT一直是确认牙槽骨高度降低的主要方法，甚至在没有明显的临床退缩的情况下[26-29]。然而，缺乏真正的长期随访研究，特别是针对腭扩弓牙周效应的评估。尽管Fields和Proffit表明如果对患者使用了适当的技术，则可避免或至少降低骨吸收和伴随的牙龈退缩的情况。但是，目前关于这些技术应用适当与否的界限还没有明确定义。

然而，很明显的是，随着患者年龄的增大和上颌骨缝的闭合，通过矫形装置进行骨扩弓的可能性降低，牙倾斜和牙槽骨弯曲的必然性增加。Vanarsdall[30]认为，正畸牙齿移动的类型不仅导致颊侧牙槽骨变薄，而且导致临床牙冠伸长和颊侧牙槽嵴高度降低。这些结果对于部分想要扩大上颌牙弓的临床医师具有

警示作用。

为了明确腭扩弓的极限，Vanarsdall和Secchi指出横向骨骼差异是鉴别腭扩弓时牙龈退缩与临床附着丧失的最关键危险因素[31]。研究显示上下颌骨宽度差异超过5mm的个体随着时间的推移将出现牙龈退缩，而腭扩弓将加重这个问题。他们还注意到，由于上颌骨的横向骨骼生长基本在15岁便完成了，青春期前的腭扩弓装置增加牙弓宽度，由50%骨效应和50%牙倾斜构成，而在青少年中，骨效应减少到35%，牙效应增加到65%[31]。牙周表型/牙龈生物型[32]在长期评估腭扩弓的牙周效应中起着显著作用。这将是一个富有成果的研究领域，因为组织厚度似乎在牙龈退缩方面起着关键作用[33]。

牙根吸收

据报道，快速扩弓后上颌前磨牙颊侧出现牙根吸收[34-35]。两组研究都表明，靠近冠方的牙根吸收在一定程度上是可逆的，这取决于扩弓器拆除前的保持时间；而根尖部位没有表现出明显的可逆情况。在动物模型的研究中也出现类似的吸收[36]。

牙邻间牙槽骨吸收

在牙周炎症未控制的情况下，任何类型正畸牙齿移动都会导致骨吸收，这一观点已在动物实验和人类实验中得到证实，并被广泛接受。尽管所有形式的腭扩弓都存在这一问题，但在各种手术辅助扩弓病例中，骨组织缺失一直都是明确的[25,37-38]。Cureton和Cuenin建议，在中切牙区域要仔细考量牙根间

距离，并要求在外科手术介入前对牙根进行正畸分离，以避免出现不对称的皮质切开，这将导致不可修复的前牙区美学缺陷[37]。

未来的考量

目前对不同腭扩弓技术临床前瞻性长期随访的试验较少。且由于缺乏对腭扩弓技术中牙龈组织厚度（通常称为牙周表型或牙龈生物型）的研究，进一步限制了我们对其的认识[39-40]。如Müller和Eger[39]所使用的超声、钡涂层支架的口内扫描CBCT DICOM（医学数字成像和通信）集合文件[41]以及光学相干断层成像[42]等技术，提供了精确量化软组织厚度的无创方法。这些技术有助于阐明对不同牙龈生物类型腭扩弓的局限性。此外，CBCT目前已被广泛应用于临床，其可明确牙齿在牙弓内颊舌向的位置，并可测量软组织厚度，从而能够有效帮助医师将牙齿直立于牙槽骨中。

正畸前引导骨再生可作为一种改变牙周生物型或作为牙周加速正畸成骨的提升骨增量的方法[43]。这种方法有可能抵消扩弓时牙槽骨变薄和颊侧骨高度降低的情况，特别是对于青春发育晚期的患者，当其进行腭扩弓时将导致更多的牙倾斜和牙槽骨的弯曲，而不是显著的骨扩展[44-46]。由于能够证明骨生成的人类组织学证据不够充分，故人们在这一领域需要做更多的工作来确定这种方法的可行性，并且需要随机对照研究进行更长时间的追踪随访。

参考文献

[1] Angell E. Treatment of irregularity of permanent or adult teeth. Dent Cosmos 1860;1:540–544.

[2] Haas AJ. Palatal expansion: Just the beginning of dentofacial orthopedics. Am J Orthod 1970;57:219–255.

[3] Lee SC, Park JH, Bayome M, Kim KB, Araujo EA, Kook YA. Effect of bone-borne rapid maxillary expanders with and without surgical assistance on the craniofacial structures using finite element analysis. Am J Orthod Dentofacial Orthop 2014;145:638–648.

[4] Fields HW Jr, Proffit WR. Treatment of skeletal problems in children and preadolescents. In: Fields HW Jr, Proffit WR, Sarver, DM (eds). Contemporary Orthodontics. St Louis: Elsevier, 2013:476–480.

[5] Kokich VG, Kokich VO. Interrelationship of orthodontics with periodontics and restorative dentistry. In: Nanda R (ed). Esthetics and Biomechanics in Orthodontics. St Louis: Elsevier, 2015:560–581.

[6] Cobourne MT, DiBiase AT. Orthodontics and orthognathic surgery. In: Handbook of Orthodontics, ed 2. Edinburgh: Elsevier, 2016:475–476.

[7] Geran RG, McNamara JA Jr, Baccetti T, Franchi L, Shapiro LM. A prospective long-term study on the effects of rapid maxillary expansion in the early mixed dentition. Am J Orthod Dentofacial Orthop 2006;129:631–640.

[8] McNamara JA Jr, Baccetti T, Franchi L, Herberger TA. Rapid maxillary expansion followed by fixed appliances: A long-term evaluation of changes in arch dimensions. Angle Orthod 2003;73:344–353.

[9] Bollen AM, Cunha-Cruz J, Bakko DW, Huang GJ, Hujoel PP. The effects of orthodontic therapy on periodontal health: A systematic review of controlled evidence. J Am Dent Assoc 2008;139:413–422.

[10] Joss-Vassalli I, Grebenstein C, Topouzelis N, Sculean A, Katsaros C. Orthodontic therapy and gingival recession: A systematic review. Orthod Craniofac Res 2010;13:127–141.

[11] Greenbaum KR, Zachrisson BU. The effect of palatal expansion therapy on the periodontal supporting tissues. Am J Orthod 1982;81:12–21.

[12] Karring T, Nyman S, Thilander B, Magnusson I. Bone regeneration in orthodontically produced alveolar bone dehiscences. J Periodontal Res 1982;17:309–315.

[13] Batenhorst KF, Bowers GM, Williams JE Jr. Tissue changes resulting from facial tipping and extrusion of incisors in monkeys. J Periodontol 1974;45:660–668.

[14] Engelking G, Zachrisson BU. Effects of incisor repositioning on monkey periodontium after expansion through the cortical plate. Am J Orthod 1982;82:23–32.

[15] Wennström JL, Lindhe J, Sinclair F, Thilander B. Some periodontal tissue reactions to orthodontic tooth movement in monkeys. J Clin Periodontol 1987;14:121–129.

[16] Danz JC, Bibby BM, Katsaros C, Stavropoulos A. Effects of facial tooth movement on the periodontium in rats: A comparison of conventional and low force. J Clin Periodontol 2016;43:229–237.

[17] Timock AM, Cook V, McDonald T, et al. Accuracy and reliability of buccal bone height and thickness measurements from cone-beam computed tomography imaging. Am J Orthod Dentofacial Orthop 2011;140:734–744.

[18] Garib DG, Henriques JF, Jandon G, de Freitas MR, Fernandes AY. Periodontal effects of rapid maxillary expansion with tooth-tissue-borne and tooth-borne expanders: A computed tomography evaluation. Am J Orthod Dentofacial Orthop 2006;129:749–758.

[19] English JD, Akyalcin S, Peltomaki T, Litschel K. Oral hygiene: Possible problems and complications. In: Mosby's Orthodontic Review, ed 2. St Louis: Mosby, 2015:265–270.

[20] Corbridge JK, Campbell PM, Taylor R, Ceen RF, Buschang PH. Transverse dentoalveolar changes after slow maxillary expansion. Am J Orthod Dentofaial Orthop 2011;140:317–325.

[21] Domann CE, Kau CH, English JD, Xia JJ, Souccar NM, Lee RP. Cone beam computed tomography analysis of dentoalveolar changes immediately after maxillary expansion. Orthodontics (Chic) 2011;12:202–209.

[22] Northway WM, Meade JB Jr. Surgically assisted rapid maxillary expansion: A comparison of technique, response, and stability. Angle Orthod 1997;67:309–320.

[23] Carmen M, Marcella P, Giuseppe C, Roberto A. Periodontal evaluation in patients undergoing maxillary expansion. J Craniofac Surg 2000;11:491–494.

[24] Handelman CS, Wang L, BeGole EA, Haas AJ. Nonsurgical rapid maxillary expansion in adults: Report on 47 cases using the Haas expander. Angle Orthod 2000;70:129–144.

[25] Williams BJ, Currimbhoy S, Silva A, O'Ryan FS. Complications following surgically assisted rapid palatal expansion: A retrospective cohort study. J Oral Maxillofac Surg 2012;70:2394–2402.

[26] Rungcharassaeng K, Caruso JM, Kan JY, Kim J, Taylor G. Factors affecting buccal bone changes of maxillary posterior teeth after rapid maxillary expansion. Am J Orthod Dentofacial Orthop 2007;132:428.e1–428.e8.

[27] Landes CA, Laudemann K, Schübel, et al. Comparison of tooth- and bone-borne devices in surgically assisted rapid maxillary expansion by three-dimensional computed tomography monitoring: Transverse dental and skeletal maxillary expansion, segmental inclination, dental tipping, and vestibular bone resorption. J Craniofac Surg 2009;20:1132–1141.

[28] Sygouros A, Motro M, Ugurly F, Acar A. Surgically assisted rapid maxillary expansion: Cone-beam computed tomography evaluation of different surgical techniqes and their effects in the maxillary dentoskeletal complex. Am J Orthod Dentofacial Orthop 2014;146:748–757.

[29] Baka ZM, Akin M, Ucar FI, Ileri Z. Cone-beam computed tomography evaluation of dentoskeletal changes after asymmetric rapid maxillary expansion. Am J Orthod Dentofacial Orthop 2015;147:61–71.

[30] Vanarsdall RL. Orthodontics and periodontal therapy. Periodontol 2000 1995;9:132–149.

[31] Vanarsdall RL, Secchi AG. Periodontal-orthodontic interrelationships. In: Graber LW, Vanarsdall RL, Vig KWL (eds). Orthodontics: Current Principles and Techniques. Philadelphia: Mosby, 2012:807–841.

[32] Cook DR, Mealey BL, Verrett RG. Relationship between clinical periodontal biotype and labial plate thickness: An in vivo study. Int J Periodontics Restorative Dent 2011;31:345–354.

[33] Webbström JL. Mucogingival considerations in orthodontic treatment. Semin Orthod 1996;2:46–54.

[34] Barber AF, Sims MR. Rapid maxillary expansion and external root resorption in man: A scanning electron microscope study. Am J Orthod 1981;79:630–652.

[35] Odenrick L, Karlander EL, Pierce A, Kretschemar U. Surface resorption following two forms of rapid maxillary expansion. Eur J Orthod 1991;13:264–270.

[36] Vardimon AD, Graber TM, Pitaru S. Repair process of external root resorption subsequent to palatal expansion treatment. Am J Orthod Dentofacial Orthop 1993;103:120–130.

[37] Cureton SL, Cuenin M. Surgically assisted rapid palatal expansion: Orthodontic preparation for clinical success. Am J Orthod Dentofacial Orthop 1999;116:46–59.

[38] Laudemann K, Petruchin O, Nafzger M, et al. Long-term 3D cast model study: Bone-borne vs. tooth-borne surgically assisted rapid maxillary expansion due to secondary variables. Oral Maxillofac Surg 2010;14:105–114.

[39] Müller HP, Eger T. Gingival phenotypes in young male adults. J Clin Periodontol 1997;24:65–71.

[40] Müller HP, Eger T. Masticatory mucosa and periodontal phenotype: A review. Int J Periodontics Restorative Dent 2002;22:172–183.

[41] Gallucci GO, Finelle G, Papadimitriou DE, Lee SJ. Innovative approach to computer-guided surgery and fixed provisionalization assisted by screw-retained transitional implants. Int J Oral Maxillofac Implants 2015;30:403–410.

[42] Ajdaharian J, Dadkhan M, Sabokpey S, et al. Multimodal imaging of the effects of a novel dentifrice on oral biofilm. Lasers Surg Med 2014;46:546–552.

[43] Brugnami F, Caiazzo A. Orthodontically driven corticotomy: Tissue engineering to expand basal bone, modify the periodontal biotype and lower the risks of orthodontic damage to the periodontium. In: Orthodontically Driven Corticotomy:

Tissue Engineering To Enhance Orthodontic and Multidisciplinary Treatment. Ames, IA: Wiley, 2015:189–218.

[44] Einy S, Horwitz J, Aizenbud D. Wilckodontics—An alternative adult orthodontic treatment method: Rationale and application. Alpha Omegan 2011;104:102–111.

[45] Wilcko MT, Wilcko WM, Pulver JJ, Bissada NF, Bouquot JE.

Accelerated osteogenic orthodontics technique: A 1-stage surgically facilitated rapid orthodontic technique with alveolar augmentation. J Oral Maxillofac Surg 2009;67:2149–2159.

[46] Wilcko WM, Wilcko T, Bouquot JE, Ferguson DJ. Rapid orthodontics with alveolar reshaping: Two case reports of decrowding. Int J Periodontics Restorative Dent 2001;21:9–19.

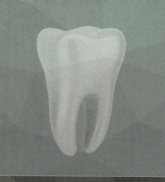

第9章

外科临床牙冠延长术
Surgical Lengthening of the Clinical Crown

Spyridon I. Vassilopoulos
Phoebus N. Madianos
Ioannis Vrotsos

牙齿或牙根能否保留不仅取决于它在牙弓内的位置，还与其牙周–牙髓的预后有关。牙槽嵴上牙体残留量不足是修复体失败的常见原因。牙体组织的不完整会导致固位力下降和功能运动时抗力下降。这可以通过使用槽、沟或钉道等牙齿预备得以改善，另一种选择是通过使用外科或正畸方式来增加临床牙冠的长度[1]。本章只讨论手术方法。

牙冠延长术适用于多种临床情况，包括病理或医源性疾病、修复需求、美学需求和正畸需求（表9-1和图9-1）。

表9-1　牙冠延长术适应证	
病理或医源性疾病	**修复需求**
·齐龈或龈缘以下的龋病	·牙本质肩领不足，无法实现良好的固位
·龈下或牙槽嵴下牙齿折裂	·颌间高度不足，无法进行适当的修复治疗
·已接近牙槽嵴的修复体边缘	**美学要求**
·牙齿咬合过深或切端过度磨耗	·临床或解剖牙冠过短（图9-1）
·牙龈过度增生（图9-1）	·龈缘外形不对称
·牙根穿孔或吸收（指牙颈部）	**正畸需求**
	·较短的临床牙冠可能会妨碍正畸部件的放置，影响口腔卫生的维护（图9-1）

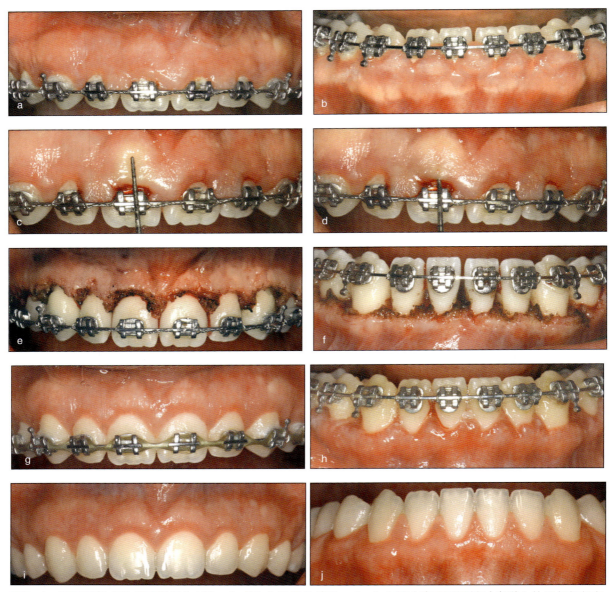

图9-1　牙冠延长术治疗牙龈增生1例。（a和b）治疗前情况。（c）大部分临床牙冠被过度增生的牙龈组织包绕。这将妨碍正畸矫治器周围的口腔卫生维护。（d）牙槽嵴顶探诊。（e和f）使用手术刀和Nd：YAG（钇铝石榴石晶体）激光进行了外科冠延长术，以暴露更多的临床牙冠。（g和h）愈合后。（i和j）拆除正畸矫治器后。

治疗前计划

在进行牙冠延长术之前，必须进行牙周-牙髓和修复预后的评估。根据临床检查和使用口腔根尖周X线片进行影像学分析，以确定剩余牙体组织量、牙周状况、牙髓状况以及牙根的长度和形状[2]（图9-2）。在美学上要求较高的上颌前牙区进行牙冠延长术时，可采用诊断性模型用于临时冠和外科导板制作。

在诊断阶段，必须考虑以下因素。

最小距离要求

为了满足修复需要，常常需要切除牙槽骨以暴露足够的牙齿结构，这种情况下重建正常的齿龈结合就显得至关重要。该距离称为生物学宽度，包括结合上皮和牙槽嵴顶上方的结缔组织[3]。

Gargiulo等人最初研究表明，牙槽嵴顶和牙龈边缘之间的平均距离为2.73mm，范围为2.17～3.05mm[4]，根据他们的研究记录：结缔组织附着长度为0.44～1.56mm（平均值为1.07mm），上皮附着长度为0.71～1.35mm（平均值为0.97mm），龈沟深度为0～2.79mm，（平均值为0.69mm）。Vacek等人检查了人体尸体标本，发现结缔组织附着的平均值为0.77mm，上皮附着的平均值为1.14mm[5]。

最近的一项系统回顾性研究表明，并不存在生物学宽度的通用值，使用平均值作为治疗目标可能会掩盖实际的临床情况[6]。

研究证实个体间和个体内牙齿的生物学宽度存在着较大的差异，每个病例都应该根据牙周和经牙龈探诊后的生物学宽度值进行个性化治疗，牙龈炎症患者以及附着丧失或未治疗的慢性牙周炎患者的生物学宽度似乎也有所减少[4,6-8]。然而，任何对这一最小临界值的破坏都会产生持续性炎症反应，类似于结扎诱导的动物实验性牙龈炎。修复体边缘接近牙槽嵴，会对牙槽嵴上的结缔组织附着产生刺激，从而导致炎症反应。这种医源性慢性炎症可导致牙槽骨吸收[9]。

一些学者建议在平均生物学宽度2.04mm的基础上加上1～2mm作为牙槽嵴顶与修复体边缘之间的最佳距离[3,10-11]。该距离可应用于每颗牙齿的每一个表面，使修复体边缘与牙槽嵴顶保持3～4mm的最小距离，这可以降低龈下修复体边缘导致的牙周附着丧失，以利于牙齿的适当修复[12]。龈上牙齿组织剩余不足或已经出现牙髓病变的牙体缺损病例，通常需要进行牙髓治疗并同时放置桩和核以利于全冠修复（图9-2）。应注意保持足够健康的牙体组织以形成牙本质肩领，它能抵抗功能性杠杆力、桩核的楔入作用及用粘接过程中的侧向力，增加无髓牙的抗力[13-14]。Sorensen和Egelman建议，最好的牙本质肩领设计是在牙本质的平行壁周围设置一个360°的牙冠金属环，并至少延伸1mm到预备体的肩台[15]。因此牙冠延长术中除了暴露牙槽嵴上3～4mm外，还应额外暴露1mm的牙体结构。Wagenberg等人认为，对于桩核修复的牙齿，为了获得手术愈合后足够的临床牙冠长度，手术过程中应该暴露5.0～5.5mm的临床牙冠（从牙槽嵴顶开始测量）[16]。当需要大量的去骨以暴露5mm的牙

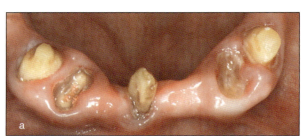
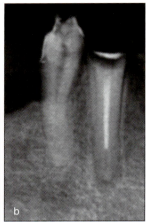
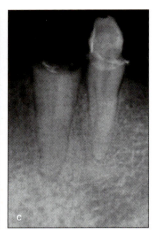

图9-2　折断和龈下龋坏的下颌牙齿。右侧中切牙因预后不佳而被拔除。（a）治疗前情况。（b和c）剩余牙齿的根尖周X线片。

齿结构时，应考虑其他的治疗方法，因为过多的牙槽骨切除可能会损害牙齿的生物力学平衡（图9-3）。

手术后的冠根比

虽然冠根比不再是牙齿预后的决定性因素，但如果剩余的牙周支持结构不足，同时冠根比不足1∶1，则牙齿治疗预后不佳，应采用固定或可摘局部义齿或种植体修复。

根分叉部位及根干解剖

在多根牙中，根干的长度［从釉牙骨质界处（CEJ）到牙根分叉处的距离］决定了在不暴露根分叉的情况下可以切除的骨量。这可能导致难以控制牙菌斑，并增加龋（病）和牙周

病的风险[17]。

邻近牙齿

为了暴露健康的牙体结构而进行的骨切除不应影响邻近牙齿的预后。

颌间距离

颌间距离影响牙周支持组织的手术切除范围。适当增加垂直距离，可减少支持组织的切除量。

美学方面的考虑

上颌前牙区的牙冠延长术可能涉及影响前牙美观，特别是中位和高位唇线病例。为了避免不规则的牙龈形态并建立美观、连续的

牙龈轮廓，美学区的相邻牙齿也应同时行冠延长术[18]。

Tarnow等人表明，当从接触点到牙槽嵴顶的距离＞5mm时，牙齿间会出现"黑三角"[19]。通过调整修复体的最终外形，可以减少或消除不美观的、宽大的外展隙。延长和扩大冠接触区将有助于消除"黑三角"和形成新的龈乳头形态。在这些美观要求较高的病例中，外科导板可用于精确定位新的牙冠边缘在颊侧和邻间的位置（图9-5b）。修复科医师和外科医师之间的密切沟通是成功处理这些棘手病例的基础[20]。

外科牙冠延长术

如果不需要去骨以暴露足够的牙齿结构，则可以通过牙龈切除术去除牙周组织。该过程可使用手术刀（外斜切口）、高速球钻或激光进行。在这些情况下，应注意保持＞3mm的附着龈高度，特别是修复体边缘位于龈下时[21]（图9-1）。

对于需要去骨以建立生物学宽度的病例，应采用翻瓣术。手术应采用内斜切口或龈缘下切口（取决于角化龈的宽度）。如果无牙区位于手术牙齿的近中和/或远中，则在最大附着龈和下方骨的区域行三角形或线形楔状切口。当选择三角形楔状切口时，三角形的底部将位于牙齿旁边[22]。三角形顶端和牙齿之间的距离或两个平行切口之间的距离（在线形楔状切口技术中）由无牙区组织的冠根向厚度决定（图9-3a和b）[23]。

将全厚的黏骨膜瓣翻到膜龈交界处，至少需要由手术目标区域向远中或近中延伸一个牙位（图9-3c）。也可以进行半厚瓣的剥离，将皮瓣翻至膜龈交界下方。当现有附着龈的宽度较小（＜3mm）时[24]，可行根向复位瓣。在使用牙钻、手凿或压电切割设备完成骨切除/骨成形术时，注意不要损伤牙根表面（图9-3d～g）。牙周切除的骨量由预期的修复体边缘位置和解剖学因素（如CEJ轮廓和邻近部位的牙槽骨解剖）决定[25]。然而，Herrero等人[26]发现，即使是经验丰富的牙周科医师，在牙冠延长过程中也很难常规达到3mm的生物学宽度。在骨外科手术中必须牢记骨组织的生理形态，因为下方骨结构会影响上方覆着的软组织。如果在对具有健康牙周组织的牙齿进行牙冠延长术后保留了太多的结构，多余的牙龈组织可能会在愈合阶段改建，从而对手术结果产生负面影响。在上颌前牙区，邻间骨高度应在颊/腭侧牙槽嵴的冠方，为术后龈乳头提供足够的支持。这将确保在美学区形成扇贝状的牙龈边缘，而在后牙区平坦的牙龈轮廓是可以接受的[27]。

术后皮瓣边缘距离牙槽嵴顶≥3mm。当这个距离被破坏时，软组织可能会再生，因为正常的牙槽嵴上组织往往会根据生物学宽度重建。如果治疗前附着龈宽度很小（＜3mm），则应采用沟内切口和根向复位瓣[28]。

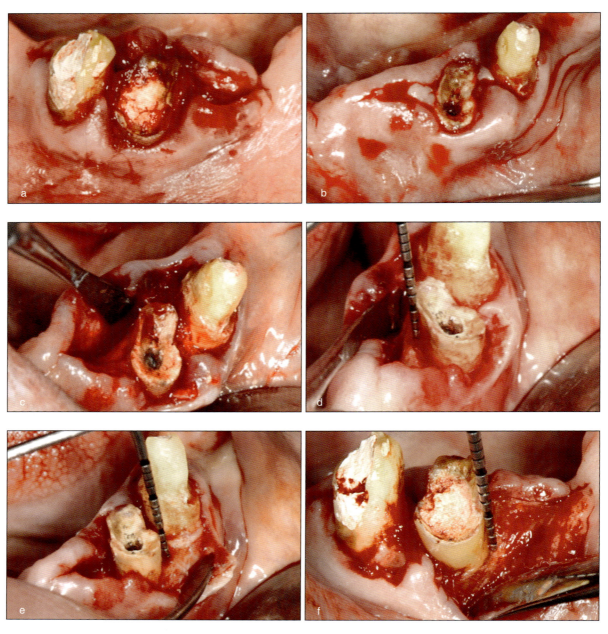

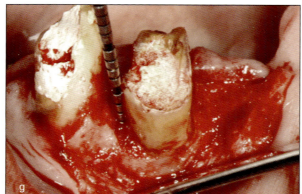

图9-3　为图9-2患者的冠延长术。（a~c）翻开组织瓣以暴露临床牙冠。（d~g）在骨外科手术过程中进行测量，确保有足够的健康牙齿组织以利于生物学宽度的建立。　→

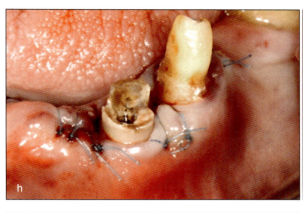
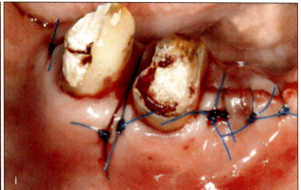
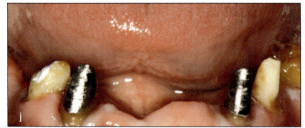
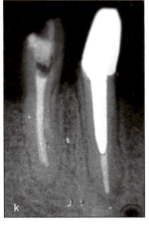
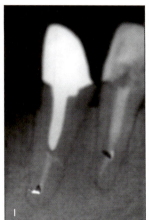

图9-3 （h和i）在骨缘上进行软组织的重新定位并缝合。（j）术后12周，用桩核修复牙齿。（k和l）修复牙的根尖周X线片。

整个牙龈组织重新定位到牙槽嵴的上方时，有利于在伤口愈合后保留和/或增加附着龈的宽度。

将皮瓣缝合和稳定在理想的位置是牙冠延长术成功的基本因素（图9-3h和i）。可采用不同的缝合技术来实现皮瓣的最佳定位。

如果需要皮瓣根向定位时，使用垂直褥式缝合方式以确保牙龈的根向复位和稳定。手术敷料可根据临床需要使用。指导患者每天用杀菌剂漱口（如0.12%葡萄糖酸氯己定/每天2次）。手术后7天去掉敷料并拆线[24,29]（图

9-3j~l）。

伤口愈合过程中的长度变化

冠延长术后愈合过程中牙龈和牙槽骨水平的变化会影响牙龈边缘的最终位置。Brägger等对25个患者进行随访，这组患者总共有85颗牙进行了牙冠延长术[30]。他们的测量结果显示：术后即刻游离龈边缘（FGM）的平均根向移位为1.3mm，术后6周时为1.5mm，6个月时为1.4mm。术后6周至6个月，38%术区

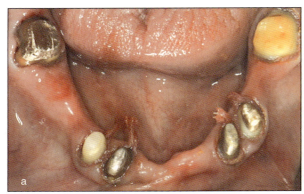 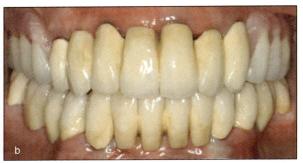

图9-4　见图9-2和图9-3。（a）术后6个月下颌牙的最后准备和印模（基牙上放置排龈线）。（b）术后1年的最终修复体。

FGM未发生改变，33%术区出现1~3mm的牙龈冠向移位，29%术区出现1~4mm的进一步退缩。这些现象表明，术后6个月，1/3的病例软组织反弹达3mm，增加了龈下修复体边缘的风险。另一方面，近1/3的病例在术后6个月的时间里，出现了高达4mm的进一步退缩，当修复体位于前牙美学区时，会增加美学风险。Lanning等人[31]也在术后3个月的研究中证实了这些结果。软组织垂直回弹率可能与患者的牙周生物类型有关——牙龈和牙槽骨越厚，标准的牙冠延长手术后FGM的反弹越大[32]。如果将皮瓣定位于牙槽嵴的水平，通常会导致术后骨上软组织的垂直反弹（平均3mm）。如果将皮瓣边缘稳定在新建立的牙槽嵴上方，则牙槽嵴上软组织的垂直增高或反弹较少。结论：软组织的手术定位决定了FGM的未来发展方向[28,30]。

虽然常规建议等待4~6周才能行最终修复体的制作，但在美学区域行牙冠延长术并拟行冠或局部义齿修复，该等待周期应延长至术后6个月[30-31]（图9-4）。

露龈笑的美学牙冠延长术

患者微笑的美学区域是由嘴唇的形状和轮廓来定义的。高位唇线是指从上唇下缘到牙龈边缘的牙龈暴露过多（≥3mm），导致"露龈"微笑（图9-5a）。从定义上讲，高位唇线在某种程度上也是吸引人的。只有当牙齿的大小比例失调，以及牙齿与嘴唇周围软组织的关系破坏了微笑和谐时，美学才受到影响[33]。

前牙临床牙冠的长/宽比是露龈笑的临床诊断及治疗方法选择的标准之一[34]。表9-2总结了与露龈笑相关临床表现以及所选择的治疗方法。在许多情况下，这些临床表现可能会组合出现。

表9-2　与露龈笑相关的临床表现及其治疗方法

情况	治疗
牙齿的正常大小和形状（正常长宽比）	
上颌垂直向发育过度	正颌外科与正畸治疗
上唇过短或活动过度	整形手术，肉毒杆菌注射
临床牙冠短于解剖牙冠（低长宽比）	
切牙过度磨损和代偿性萌出	正畸治疗，必要时进行修复和牙周手术（牙冠延长术）
上颌切牙延迟/异常萌出	牙冠延长术（通常不需要修复治疗）
短解剖牙冠（低长宽比）	
过短解剖牙冠和临床牙冠	牙冠延长术并进行修复治疗

在成人的牙齿完全萌出且牙周健康的情况下，游离龈位于釉牙骨质界上方2~3mm处。牙齿被动萌出异常是正常发育过程中的一种畸形，牙龈边缘覆盖了大部分解剖牙冠。牙龈边缘延迟向根方退缩导致出现短而矮的牙齿[35]。

被动萌出异常根据附着龈的宽度可分为两种类型。在1型中，从游离龈到膜龈交界处有足够或充足的附着龈，而在2型中则是附着龈不足。1型和2型又分为A亚型和B亚型。A亚型和B亚型是指牙冠与CEJ的关系。在1A型和2A型中，牙槽嵴位于CEJ根方1mm以上，这是形成生物学宽度的基本要求。A亚型也被称为被动萌出异常。

在1B型和2B型中，牙槽嵴位于或接近CEJ，从而减少了生物学宽度的结缔组织附着空间。B亚型也称为主动萌出异常[36]。

在进行局部麻醉后，通过龈沟探查下方的牙槽嵴顶是一种准确而可靠的方法，可用于评估牙槽嵴水平高度并确定被动萌出的类型（图9-5h）。这可以使外科医师能够选择合适的技术来暴露解剖牙冠。主要目的是纠正不规则的牙龈形态并建立协调的牙龈组织。在理想的美学区域中，两中切牙周围的牙龈形态应一致，该区域牙龈边缘应与尖牙处于同一水平。侧切牙理想的FGM应位于切牙殆方（0.5~1mm）处，且两侧对称。前磨牙区龈缘水平应位于中切牙、尖牙龈缘连线的殆方（图9-5c）。

在1A型中，简单的牙龈切除术/牙龈成形术可充分暴露解剖牙冠。应注意不要损害龈乳头。在1B型中，需要额外手术使牙槽嵴顶位于CEJ根方至少1~2mm。使用内斜切口切除适量的软组织并翻开全厚瓣，以进行骨成形手术（骨切除/骨成形），然后行瓣重新定位（图9-5i~k）。

在2A型中，应用了根向复位瓣（采用半厚瓣术式）以重新定位齿龈交界处。将瓣根向复

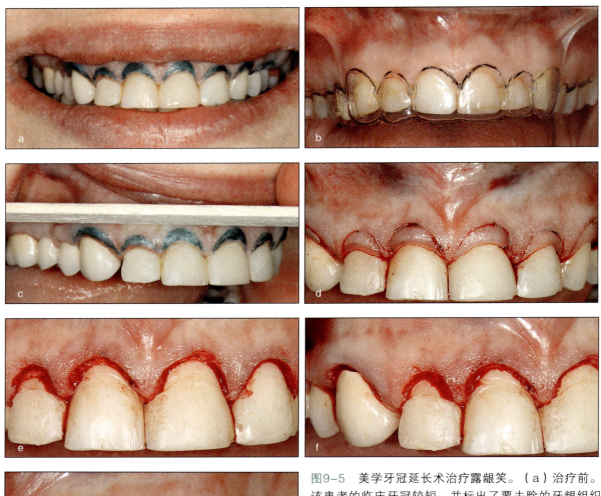

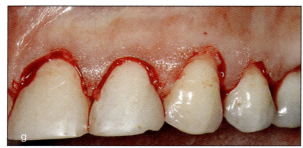

图9-5　美学牙冠延长术治疗露龈笑。（a）治疗前。该患者的临床牙冠较短，并标出了要去除的牙龈组织量。（b）制作外科模板以利于牙冠延长术。（c）注意术后牙龈切缘应保持同一水平。（d~g）行美学冠延长术。

位到齿龈交界处，无须骨手术。在2B型中，去骨后将瓣根向复位即可。

当行黏骨膜翻瓣术时，应注意保护龈乳头。骨外科手术完成后，牙根面的牙槽骨应保持抛物线形，并应与牙齿CEJ的外形相似。重

要的是，牙龈组织通常与下方的牙槽骨形状相一致[27]。

图9-5展示了一个露龈笑患者的牙冠延长术。

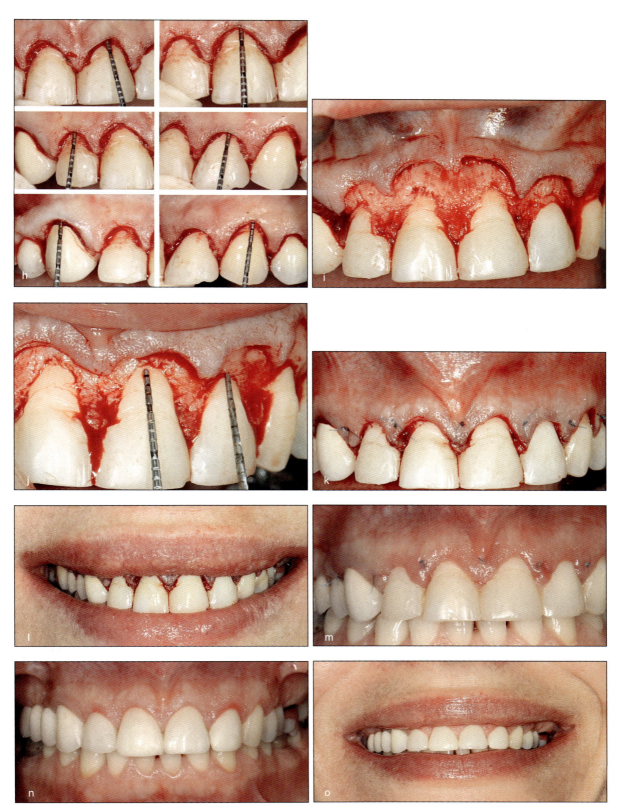

图9-5　（h）所有部位的牙槽嵴顶探查。（i～k）翻开全厚皮瓣，进行牙槽嵴顶探查，并重新定位和缝合皮瓣。（l）术后即刻微笑。（m）术后2周口内照。注意软组织的愈合情况。（n和o）治疗后8个月的照片显示了一个更加美丽的微笑。

结论

外科牙冠延长术是一项要求高且复杂的手术，尤其是在上颌前牙区。在美学区，应避免单颗牙的冠延长术，因为它破坏了邻近牙齿的生理骨性结构和牙龈协调性，这将导致美学和功能上的失败。

在开展任何外科干预前，行预评估和牙列重建的综合处理至关重要。除了全身禁忌证外，患者的牙周状况应该在牙周治疗的最初和最终阶段分别进行评估与治疗。根据临床和影像学的再评估数据，判断牙周-牙髓治疗和修复预后，再决定是否进行外科牙冠延长术。诊断模型和外科导板的联合应用至关重要，因为它们有利于修复科医师和外科医师之间的交流，可产生良好的治疗效果。

参考文献

[1] Marzadori M, Stefanini M, Sangiorgi M, Mounssif I, Monaco C, Zucchelli G. Crown lengthening and restorative procedures in the esthetic zone. Periodontol 2000 2018; 77:84–92.

[2] Batista EL Jr, Moreira CC, Batista FC, de Oliveira RR, Pereira KKY. Altered passive eruption diagnosis and treatment: A cone beam computed tomography-based reappraisal of the condition. J Clin Periodontol 2012;39:1089–1096.

[3] Nevins M, Skurow HM. The intracrevicular restorative margin, the biologic width, and the maintenance of the gingival margin. Int J Periodontics Restorative Dent 1984;4:30–49.

[4] Gargiulo A, Wentz F, Orban B. Dimensions and relations of the dentogingival junction in humans. J Periodontol 1961;32:261–267.

[5] Vacek JS, Gher ME, Assad DA, Richardson AC, Giambarresi LI. The dimensions of the human dentogingival junction. Int J Periodontics Restorative Dent 1994;14:154–165.

[6] Schmidt JC, Sahrmann P, Weiger R, Schmidlin PR, Walter C. Biologic width dimensions—A systematic review. J Clin Periodontol 2013;40:493–504.

[7] Al-Rasheed A, Ghabban W, Zakour A. Clinical biological width dimension around dentition of a selected Saudi population. Pakistan Oral Dent J 2005;25:81–86.

[8] Novak MJ, Albather HM, Close JM. Redefining the biologic width in severe, generalized, chronic periodontitis: Implications for therapy. J Periodontol 2008;79:1864–1869.

[9] Talbot TR, Briggs PF, Gibson MT. Crown lengthening: A clinical review. 1993;20:303–306.

[10] Ingber JS, Rose LF, Coslet JG. The "biologic width": A concept in periodontics and restorative dentistry. Alpha Omegan 1977;7:62–65.

[11] Rosenberg ES, Garber DA, Evian CI. Tooth lengthening procedures. Compend Contin Educ Gen Dent 1980;1:161–173.

[12] Hempton TJ, Dominici JT. Contemporary crown-lengthening therapy: A review. J Am Dent Assoc 2010;141: 647–655.

[13] Eismann HF, Radke RA. Postendodontic restoration. In: Cohen S, Burns RC (eds). Pathways of the Pulp. St Louis: Mosby, 1976:640–683.

[14] Libman WJ, Nicholls JI. Load fatigue of teeth restored with cast posts and cores and complete crowns. Int J Prosthodont 1995;8:155–161.

[15] Sorensen JA, Engelman MJ. Ferrule design and fracture resistance of endodontically treated teeth. J Prosthet Dent 1990;63:529–536.

[16] Wagenberg BD, Eskow RN, Langer B. Exposing adequate tooth structure for restorative dentistry. Int J Periodontics Restorative Dent 1989;9:322–331.

[17] Ochsenbein C. A primer for osseous surgery. Int J Periodontics Restorative Dent 1986;6:8–47.

[18] McGuire MK. Periodontal plastic surgery. Dent Clin North Am 1998;42:411–465.

[19] Tarnow DP, Magner AW, Fletcher P. The effect of the distance from the contact point to the crest of bone on the presence or absence of the interproximal dental papilla. J Periodontol 1992;63:995–996.

[20] Lee EA. Aesthetic crown lengthening: Classification, biologic rationale, and treatment planning considerations. Pract Proced Aesthet Dent 2004;16:769–778.

[21] Maynard JG Jr, Wilson RD. Physiologic dimensions of the periodontium significant to the restorative dentist. J Periodontol 1979;50:170–174.

[22] Robinson RE. The distal wedge operation. Periodontics 1966;4:256–264.

[23] Pollack RP. Modified distal wedge procedure. J Periodontol 1980;51:513–515.

[24] Becker W, Ochsenbein C, Becker B. Crown lengthening: The periodontal-restorative connection. Compend Contin Educ Dent 1998;19:239–255.

[25] Kois JC. Altering gingival levels: The restorative connection. Part I:. Biologic variables. J Esthet Dent 1994;6:3–9.

[26] Herrero F, Scott JB, Maropis PS, Yukna RA. Clinical comparison of desired versus actual amount of surgical crown lengthening. J Periodontol 1995;66:568–571.

[27] Takei H, Yamada H, Hau T. Maxillary anterior esthetics. Preservation of the interdental papilla. Dent Clin North Am 1989;33:263–273.

[28] Perez JR, Smukler H, Nunn ME. Clinical evaluation of the supraosseous gingivae before and after crown lengthening. J Periodontol 2007;78:1023–1030.

[29] Kramer GM, Nevins M, Kohn JD. The utilization of periosteal

suturing in periodontal surgical procedures. J Periodontol 1970;41:457–462.

[30] Brägger U, Lauchenauer D, Lang NP. Surgical lengthening of the clinical crown. J Clin Periodontol 1992;19:58–63.

[31] Lanning SK, Waldrop TC, Gunsolley JC, Maynard JG. Surgical crown lengthening: Evaluation of the biological width. J Periodontol 2003;74:468–474.

[32] Allen EP. Surgical crown lengthening for function and esthetics. Dent Clin North Am 1993;37:163–179.

[33] Garber DA, Salama MA. The aesthetic smile: Diagnosis and treatment. Periodontol 2000 1996;11:18–28.

[34] Sterrett JD, Oliver T, Robinson F, Fortson W, Knaak B, Russell CM. Width/length ratios of normal clinical crowns of the maxillary anterior dentition in man. J Clin Periodontol 1999;26:153–157.

[35] Miller PD Jr, Allen EP. The development of periodontal plastic surgery. Periodontol 2000 1996;11:7–17.

[36] Chu SJ, Karabin S, Mistry S. Short tooth syndrome: Diagnosis, etiology and treatment management. J Calif Dent Assoc 2004;32:143–152.

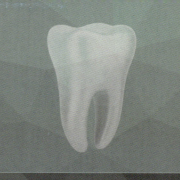

第10章

上颌阻生尖牙的处理

Management of Impacted Maxillary Canines

Marianna Evans
Nipul K. Tanna
Chun-Hsi Chung

尖牙的发育、萌出、成熟和最终位置对于正常的咬合、功能和美学来说是至关重要的。由于尖牙是牙列的核心，位于最佳位置的尖牙可以起到保护咬合的作用，而且对于牙列的长期稳定起着决定性的作用。当尖牙的萌出方式和位置异常时，常规诊断和外科、正畸以及修复跨学科早期干预往往是呈现最佳结果的关键所在。

Stones（1962）[1]和Bass（1967）[2]的研究显示，除了下颌第三磨牙外，上颌尖牙比其他恒牙更容易错位。上颌尖牙阻生的发病率为1%~3%，但其分布因种族而异[3-5]。腭侧阻生的发病率是唇侧的2~3倍[6]。大量研究表明，这还与性别有关，女性尖牙腭侧错位的发生率比男性更高[7-9]。此外，也有种族差异的报道，腭侧阻生在高加索人群中更为常见[5,10]，而颊侧阻生在亚洲人群中更为普遍[11]。双侧阻生并不像单侧那样常见，据报道仅约8%的尖牙阻生是双侧阻生[12]。

上颌尖牙发育时间最长，萌出途径也最长[13]。它是从上颌骨眶底下方的位置开始发育的，因此需要很长的萌出途径。其牙冠矿化早，在出生后4~5个月即开始[14]；然而，牙根的发育在4~6岁之间才开始，在10~11岁之后才发育完成，这与邻牙相比是相对晚了。同时，上颌尖牙是在第一前磨牙萌出之后才进入口腔的。所有这些因素都可能导致其萌出路径的异常。

病因

一些研究证实，病理性因素会干扰上颌尖牙的萌出。多生牙、牙瘤、发育早期的外伤史、唇腭裂等都可能导致尖牙的阻生。

除了这些病理性因素外，颊侧阻生尖牙还与牙弓长度不足和/或上颌骨狭窄有关[15]。而且，腭侧错位的尖牙，伴随侧切牙缺失和/或侧切牙过小或畸形的发生率增加[15]。目前关于尖牙阻生存在两种理论：引导理论和遗传理论[5,16]。引导理论认为，尖牙的萌出是由侧切牙牙根引导的。上颌切牙的发育及萌出顺序出现任何异常都可能影响上颌尖牙的萌出。遗传理论是建立在遗传因素基础上的。这表明可能存在其他异常，如恒牙发育不全或畸形，导致尖牙埋伏阻生。Peck等人[17]报道，如果侧切牙牙根缺失或异常，上颌尖牙可能不能萌出，导致埋伏阻生。

一些学者在探索上颌骨的宽度和腭侧错位尖牙发生之间的关系。Langberg和Peck[18]发现尖牙腭侧错位的患者与对照组之间的牙弓宽度没有显著差异。与此相反，Al-Nimiri和Gharaibeh[19]报道，阻生组的牙弓横向宽度明显大于对照组。Yan等人[20]通过CBCT发现上颌骨宽度与尖牙腭侧错位之间没有相关性；然而，颊侧阻生与上颌骨横向发育不足之间存在相关性。Hong等人[21]最近利用CBCT研究了上颌骨横向宽度与尖牙腭侧错位的关系。他们的结论是，横向宽度与腭侧错位尖牙的发生无关。此外，他们还发现在腭侧错位的上颌尖牙组中，恒牙发育不全的发病率更高。图10-1是一例上颌骨横向发育不足及尖牙颊侧阻生的患者。

诊断

放射影像与临床检查相结合是必不可少的。临床传统上利用根尖触诊、咬合检查和曲面断层片等来判断上颌阻生尖牙的位置。并应用根尖X线片和Clark's[22]定则来判断是唇侧还是腭侧埋伏阻生。Clark's定则，也被称为SLOB定则（舌侧相同，颊侧相反），是基于X线源相对于物体和胶片/传感器的位置。如果X线源向近远中移动，大部分的腭/舌侧的物体与X线源移动方向相同，而大部分唇侧物体将向相反方向移动（图10-2和图10-3）。

Lindauer等人[23]、Ericson和Kurol[24]提出了利用曲面断层片评估未萌出的上颌尖牙牙冠相对于萌出的相邻侧切牙牙根的位置，来早期识别上颌埋伏阻生尖牙。Lindauer等人[23]发现当上颌尖牙牙尖与侧切牙牙根重叠时，会发生腭侧埋伏阻生。然而，他的研究中有22%的埋伏牙未被发现，因为它们位于上颌侧切牙牙根的远中。因此他得出结论，我们仍需要一种更准确的方法来早期检测上颌埋伏阻生的尖牙。

二维图像有其局限性，因为它们可能在三维结构上明显失真，并且在对埋伏的实际位置和严重程度具有误导性，特别是在牙弓转角处埋伏时。此外，二维图像在显示弯根和邻牙的牙根吸收方面存在不足。之后引入了先进的三维低辐射CBCT成像技术。在最近的一项研究中，Serrant等人[25]发现CBCT成像在准确定位异位上颌埋伏阻生尖牙方面优于传统X线片。

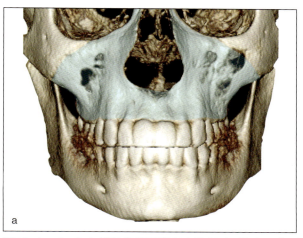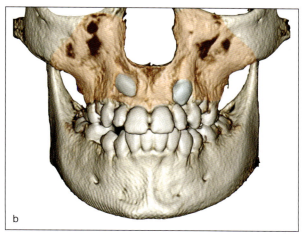

图10-1　（a）上颌骨宽度正常患者的CBCT重建。（b）上颌骨宽度不足，上颌尖牙唇侧埋伏阻生患者的CBCT重建。

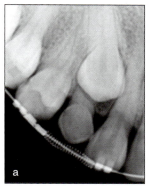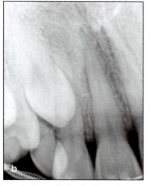

图10-2　上颌右侧腭侧埋伏阻生尖牙的根尖片。（a）利用标准平行投照技术拍摄的根尖片，显示埋伏阻生尖牙与乳尖牙牙根重叠。（b）第二张根尖片是X线源向近中投照拍摄的，埋伏尖牙向近中移动，并与侧切牙牙根大部分重叠，表明其位于腭侧。

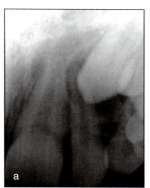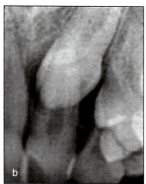

图10-3　根据Clark's定则确定的上颌左侧唇侧埋伏阻生尖牙。（a）利用标准平行投照技术拍摄的根尖片显示，埋伏尖牙与侧切牙远中1/2牙根重叠。（b）X线源从远中投照的根尖片显示，埋伏尖牙向相反方向移动，与侧切牙牙根完全重叠。

CBCT成像使临床医师能够评估上颌埋伏尖牙的位置和周围的组织结构，其既不失真又不放大。图10-4显示了使用CBCT的优势。一个27岁男子的曲面断层片显示上颌左侧尖牙严重水平埋伏阻生，与同侧的上颌中切牙和侧切牙的牙根重叠。相反，同一患者的CBCT三维重建图像显示上颌左侧尖牙腭侧异位，接近其在牙弓中的理想位置。

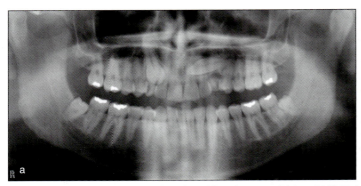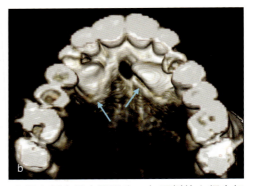

图10-4　（a）一个27岁患者的曲面断层片显示双侧尖牙埋伏阻生。上颌左侧尖牙水平阻生，与同侧的上颌中切牙和侧切牙的牙根重叠。上颌右侧尖牙垂直阻生。（b）同一患者的CBCT三维重建图像显示，两颗尖牙（箭头所示）是垂直阻生，与切牙的距离不是很近。

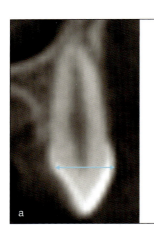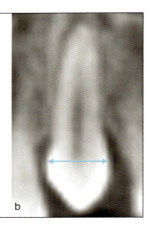

图10-5　未萌出上颌尖牙牙冠宽度测量（箭头所示）的CBCT图像。（a）唇舌向宽度。（b）近远中宽度。

上颌埋伏阻生尖牙的CBCT诊断

三维成像已经成为一个重要的工具，其不仅可以在三维方向上对上颌阻生尖牙精确定位，而且还可以在正畸治疗开始之前，对埋伏牙的手术入路和生物力学做出治疗计划。CBCT图像有助于确定上颌埋伏阻生尖牙的位置和形态及其周围的解剖结构。

应用CBCT测定埋伏阻生尖牙冠和牙根的形态

CBCT技术还可以在牙齿移动开始之前确定上颌阻生尖牙牙冠的形状和大小（图10-5）。这在计算牙弓应有间隙，及利用尖牙替代先天缺失侧切牙的情况下是十分重要的。

在CBCT影像上观察到的弯根和牙周膜（PDL）间隙消失可能与牙固连有关，故阻生

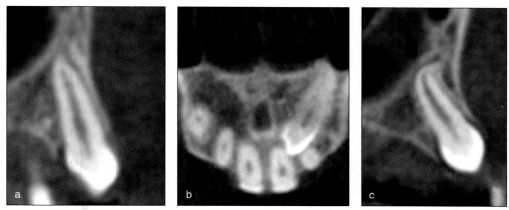

图10-6　上颌埋伏尖牙不同牙根形态的CBCT图像。（a）牙根较直、根尖孔闭合、牙周膜间隙清晰的垂直阻生的上颌尖牙，预后较好。（b）牙周膜间隙不清晰、弯根的上颌阻生尖牙，可能会有牙固连等不良的预后。（c）牙周膜间隙清晰、弯根的上颌阻生尖牙，牙齿移动的预后尚不确定。

尖牙不能移动到理想位置（图10-6）。了解了这些，我们就可以在开始治疗之前讨论牙齿移动的风险和限制，指导选择最合适的个性化治疗方案。

确定埋伏阻生尖牙与邻牙牙根的距离

上颌阻生尖牙埋伏期间和正畸牙移动过程中增加了邻牙牙根吸收的风险。Ericson等人[26]报道了与异位生长的上颌尖牙有关的牙根吸收的发生率为12%，其中女性的发生率是男性的4倍多。虽然这种病理性吸收的机制尚不清楚，但有研究表明，可能是由于增大或者活跃的牙囊及牙萌出产生的压力所致[26-27]。Dağsuyu等[27]在一项CT研究中指出，异位生长的上颌尖牙牙囊，与正常萌出的上颌尖牙相比，通常具有更宽的牙冠，且外形常常不对称。但并没有发现未萌出的上颌尖牙牙囊的大小和切牙牙根吸收有所关联。他的结论是，牙根吸收与未萌出上颌尖牙牙冠和邻近切牙的牙根接触有关。

Yan等人[28]在一项CBCT研究中发现，阻生尖牙与邻牙牙根的距离＜1mm时，与邻牙的牙根吸收密切相关。根据Ericson和Kurol的研究[29]，指出利用CT发现的与阻生尖牙有关的侧切牙牙根吸收率增加了近50%。图10-7显示了中切牙的牙根吸收（图10-7a）和尖牙与侧切牙的牙根距离（图10-7b）。通过滚动检查经过牙长轴的多个矢状面和横断面的切片，以准确识别牙根吸收是否存在及严重程度，这是很关键的（图10-8）。如果没有采用这种方法，可能会误诊了邻牙牙根吸收的情况（图10-8a）。

上颌埋伏阻生尖牙的三维定位

上颌埋伏阻生尖牙在矢状向上可位于颊侧、腭侧或牙槽骨的中央（图10-9）。当使

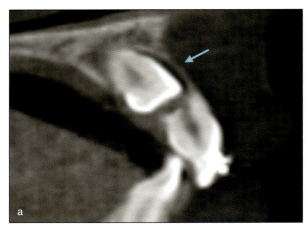
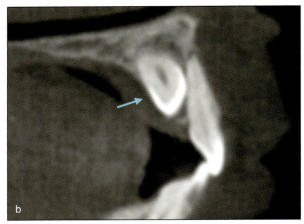

图10-7　（a）因上颌尖牙（箭头所示）导致严重牙根吸收的患者的CBCT图像。中切牙牙根吸收到了釉牙骨质界。（b）不同患者的CBCT矢状面切片图像显示了上颌腭侧埋伏阻生尖牙（箭头所示）与侧切牙牙根距离接近，但没有牙根吸收。

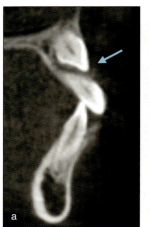
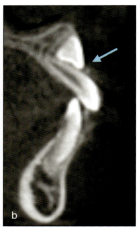
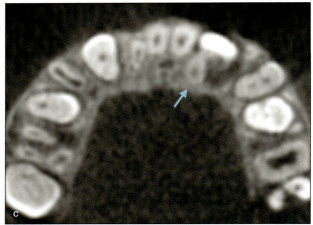

图10-8　一个12岁女孩的上颌左侧颊侧埋伏阻生尖牙（箭头所示）的CBCT图像。（a）经过上颌左侧侧切牙牙根远中的矢状向切片显示，埋伏尖牙牙冠位于侧切牙牙根的颊侧。在这个图像中只能局部显示上颌侧切牙牙根，可能会与牙根吸收相混淆。（b）另一个经过相同侧切牙长轴的矢状向切片显示，埋伏尖牙位于侧切牙的颊侧，没有明显的牙根吸收。（c）经过上颌侧切牙牙根1/2的横断面切片图像证实了牙根的完整，没有牙根吸收。

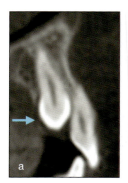
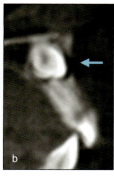
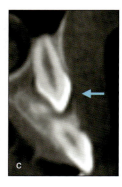

图10-9　3个不同患者的上颌埋伏阻生尖牙（箭头所示）的颊舌向位置的CBCT图像。（a）腭侧埋伏阻生。（b）牙槽骨中部的埋伏阻生。（c）唇侧埋伏阻生。

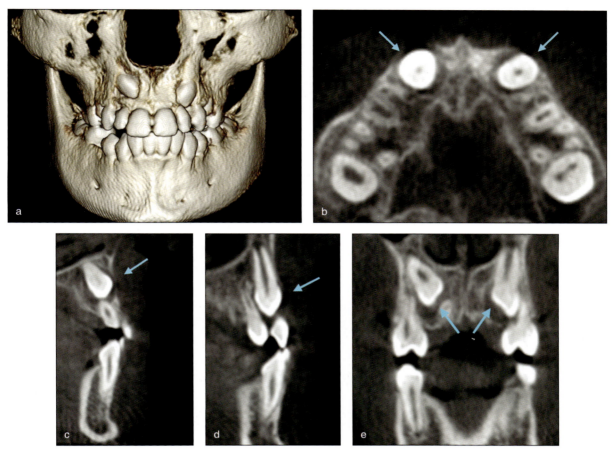

图10-10　一个14岁男孩双侧上颌尖牙颊侧埋伏阻生（箭头所示）的CBCT图像。（a）三维重建图像。（b）经过上颌埋伏尖牙釉牙骨质界的横断面切片图像。（c）经过上颌右侧尖牙矢状面的切片。（d）经过上颌左侧尖牙矢状面的切片。（e）经过上颌第一前磨牙近中的冠状面的切片显示颊侧埋伏的上颌尖牙位于腭侧位。

用CBCT成像定位上颌埋伏阻生尖牙时，要对其横断面、矢状面、冠状面等多平面检查及三维重建图像进行一个综合的应用。仅局限于一个空间平面来定位，可能会错误判断尖牙的位置。例如，上颌阻生尖牙的颊舌向位置，不能通过冠状面的切片来确定。如图10-10所示，冠状面图像（图10-10e）显示上颌双侧阻生尖牙位于腭侧。相反，同一阻生尖牙在横断面、矢状面及三维重建图像（图10-10a～d）中却位于颊侧。

CBCT图像也有助于在矢状面和横断面上区分异位上颌尖牙的垂直和水平位置（图10-11和图10-12）。这对于设计手术入路、生物力学和预估治疗时间至关重要。

埋伏深度

对于正畸医师和外科医师来说，在治疗前了解上颌尖牙埋伏的深度是非常重要的。上颌

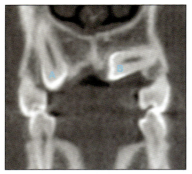
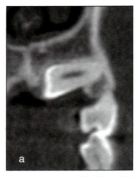
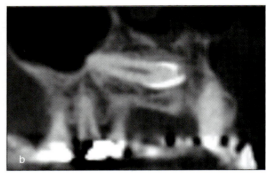

图10-11 一个14岁患者上颌右侧尖牙垂直埋伏阻生（A）和上颌左侧尖牙水平埋伏阻生（B）的冠状面切片的CBCT图像。

图10-12 上颌尖牙水平阻生的CBCT表现。（a）第一前磨牙水平的冠状面切片显示上颌尖牙颊舌向的水平阻生。（b）矢状向切片显示上颌尖牙前后向的水平阻生。

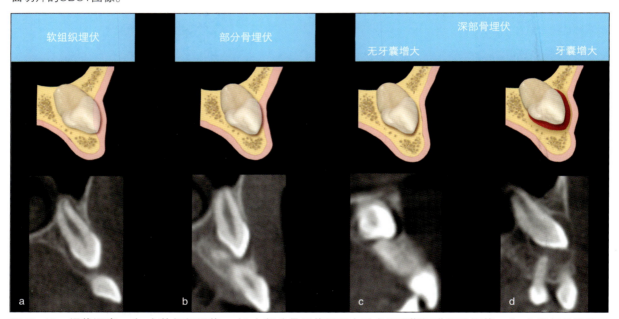

图10-13 埋伏深度。（a）软组织埋伏。（b）部分骨埋伏需要在手术暴露期间进行骨修整。（c）深部骨埋伏不伴有牙囊增大（F-）需去除覆盖在牙冠上的骨组织。（d）深部骨埋伏伴牙囊增大（F+）需刮净牙囊组织，并去除牙移动路径上的骨组织。

埋伏阻生尖牙可表现为浅表软组织埋伏、部分骨内埋伏或完全骨埋伏（图10-13）。较深的埋伏牙通常需要更长的时间来移动至牙弓内，同时由于有软组织过度生长的风险，所以可能需要手术开窗粘接附件。在治疗前了解这些，有助于医师选择合适的暴露方法以及埋伏牙移动入牙弓所需的力学机制。

上颌埋伏阻生尖牙常伴有牙囊增大。它们的大小和形状可以通过三维图像确定（图10-14）。Ericson和Bjerklin[30]在一项CT研究中

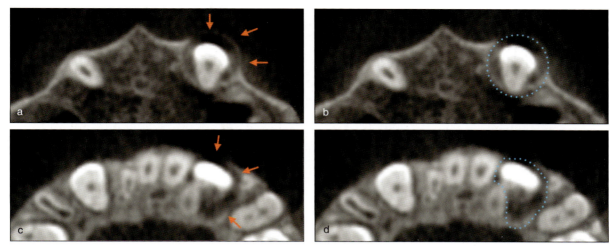

图10-14　上颌埋伏尖牙伴牙囊增大的横断面CBCT图像（箭头和虚线所示）。对称的圆形（a和b）以及不对称的形状（c和d）。

指出，在传统的二维影像中显示的圆形牙囊与三维图像中的并不总是一致。他们发现了外形对称（图10-14a和b）和不对称（图10-14c和d）的牙囊形状。增大的牙囊可能会导致邻牙的牙根吸收[31]。在手术暴露前了解牙囊的大小也有助于设计开窗助萌术的龈瓣。成功的手术暴露不仅需要彻底清除埋伏牙牙冠周围的牙囊组织，更重要的是充分的牙囊骨壁修整，使软组织龈瓣与暴露的牙冠及周围的骨组织相适应。如果埋伏尖牙周围的悬突骨壁未完全去除，可能会阻碍牙齿移动。

牙齿移动的三维模拟

最新的三维重建软件（如Anatomage）可以在治疗前对牙齿移动进行三维模拟。治疗前模拟牙齿移动，可以为严重异位的埋伏尖牙的治疗提供有利的信息，判断是保留还是拔除（图10-15）。

在闭锁性埋伏尖牙牙弓内间隙不足的情况下，牙齿移动的三维模拟也是十分有用的。它可以计算两个重要的数据：（1）安全牵引埋伏牙进入牙弓所需的牙根间间隙；（2）埋伏牙位于理想位置时所需的牙弓内间隙。通过模拟的设置，可判断是利用推簧扩大牙弓内间隙，还是通过腭侧扩弓器来增加牙弓的长度。利用推簧扩大牙弓内间隙可能导致侧切牙和前磨牙牙根与埋伏尖牙牙冠间距离缩小，增加了牙根吸收的风险。在这种情况下，腭侧扩弓器可能是为埋伏牙创造牙弓内间隙和牙根间牵引路径更好的方法（图10-16）。

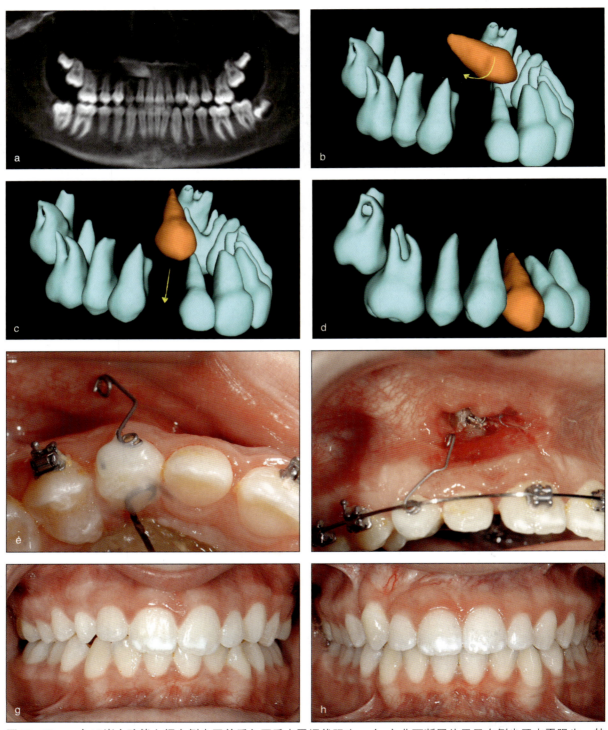

图10-15　一个13岁女孩伴上颌右侧尖牙前后向严重水平埋伏阻生。（a）曲面断层片显示右侧尖牙水平阻生，其牙冠正位于中切牙与侧切牙的牙根之上。（b~d）预估牙齿移动的三维模拟图（箭头所示）。（e和f）临床上利用粘接于乳尖牙的传统弯制的弹簧，配合临时间接支抗装置——腭侧扩弓器来进行埋伏尖牙的牵引。（g和h）治疗前后的口内照显示，成功地将之前埋伏的尖牙纳入牙弓中。

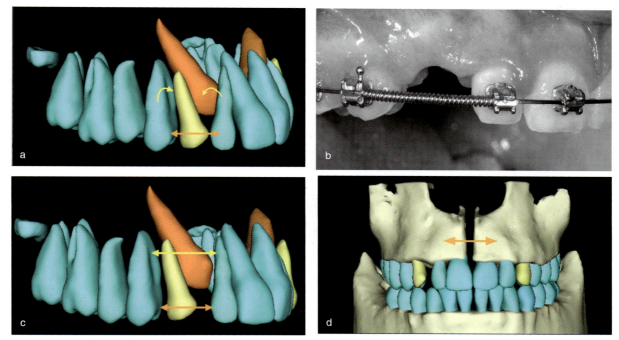

图10-16　埋伏牙间隙扩展的三维模拟图（箭头所示）。（a和b）利用推簧进行牙弓内间隙扩展，会导致侧切牙和前磨牙的牙根向埋伏牙方向倾斜。（c和d）利用腭侧扩弓器的三维模拟图，可以同时为闭锁性埋伏尖牙提供牙弓内和牙根间的间隙。

利用CBCT早期发现和干预异位生长的上颌尖牙

上颌尖牙在牙根发育早期的异位生长（图10-17）以及上颌发育不全可以通过CBCT图像准确地识别出来[32-33]。上颌骨横向发育不足与尖牙颊侧埋伏阻生有很强的相关性[20]。因此，在上颌尖牙牙根形成之前，对狭窄的上颌骨进行腭侧扩弓可能有助于预防尖牙唇侧埋伏阻生。Baccetti等人[34]也发现早期腭侧快速扩弓可有效促进腭侧移位尖牙的自行萌出。图10-18为一个上下颌严重拥挤的11岁女孩。经过CBCT评估确定了其上颌骨横向发育不足和上颌左侧尖牙异位生长（图10-18a）。通过尖牙长轴的矢状切面（图10-18b）显示，其牙根已发育形成了一半。患者接受腭侧快速扩弓来改善狭窄的上颌骨。一年半后的CBCT显示，上颌左侧尖牙在没有手术干预的情况下，生长方向向理想位置转变（图10-18c），之后自然萌出进入口腔（图10-18d）。

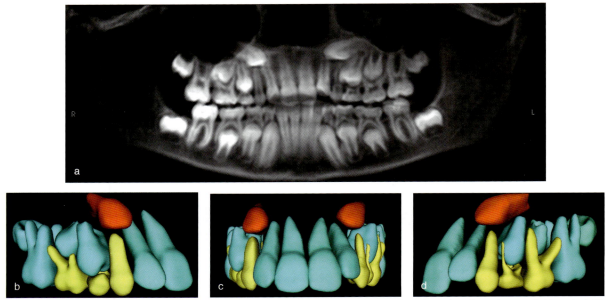

图10-17　一个上颌尖牙异位生长的8岁女孩。（a）曲面断层片显示上颌尖牙位于水平位。（b~d）同一患者的三维重建图像显示前后向水平异位生长的上颌尖牙。

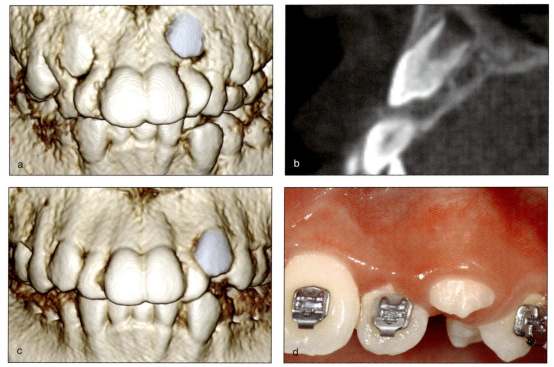

图10-18　一个11岁女孩因上颌横向发育不全和牙冠大小与牙弓长度不匹配导致的上下颌严重拥挤。（a）CBCT三维重建图像显示异位埋伏的上颌左侧尖牙位于侧切牙牙根的颊侧。（b）经过上颌左侧尖牙中线的矢状向切片显示颊侧位的上颌尖牙牙根形成一半。（c）同一患者一年半后的三维重建图像显示，上颌左侧尖牙向理想位置转变。（d）上颌左侧尖牙自然萌出至理想位置的口内照片。

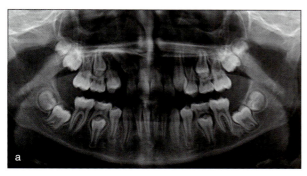
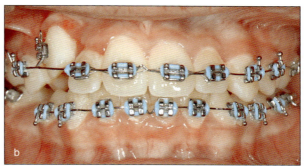

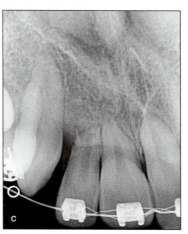

图10-19　一个13岁女孩伴上颌右侧尖牙颊侧埋伏阻生。（a）治疗前的曲面断层片显示上颌右侧埋伏尖牙伴牙囊增大与侧切牙的牙根重叠，牙弓内尖牙间隙不足。（b）在手术暴露几个月后拍摄的照片表明右侧尖牙位于颊侧位，上颌前牙呈扇形展开。（c）同时拍摄了根尖片显示上颌右侧侧切牙牙根及牙根远中的牙槽骨吸收，上颌右侧中切牙与侧切牙的牙根距离接近。

上颌埋伏尖牙的三维分类

　　CBCT是判断埋伏牙复杂程度的重要诊断工具。Kau等人[35]第一个提出了上颌埋伏阻生尖牙的三维分类系统，即KPG指数。该指数确定了埋伏尖牙的牙冠和牙根与牙弓中理想位置相比，错位倾斜的严重程度。KPG指数是根据尖牙在水平（X）、垂直（Y）和轴向（Z）3个空间平面上位置的偏差而制订的。基于该指数，上颌埋伏阻生尖牙治疗难易程度分为4类：易、中、难、极难。虽然几项研究验证了KPG指数的可靠性[36-37]，但仍需要前瞻性研究来确定其与治疗时间的相关性。

　　Korbendau[38]将腭侧埋伏尖牙分为3类：（1）牙冠位于牙弓内常见位置的附近；（2）牙冠位于侧切牙牙根部；（3）牙冠位于腭中缝附近。然后再将这些细分为深层和浅层的埋伏牙。上颌埋伏阻生尖牙在手术暴露前和正畸移动过程中会增加邻牙牙根吸收的风险。研究表明，上颌埋伏阻生尖牙的牙冠与邻牙牙根之间的距离＜1mm，与牙根吸收密切相关[28]。在治疗上颌埋伏阻生尖牙时，除了牙根吸收外，暴露的尖牙和/或邻牙也有可能发生牙周附着丧失（图10-19）。牙周附着丧失的原因是多因素的[39]，它通常与手术方法[40-41]、快速牵引、施力过大或不良口腔卫生等有关。当暴露的尖牙、正畸牵引装置与邻牙的牙根或牙支持

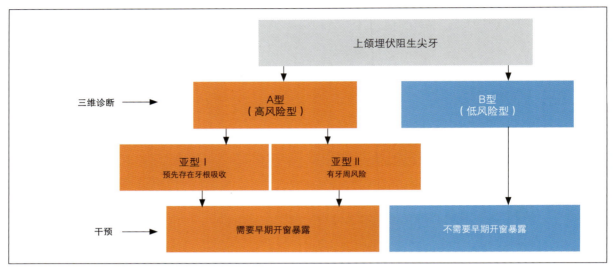

图10-20　根据Marianna Evans将上颌埋伏尖牙分为A型和B型。

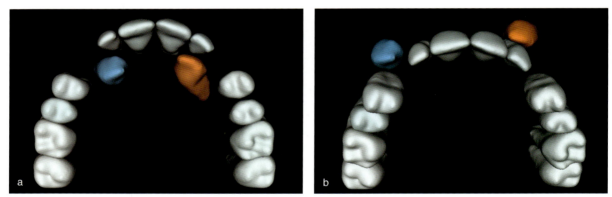

图10-21　（a）A型腭侧埋伏尖牙（橙色）和B型（蓝色）。（b）A型颊侧埋伏尖牙（橙色）和B型（蓝色）。A型颊侧和腭侧埋伏牙与切牙的牙根距离接近，在正畸移动过程中有牙根吸收的风险。B型颊侧和腭侧埋伏牙与邻牙有着安全的距离。

组织相接触时，也会发生这种情况。应该尽量避免这些并发症。在牙齿移动之前及过程中，了解埋伏尖牙与邻牙的空间关系将有助于降低风险。利用CBCT成像及虚拟牙齿移动进行三维评估，有利于确定预先存在的问题和预测风险。为了避免这些并发症，通常需要早期开窗暴露上颌埋伏尖牙，并利用轻力远离邻牙。

因此，为了减少或避免不利的牙周并发症，可以通过彻底的临床检查和CBCT指导，将上颌埋伏阻生尖牙分为A型（高风险型）和B型（低风险型）两组（图10-20和图10-21）。

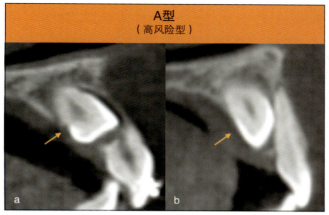

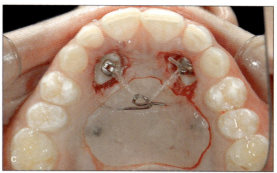

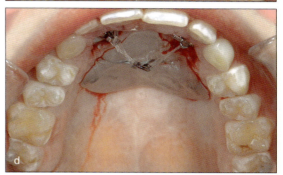

图10-22 A型埋伏牙。（a）导致侧切牙牙根吸收的埋伏尖牙（箭头所示）（亚型Ⅰ）。（b）与侧切牙牙根距离接近（<1mm）的埋伏尖牙（箭头所示），没有明显的牙根吸收（亚型Ⅱ）。（c和d）A型腭侧埋伏阻生尖牙开窗暴露，在开始全口正畸治疗之前向后移动离开切牙。

A型（高风险型）

这一组有邻牙牙根吸收和牙周破坏的高风险。A型上颌埋伏阻生尖牙可能预先存在牙根吸收（亚型Ⅰ）或有牙根吸收和/或牙周附着丧失的风险（亚型Ⅱ）。

A型埋伏阻生牙包括以下情况：

- 亚型Ⅰ：治疗前就已经导致邻牙牙根吸收的埋伏阻生尖牙（图10-22a）。
- 亚型Ⅱ：
  - 位置接近邻牙牙根（<1mm）的埋伏阻生尖牙（图10-22b）。
  - 其与邻牙牙根有一段安全距离（>1mm）的埋伏阻生尖牙，但它直接移动进入牙弓，可能使其接近邻牙。

- 最初与邻牙牙根保持一个安全的距离（>1mm）的埋伏阻生牙，随着正畸的排齐，它与邻牙的距离增大。
- 伴有牙囊增大的埋伏阻生尖牙。

虽然将牙囊增大的埋伏阻生尖牙与邻牙牙根吸收联系起来是具有争议的，但牙囊组织含有可能会造成牙根和骨组织吸收的破骨细胞成分以及活跃的成牙骨质细胞[42-43]。因此，除非有进一步的证据表明并非如此，否则，伴有牙囊增大的埋伏阻生尖牙，将被认为是高风险的A型埋伏牙。

A型埋伏阻生牙需要早期（立即）暴露，并将其远离邻牙（图10-22c和d）。外科手术开窗可以最大限度地控制牙齿移动。邻近埋伏牙的牙齿，在埋伏牙牙冠与其牙根有安全距离

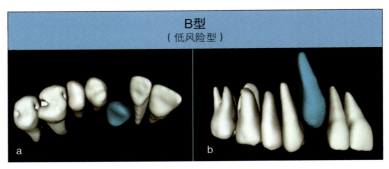

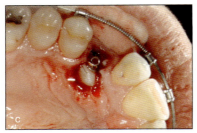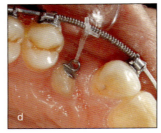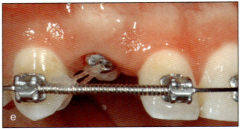

图10-23　B型埋伏牙。（a和b）与邻牙有着安全距离的腭侧埋伏阻生尖牙的三维重建图像，在乳尖牙被拔除后，移动进入牙弓的路径清晰明确。（c）一旦埋伏尖牙在牙弓内的间隙开拓完成后就要进行手术开窗暴露。（d和e）在拔除乳尖牙，手术暴露后，埋伏尖牙就可以直接牵引进入牙弓。

之前，勿纳入矫治系统。当上颌尖牙区宽度不足造成埋伏牙与邻牙接近时，必须利用腭侧扩弓，以创造足够的牙根间和牙弓内的间隙，使埋伏尖牙能够进行安全的牵引和最后移动至牙弓内。

B型（低风险型）

　　这组在正畸牙齿移动之前或过程中，邻牙牙根吸收和牙周破坏的风险较低。在B型病例中，上颌埋伏阻生尖牙经手术暴露后，可直接安全地移动到指定的位置（图10-23）。在这种情况下，支抗预备将决定尖牙暴露的最佳时机。

预防及干预

　　提供一个最有利于自然萌出的环境是首选的治疗方法。在某些情况下，增加牙弓内间隙有助于上颌尖牙生理性萌出，而不需要手术干预。Ericson和Kurol[24]最初建议在选定的病例中拔除乳尖牙，让异位生长的上颌尖牙自然萌出。根据他们的研究结果，在曲面断层片中当一个异位生长的上颌尖牙的牙冠没有越过侧切牙的中线时，在11岁之前拔除上颌乳尖牙，将使91%的上颌尖牙改变生长方向，自然萌出。然而，当异位生长的上颌尖牙牙冠越过上颌侧切牙中线时，自行萌出的成功率只有64%。他们还报道说，如果上颌埋伏阻生尖牙的牙冠超过上颌侧切牙的牙根近中时，拔除上颌乳尖牙将不会进行自我调整，需要手术干预。Alessandri Bonetti等人[44]发现，同时拔除上颌乳尖牙和第一乳磨牙，在预防腭侧和中部尖牙埋伏比单独拔除乳尖牙更为有效。

如之前的图10-18所示，如果上颌在尖牙间区狭窄，或牙弓长度不足伴前牙拥挤，腭侧扩弓也可使异位生长的上颌尖牙自我调整，自然萌出。

一般来说，虽然情况有所不同，但如果异位的上颌尖牙对预防措施没有反应时，就必须进行手术干预。

手术和正畸治疗

首先，全面回顾患者的病史，并进行临床和影像学检查。在相应的诊断后，大多数情况下，手术暴露和正畸处理使其萌出进入牙弓是首选的治疗方案。这种方法必须提供足够的牙周支持，以维持软硬组织的完整性。其他需要考虑的因素，除了患者年龄以外，还应包括患者治疗的积极性、良好的卫生习惯、充足的间隙、尖牙的位置以及牙列是否有利于正畸治疗。

如果手术暴露或达到理想结果的治疗时间存在限制因素时，拔除上颌尖牙、利用前磨牙替代、保留上颌乳尖牙，以及自体移植和将来的种植体植入也需要被纳入考虑。牙根完全形成的水平阻生牙、牙固连和弯根通常会有较差的预后，需要拔除进行其他治疗。在某些情况下，固连的上颌尖牙在手术暴露时通过脱位来松动，然后即刻进行正畸牵引。错误的手术暴露和正畸移动往往会导致暴露的上颌尖牙或邻牙的附着丧失、牙根吸收和治疗时间延长。

通常先将牙弓排齐整平，创造出足够的间隙，并在手术干预前设置适当的支抗。然后放置一根有一定强度的不锈钢弓丝，以充分支持正畸牵引。A型埋伏牙会增加邻牙牙根吸收或附着丧失的风险，需在牙齿正畸移动之前进行外科干预。在这种情况下，可以使用临时支抗装置（TAD）。TAD的大小和位置的设计可以作为三维正畸和外科治疗计划中的一部分。

Kokich和Mathews[45]提出了另一种方法来处理腭侧埋伏异位的上颌尖牙，就是在正畸治疗前进行手术暴露。这种方法，是在腭部翻开全厚黏骨膜瓣，并把覆盖在直到釉牙骨质界处（CEJ）的牙釉质表面的所有骨组织去除。再将龈瓣重新定位，切除覆盖在上颌尖牙的部分龈瓣。这种方法可以让埋伏的尖牙自行萌出。图10-24显示了一个12岁男孩上颌腭侧埋伏尖牙的自行萌出。

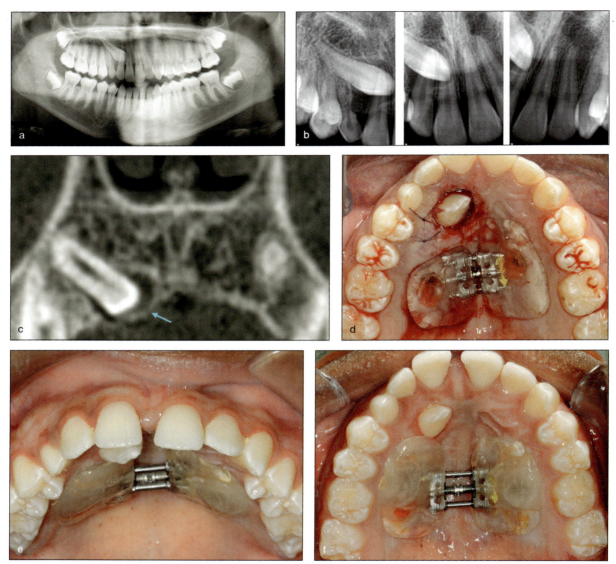

图10-24 （a）一个上颌左侧尖牙埋伏阻生的12岁男孩埋伏的上颌右侧尖牙的曲面断层片。（b）埋伏牙的根尖片。利用 Clark's定则和根尖片判断尖牙位于腭侧。（c）CBCT的冠状面切片显示埋伏尖牙位于腭侧位（箭头所示）。（d）开窗暴露埋伏尖牙，在牙齿移动前安装临时支抗装置的扩弓器。（e和f）在手术暴露2个月后的正面和咬合面照片显示，上颌右侧尖牙垂直地自行萌出。（Courtesy of Dr Philip Josephs）

唇侧阻生牙的外科处理

对于上颌唇侧埋伏阻生尖牙来说，有3种手术方法：（1）牙龈切除术；（2）根向复位瓣术（APF）；（3）闭合性萌出[12]。每种手术都有其适应证、优点和局限性。在一篇系统综述中，Incerti-Parenti等人[41]发现，与APF

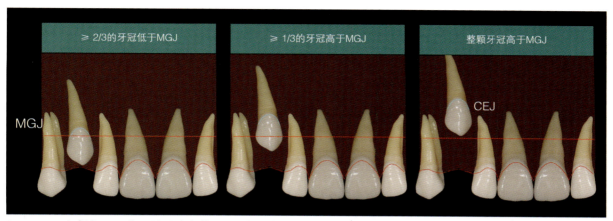

图10-25　根据与MGJ位置关系改良的上颌唇侧埋伏尖牙的Kokich分类。

相比，牙龈切除的牙周预后较差。Cassina等人[46]的系统综述报告，开放性手术相对于闭合性手术发生牙固连的风险更小，治疗时间更短。

　　为了防止边缘的牙周组织被唇肌和颊肌牵拉，必须有足够的附着龈[47]。Orban和Sicher[48]最先提出了牙槽黏膜和咀嚼黏膜之间的明显区别。正常情况下，承受机械压力区域（咀嚼黏膜）的黏膜下层，与未暴露于同一水平机械压力区域（被覆黏膜）的黏膜下层的结构特征有很大不同。咀嚼黏膜与深部组织附着牢固，致密网状结缔组织通过最小的弹性纤维将骨膜与上皮组织相连。而牙槽黏膜通常有一个薄层的致密结缔组织，不与深层组织紧密联系，有一定的活动度，并且富含弹性纤维。文献广泛报道了牙槽黏膜作为边缘组织的功能不佳，常伴有一定程度的炎症反应[47,49]。在炎症存在情况下，正畸移动会增加附着丧失的风险[47]。膜龈联合（MGJ）将附着龈和牙槽黏膜区分开来。上颌唇侧埋伏尖牙根据

与MGJ的关系分为不同的高度（图10-25）。上颌唇侧埋伏尖牙的手术暴露，必须充分考虑其相对于MGJ的位置，以避免牙齿周围出现膜龈问题[45]。为了实现这一目标，Levin和D'Amico[50]、Vanarsdall和Corn[47]提出了解决唇侧埋伏牙的APF技术。

在CBCT图像上投射MGJ的技术

　　为了确定上颌埋伏阻生尖牙与MGJ的相对位置，必须将临床和三维评估相结合（图10-26）。首先，在进行口腔内检查时，辨别出埋伏牙附近的MGJ。使用牙周探针分别测量两相邻上颌牙牙尖中心到MGJ的距离（图10-26a和c）。两相邻牙与MGJ的交点标记为X点和Y点。然后将这些测量数据转移到三维重建图像上（图10-26b和d）。X点和Y点之间的连线就是在埋伏牙水平投射的MGJ。最后一步确定上颌埋伏牙相对于投射MGJ的位置。一旦确定了位置，就可以选择最合适的手术入路。

　　另一种将MGJ投射到唇侧埋伏尖牙上的技

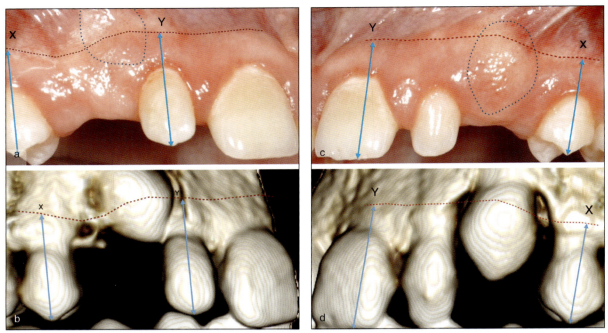

图10-26 利用临床测量的连线在三维重建图像上投射的MGJ。（a和b）上颌右侧颊侧埋伏尖牙牙冠的1/2位于 MGJ之下。（c和d）上颌左侧埋伏尖牙牙冠的2/3位于MGJ之下。

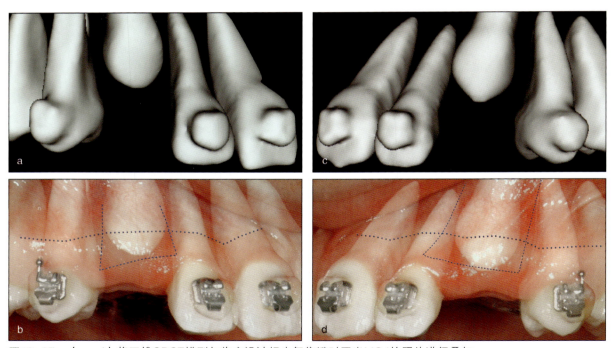

图10-27 （a～d）将三维CBCT模型与临床设计根尖复位瓣时画出MGJ的照片进行叠加。

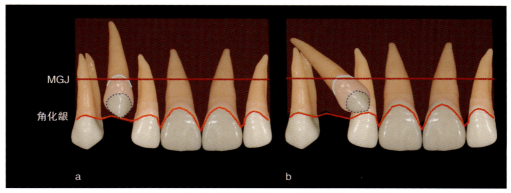

图10-28　（a）垂直的埋伏牙。（b）倾斜的埋伏牙。两幅图的上颌埋伏尖牙牙冠超过2/3都位于MGJ的冠方，应在蓝色虚线区域处行牙龈切除，并在切口的根方保留3~4mm的角化龈。

术，是在CBCT扫描基础上利用口内扫描或照片进行三维叠加（图10-27）。该技术简化了正畸医师和外科医师之间的沟通，并帮助进行精确的切口设计。

牙龈切除术

牙龈切除术是一种简单的手术方法，就是切除覆盖在上颌埋伏尖牙上的牙龈。虽然这种方法是侵入性最小的，但它对手术技术要求较高。没有正确识别上颌埋伏尖牙及错误的切口设计可能会危及牙齿的牙周组织。

适应证

这项技术只适用于牙冠表面没有骨组织覆盖的软组织埋伏牙，且至少有2/3的牙冠位于MGJ的冠方。它可用于直立和倾斜位的上颌唇侧埋伏尖牙，需有足够宽的牙龈，使暴露的牙冠可以在根方保留3~4mm的角化龈（图10-28）。

禁忌证

牙龈切除术禁用于牙冠超过1/3位于MGJ根方的上颌埋伏尖牙，以及需要去除覆盖在牙冠上的骨组织时。在这些情况下，为了使埋伏牙达到适当的暴露，只能进行强制性翻瓣。

过程

牙龈切除术必须采取一切预防措施，以阻止埋伏尖牙的CEJ暴露。在切除牙龈前需要精确识别上颌埋伏尖牙的CEJ与MGJ之间的位置关系。这可以通过三维图像和临床牙周检查来实现。要有足够的牙龈宽度，来防止膜龈问题的发展，即至少在暴露区域的根方保留3~4mm的牙龈。虽然这项技术可以用手术刀片（图10-29）、激光或电刀（图10-30）完成，但使用刀片会使组织损伤和改建的可能性降到最低。由于上颌尖牙位置浅表，特别是在使用激光或者电刀进行牙龈切除时，仅需要暴

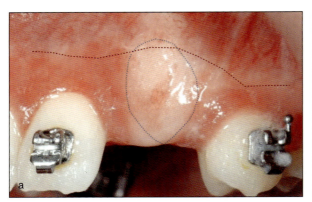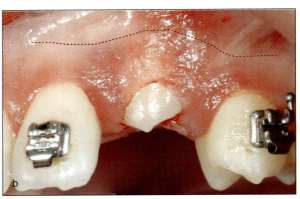

图10-29　一个15岁上颌左侧尖牙埋伏阻生的患者，伴有薄的牙龈生物型。（a）上颌左侧埋伏尖牙牙冠的CEJ投影在MGJ的稍向根方处。（b）用15C的刀片进行牙龈切除术暴露牙冠。手术仅暴露1/3的解剖牙冠，在切口的根方保留4mm的角化龈。

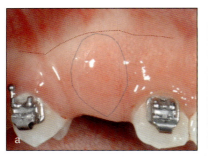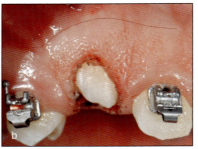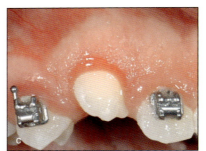

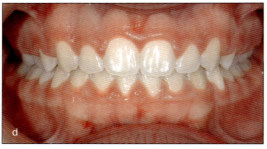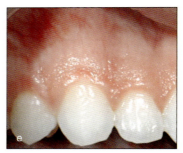

图10-30　一个13岁上颌右侧尖牙埋伏阻生的女孩，伴有厚的牙龈生物型。（a）上颌右侧埋伏尖牙牙冠的CEJ投影在MGJ的稍向冠方处。（b）利用电刀进行牙龈切除术暴露牙冠。在部分牙冠周围可以看到不规整的龈缘形态。手术仅暴露1/3的解剖牙冠，在切口的根方保留4mm的角化龈。（c）1个月之后愈合。（d）1年后随访时，上颌右侧尖牙的龈缘与对侧尖牙的水平一致。（e）3年后随访时。

露少量的牙冠。牙龈越薄，牙冠所需暴露的越少，因为在愈合过程中一部分边缘牙龈会发生重塑并向根尖收缩（图10-31）。过度切除组织可能会使牙龈向MGJ退缩，导致附着龈丧失

（图10-32）。用刀片做一个内斜切口，让理想的软组织贴合于暴露的牙冠。当上颌尖牙位于牙槽骨中央时，也需要切除牙尖腭侧的牙龈。

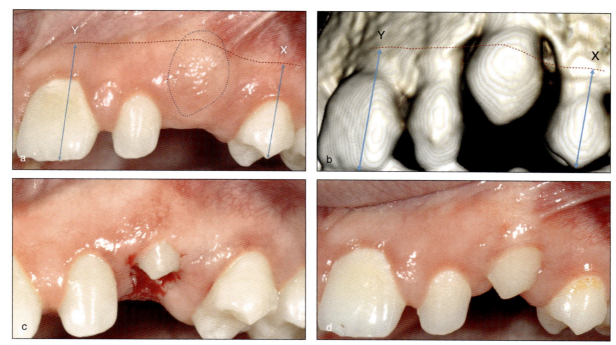

图10-31　一个12岁上颌左侧尖牙颊侧埋伏阻生的男孩，伴有薄的牙龈生物型。（a）上颌左侧埋伏尖牙牙冠的CEJ投影在MGJ的稍向根方处。（b）埋伏尖牙与投射的MGJ的三维重建图。（c）用15C的刀片进行牙龈切除术暴露牙冠。手术仅暴露1/4的解剖牙冠，在切口的根方保留5mm的角化龈。（d）术后2周，观察到位于切口根方的牙龈组织有显著的改建，在龈缘的根方只剩3mm的角化龈。

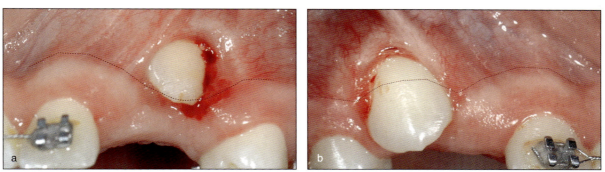

图10-32　（a和b）一个双侧上颌尖牙异位的25岁女性，其CEJ位于MGJ的根方。在错误的牙龈切除手术暴露的2个月后，由于缺少角化附着龈，尖牙的龈缘有炎症和出血的迹象。

附件粘接

　　将附件粘接到暴露的牙冠上，立即进行牵引或者在软组织愈合完成后开始牵引。

根向复位瓣术

　　为了给暴露的上颌尖牙提供足够的咀嚼黏膜，根向复位瓣术采用了软组织带蒂移植的概念，将靠近冠方的角化龈分别从切端、近中和

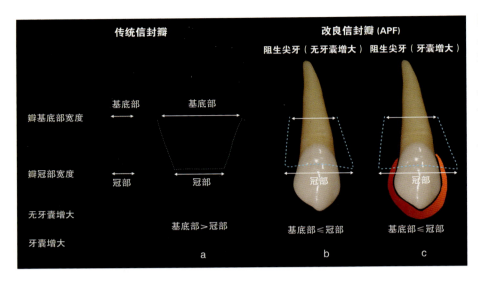

图10-33   （a）应用在牙槽嵴增高术中的传统信封瓣的简图。其基底部的龈瓣宽于冠部。（b和c）应用在颊侧暴露的上颌埋伏尖牙根向复位的改良转位瓣简图。（b）不伴牙囊增大的上颌埋伏尖牙，冠方龈瓣的宽度稍大于牙冠两线角间的宽度。（c）伴牙囊增大的上颌埋伏尖牙，冠方龈瓣的宽度比牙囊最宽处稍大。

远中面剥离出来，但在根方仍有附着。然后将带蒂龈瓣根向复位，覆盖在暴露牙冠的颈1/3处。这可能是最需要手术技术的操作，需要全面掌握牙周解剖知识和牙周整形手术的技巧。APF技术使用不当可能导致结果不美观和牙龈退缩的问题[39,51]。

适应证

当上颌埋伏尖牙牙冠至少有1/2位于MGJ根方时，可采用APF技术。APF技术可用于A型和B型唇侧埋伏的上颌尖牙，也可用于软组织和骨埋伏的情况。

禁忌证

这项技术基本没有禁忌证。然而，在高位前庭处埋伏或深部骨埋伏的情况下，理想的龈瓣难以附着于尖牙时，就变得非常具有挑战性。在这些情况下，需要利用三维图像制订全面的治疗计划，以确定牙齿相对于MGJ的确切位置。根据CBCT确定的其他参数，如牙冠宽度、牙尖在颊舌侧的方向、旋转、倾斜和牙囊大小等对于龈瓣的角度和宽度的设计至关重要。

过程

成功的APF很大程度上取决于剥离开的角化龈缘的血供，并与蒂的厚度和切口设计有关。为了使暴露的颊侧埋伏尖牙达到理想的龈瓣贴合和美学效果，应考虑对传统的信封瓣进行改良。与传统的牙槽嵴增高术龈瓣在基底部更宽（图10-33a）不同的是，改良后的APF技术，笔者推荐龈瓣在基底与冠部等宽或在基底窄于冠部（图10-33b），基底部最窄应为4~5mm。带蒂龈瓣的近远中要足够宽，至少能覆盖超过牙冠线角1.5mm（图10-33b）。当埋伏牙出现牙囊增大时，龈瓣冠方的宽度应大于牙囊的宽度，以保证良好的龈瓣贴合于牙冠和邻近的骨壁（图10-33c）。这种设计允许龈瓣自由旋转、根向复位、被动附着于暴露的牙冠（图10-34）。当上颌埋伏尖牙牙轴倾

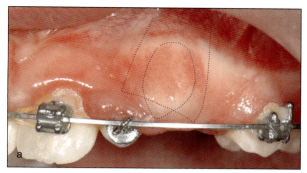

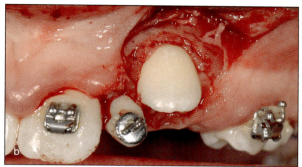

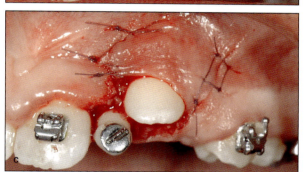

图10-34　一个上颌左侧尖牙颊侧埋伏的13岁男孩。（a和b）冠方的颊侧龈瓣比根方稍宽，以让龈瓣根向复位附着于暴露的牙冠周围。（c）间断缝合根向复位瓣。为了将牙尖暴露，需要将左侧锥形侧切牙周围及埋伏尖牙腭侧的牙龈组织切除。

斜时，将龈瓣自缺牙区牙槽嵴顶上提，向埋伏牙牙冠或是向平行于三维重叠影像中埋伏尖牙牙轴方向旋转。如果上颌侧切牙和中切牙有足够宽度的角化组织，可以将其剥离到埋伏牙正下方，然后在根部复位。

　　根据三维显示的埋伏牙位置和大小，用15C刀片在冠方、近中和远中面划出切口线。将切开的部分全厚瓣轻轻向根方剥离，留下附着于骨组织上的骨膜。当龈瓣完全从三面剥离开后，用外科刮匙和车针去除暴露在釉质表面的软组织和骨组织。在牙囊增大或深部骨埋伏的情况下，必须将暴露的牙冠周围特别是牙尖区域的骨突去除，以避免对牙齿移动和龈瓣贴合产生影响。必须采取一切预防措施，防止上颌埋伏尖牙的根面暴露。然后将龈瓣向根方推移并在CEJ的冠方2~3mm的位置复位，并缝合。良好贴附于暴露牙冠上的带蒂龈瓣不会随

着唇部运动而移动，通常不需要缝合。同时也必须采取一切预防措施，防止龈瓣与根面之间形成血肿。放置敷料将会保护新的移植区，使龈瓣与牙面之间形成良好的封闭。

附件粘接

　　这种技术在手术时通常不会放置托槽或其他附件。在正畸加力之前，初始愈合期给予了上皮形成和软组织重新附着的时间。术后7~10天粘接正畸附件，并且可以开始施加轻力。在深部高位埋伏的情况下，存在软组织过度生长的风险，可能会在以后的诊疗中影响粘接，所以建议在手术当天粘接附件（图10-35）。

闭合式助萌术

　　闭合式助萌术是一种手术暴露技术，通过

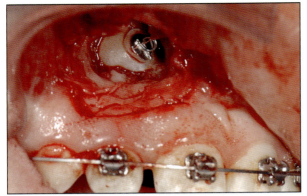

图10-35　在手术时将托槽粘接于深部埋伏的上颌右侧尖牙。

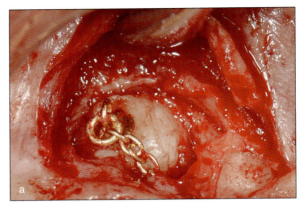

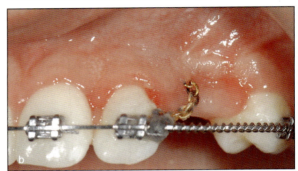

图10-36　（a）在手术暴露时粘接附件。（b）金链从愈合的切口线处穿出固定在弓丝上。

附件（金链）粘接在手术暴露的牙齿上，再将龈瓣重新定位覆盖住它。

适应证

这项技术适用于垂直高位埋伏且不与邻牙牙根重叠（B型）的上颌尖牙，可以通过直接牵引进入牙弓。Vermette等人[51]曾报道，如果埋伏尖牙明显位于MGJ的根方，应用APF技术存在不稳定和复发的可能性。所以学者建议在深部骨埋伏牙使用闭合式助萌术。

禁忌证

这项技术禁用于A型埋伏牙，因埋伏上颌尖牙是倾斜的且位于邻牙牙根上。在这种情况下，由于邻牙有牙根吸收或骨丧失的风险，所以禁止埋伏牙直接向牙弓内牵引。它必须先开放暴露，再向唇侧移动远离邻牙的牙根，然后再直接牵引进入牙弓。

过程

在角化龈上做切口，并翻开颊侧龈瓣。与APF不同的是，当局部翻瓣时，闭合式助萌术需要掀开全厚瓣才能到达上颌埋伏尖牙的牙冠。需用与APF相似的方法，去除所有覆盖在埋伏尖牙上的骨组织。埋伏尖牙一旦暴露，就把附件金链粘接在牙冠上。然后将龈瓣重新复位在埋伏尖牙上，并与穿过切口线的金链缝合，以便进行正畸牵引。

在这项技术中附件粘接是一个问题，有时可能需二次手术重新粘接。Vanarsdall和Corn[47]报道了闭合式助萌术可能会导致软组织瘢痕形成，从而减慢正畸移动。此外，结缔组织也可能向金链内生长，在牵引过程中引起疼痛。

附件粘接

应用这种技术时，应在手术过程中粘接附件（图10-36）。

腭侧埋伏牙的外科处理

上颌腭侧埋伏较唇侧埋伏更为常见。腭侧埋伏牙手术干预可以通过两种方法：牙龈切除术和闭合式助萌术。根据最近的一项随机对照研究[52]和系统综述显示[46,53]，这两种方法具有相似的美学和牙周结果；然而，开放式的治疗方法治疗时间更短，牙固连的风险更小[46]。

牙龈切除术

适应证

这种方法适用于A型和B型埋伏牙。

禁忌证

这种方法没有禁忌证。

过程

在牙龈切除术中，做一个与邻牙龈缘距离3mm的半月形切口，分别向前后延伸5mm到达埋伏区域。然后将全厚黏骨膜瓣掀开，去除覆盖在牙冠直到CEJ的釉质表面的所有骨组织。龈瓣重新复位后，做一个外斜切口将覆盖在上颌埋伏尖牙牙冠表面的软组织切除，以防止组织过度生长。最后利用间断缝合固定龈瓣，防止术后出血。建议使用牙周敷料覆盖腭侧暴露的尖牙，这样可以使龈瓣更好地贴合，防止组织过度生长，并在愈合过程中让患者感到舒适（图10-37）。

附件粘接

附件可以在手术暴露时或软组织愈合完成后粘接。深部骨埋伏或在暴露牙几乎没有移动需要立即牵引的情况下，由于存在组织过度生长的风险，所以附件应在手术暴露时粘接。在其他情况下，附件可在牙暴露约2周软组织愈合后进行粘接。这样会在粘接过程中形成良好的隔离。腭侧暴露的尖牙在移动接近牙弓后，通常需要二次牙龈切除，以去除牙冠进入牙弓路径中被压缩的腭侧牙龈。这在远离其理想位置的上颌尖牙中更为常见（位于腭中缝的内侧）。

改良

当上颌乳尖牙滞留，而上颌尖牙在腭侧埋伏时，利用CBCT图像确定二者之间的距离是至关重要的。当上颌埋伏尖牙与上颌乳尖牙位置（位于腭中缝的外侧）接近时，应在手术暴露上颌埋伏尖牙时拔除上颌乳尖牙。同时，除了以上所述的腭部手术暴露过程外，还应去除拔牙窝和埋伏尖牙牙冠之间的软硬组织，以形成尖牙进入牙弓的萌出通道。这种方法可以让牙齿有效地移动，而且可能无须二次牙龈切除。当遇到B型腭侧埋伏牙，且上颌乳尖牙缺

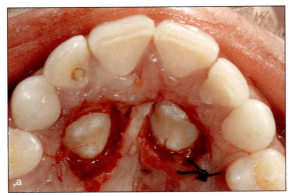
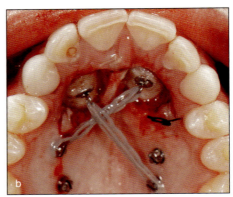
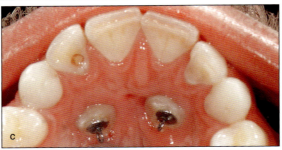

图10-37 （a）腭侧开窗暴露上颌埋伏尖牙。利用外斜切口做一个圆形的切口线，防止组织再生。（b）在尖牙暴露后利用TAD立即进行牵引。（c）手术暴露1个月后，尖牙的牙龈边缘健康，软组织没有明显再生。

失时，暴露在外的上颌尖牙可以直接牵引进入牙弓，而不会对邻牙造成损害。同时也应该去除牙齿进入牙弓的路径中的牙龈以及骨组织。这更适用于位于腭中缝平行线外侧的上颌埋伏尖牙。

闭合式助萌术

适应证

这种方法仅适用于B型埋伏牙，即在牙齿可以移动进入牙弓，而不存在邻牙附着丧失或牙根吸收风险的情况下应用。

禁忌证

这种方法禁用于A型埋伏牙，因为存在邻牙牙根损伤的风险。

过程

这项技术需要掀开全厚黏骨膜瓣，去除直到CEJ的釉质表面的骨组织。然而，却无须切除任何软组织。之后在上颌埋伏尖牙的牙冠上粘接连着金属丝或金属链的附件，重塑龈瓣，再将它们从切口处的软组织牵出（图10-38）。通过金属丝或金属链来产生正畸牵引力。当上颌尖牙萌出时，可以根据需要去除多余的链条，继续牵引。如果附件脱落了，则需要进行二次手术来重新粘接。

附件粘接

在闭合式助萌术中，附件应在手术时粘接。

图10-38　上颌腭侧埋伏尖牙用闭合方式暴露的图片。

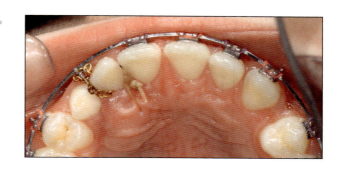

上颌埋伏尖牙的术后正畸处理

　　如果没有完整的PDL，暴露上颌尖牙的正畸移动是不可能实现的。在治疗前通过CBCT图像评估埋伏尖牙牙根周围的PDL间隙是否存在以及牙根的形态是至关重要的。上颌埋伏尖牙如果在X线片上缺少PDL间隙，可能会发生牙固连。此外，弯根牙也可能对正畸牵引没有反应。所以在每次手术暴露时都应对尖牙的移动度进行检查。缺乏动度的上颌尖牙，如经手术暴露证实了其发生牙固连，则需要立即进行脱位并牵引。暴露的尖牙需要用持续轻力来牵引。这是通过每2~3周一次使用弹性拉簧或弹性皮链牵引来实现的。

　　上颌埋伏尖牙的正畸治疗是复杂的，需要适当的牙弓间隙、足够的支抗控制以及使用特殊的辅助装置来进行持续牵引。

间隙扩展考量因素

　　上颌埋伏尖牙常伴牙弓内间隙不足。这通常是由于伴或者不伴牙列拥挤的上颌骨横向发育不足，或邻牙异位于尖牙的位置。所以扩展牙弓内尖牙的间隙应考虑到病因。若上颌骨横向发育不足，则需要用矫形扩弓解决。此外，对于位于尖牙位置的其他牙齿，可使用传统的颌内及颌间方法将其移动至原本的位置。在某些情况下，邻牙（通常是上颌第一前磨牙）可能会阻碍埋伏尖牙移动进入牙弓，因此可能需要将其拔除。此时，拔除前磨牙应该是利大于弊的。前磨牙的拔除应该在上颌埋伏尖牙显露出来，并且没有发生牙固连之前进行。如果没有扩展出足够的间隙，那么应该推迟尖牙进入牙弓的时间。在A型埋伏牙中，当埋伏尖牙与邻牙牙根之间的距离接近时，可能有牙根吸收或附着丧失的风险时，应延迟间隙的扩展。在尖牙充分暴露，并将其从邻牙牙根处移开之后再进行。

支抗考量因素

　　异位的上颌尖牙以及突出的根面解剖形态，对正畸牵引有显著的阻力。当设计的正畸支抗不能对抗这种阻力时，可能会发生不利的牙齿移动。临床表现为牙弓变形、开殆、支抗丧失以及邻牙的损害（图10-39）。

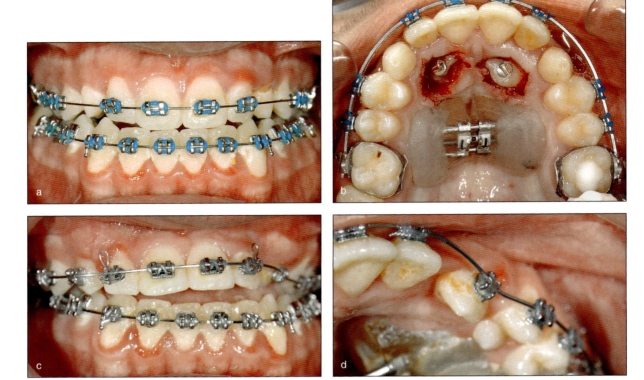

图10-39　（a和b）一个伴有上颌骨狭窄的21岁男性，在手术暴露腭侧埋伏尖牙及放置TAD支持的腭侧扩弓器的图片。（c和d）腭侧埋伏尖牙进行正畸牵引8个月后，由于上颌尖牙发生牙固连，出现前牙开𬌗和上颌𬌗平面偏斜。

　　用于治疗埋伏尖牙的正畸支抗可分为有牙支持式、无牙支持式及二者的结合（图10-40）。牙支持式支抗包括不锈钢弓丝、TPA和麻花丝（图10-41）、Nance弓和牙支持式的快速腭侧扩弓器［Hyrax、粘接式快速腭扩弓器（RPE）和Haas RPE］。当使用0.22尺寸的托槽进行正畸治疗时，建议用0.019"×0.025"或更粗的不锈钢弓丝进行支抗控制。若使用0.18尺寸的托槽进行处理时，不锈钢弓丝可能不能提供足够的支抗。在这种情况下，需要额

外的支抗装置，以避免不必要的牙齿移动。无牙支持式支抗包括TAD和TAD支持的装置。如TAD支持的快速腭侧扩弓器，它们为A型埋伏牙提供了理想的支抗，在牙弓内支抗准备完成之前，正畸治疗开始时进行手术暴露和正畸牵引（图10-42）。当需要通过弓丝或是利用TAD加强的支抗牙进行阻生尖牙牵引时，可使用间接联合支抗防止不必要的牙齿移动（图10-43）。

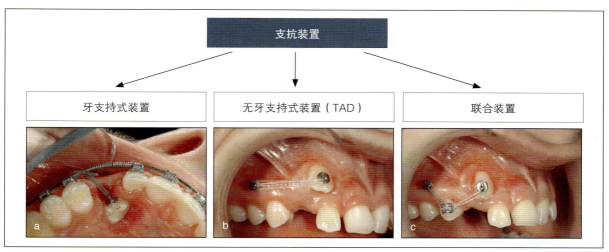

图10-40 处理埋伏尖牙的正畸支抗装置类型。（a）牙支持式支抗装置。将腭侧尖牙用常规的 0.019"×0.025"的不锈钢弓丝牵引。（b）无牙支持式支抗装置。将颊侧尖牙直接用TAD牵引。（c）联合支抗装置。用TAD加固的前磨牙牵引颊侧位尖牙。

图10-41 A型腭侧埋伏尖牙手术开窗暴露后的腭侧观。利用腭侧麻花丝向后向下牵引，离开上颌切牙的牙根。

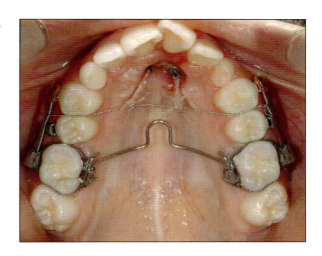

牵引考量因素

当设计施加于上颌埋伏尖牙的牵引力时，了解所需移动的方向是至关重要的。在A型埋伏牙中，暴露的上颌尖牙首先应远离邻牙。深部埋伏尖牙在移动到牙弓的理想位置之前，需要先萌出进入口腔。有几种辅助装置可用于牵引外露的尖牙，包括弹性皮链、橡皮圈、镍钛（NiTi）拉簧和定制的辅助弹簧，如带翼门形辅弓、石弩形簧。此外还有不同的附件，包括舌侧扣和托槽。暴露的尖牙可直接用弓丝、经腭辅弓或TAD牵引。

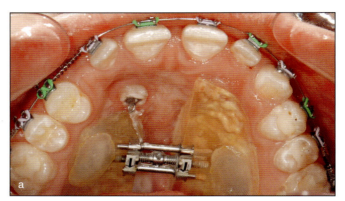

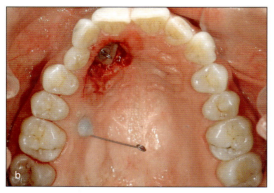

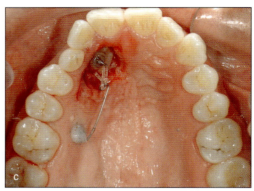

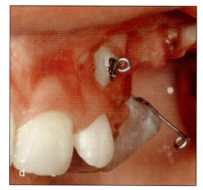

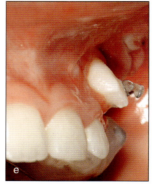

图10-42　（a）腭侧尖牙用TAD支持的RPE直接牵引。（b和c）利用0.018"的钛钼合金（TMA）自制成的垂直弯曲簧将A型腭侧埋伏尖牙直接向TAD牵引。（d和e）用自制的0.018"TMA垂直弯曲簧固定于粘接式扩弓器上，对A型颊侧埋伏尖牙进行牵引。

唇侧埋伏的考量因素

对于低位的唇侧埋伏，可以在主弓丝上放置一根轻力镍钛丝，直接将尖牙排齐（图10-44）。如果位置太靠根方，需要通过附件施加垂直牵引力，再用正畸丝固定基础弓丝上。若尖牙位于侧切牙之上，则需远中与唇向力一起牵引尖牙离开侧切牙。这可以通过一个

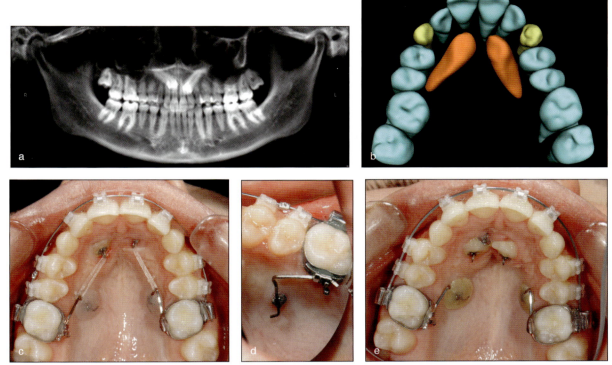

图10-43　一个伴有双侧腭侧尖牙埋伏的22岁女性。（a和b）曲面断层片和三维重建图像显示腭侧埋伏尖牙是倾斜位。（c和d）联合间接支抗装置的目的在于，为深部埋伏尖牙提供向后的直立萌出路径。（e）牵引5个月之后的腭侧观显示尖牙直立地萌出。

由0.018"的钛钼合金制成的带翼门形辅弓（图10-45）来实现。尖牙被牵引离开侧切牙后，它可以进一步向远中移动，位置一旦足够低，就可以直接移动进入牙弓。

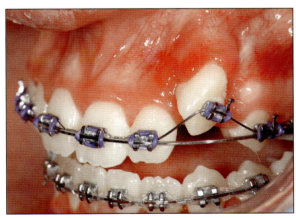

图10-44　一个上颌尖牙唇侧位（利用APF暴露）的女孩。利用轻力的0.014"镍钛丝开始牵引。

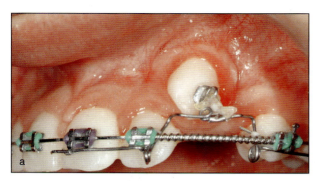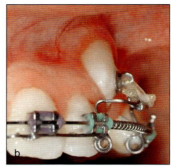

图10-45 （a和b）一个15岁女孩，利用带翼门形辅弓进行上颌左侧尖牙的颊侧牵引。

腭侧埋伏的考量因素

根据埋伏的深度和距牙弓理想位置的距离，上颌腭侧埋伏尖牙可以直接与弓丝连接牵引，也可以被腭侧的支抗装置牵引。腭侧埋伏尖牙的位置与横断面的腭中缝平行线有关。这条线平行于腭中缝，投射在侧切牙和中切牙的邻接面上（图10-46a）。位于腭中缝平行线外侧的腭侧埋伏尖牙（图10-46b中的右侧尖牙），由于其靠近牙弓的理想位置，可直接被弓丝牵引。而朝向腭中缝平行线内侧的腭侧埋伏尖牙，需要腭侧的辅助支抗垂直牵引来进一步移动（图10-46b中的左侧尖牙）。

可以利用弹性皮链把上颌尖牙和腭侧结扎丝（0.010"的麻花丝；图10-46b）连接起来，或用石弩形簧（0.018"澳丝；图10-47），来完成牙齿的垂直萌出。Kokich[12]报道了使用石弩形簧，它可以直接将力量作用在牙槽窝上，从而最小化唇向力。如果在上颌埋伏尖牙上拴上一条金链，就可以利用连接在链条上的弹性皮链进行牵引。在垂直萌出时，密切监测是很重要的。在使用石弩形簧进行牵引时，每2~3周需要进行一次常规随访，因为尖牙可能从腭侧过度萌出，增加了附着丧失的风险。

滞留乳尖牙拔除时机的考量因素

上颌埋伏尖牙的患者常伴有乳尖牙滞留。虽然上颌乳尖牙的拔除，可能有助于预防在上颌尖牙根发育的早期发生的埋伏。但它们在正畸治疗开始时就被拔除，对于年长患者来说可能有着美观的顾虑。当上颌尖牙距牙弓中理想位置较远时，可以推迟拔除滞留的乳尖牙，直至将暴露在外的尖牙移至接近其理想位置时，如图10-48所示。

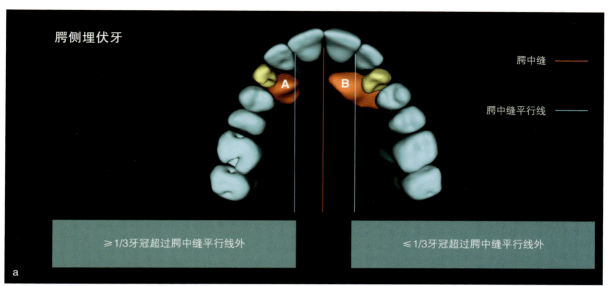

图10-46　腭侧阻生尖牙与腭中缝平行线的关系。
（a）三维重建图像显示右侧阻生尖牙（A）位于腭中缝平行线远中，左侧阻生尖牙（B）位于腭中缝平行线近中。（b）同一患者腭侧图片示：右侧尖牙直接与弓丝激活牵引，左侧尖牙通过使用腭侧跨殆区舌侧丝激活牵引。

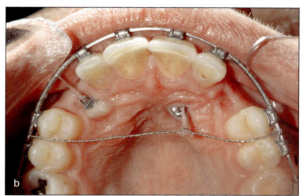

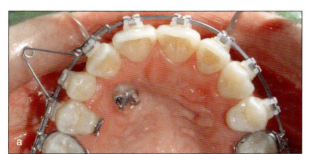

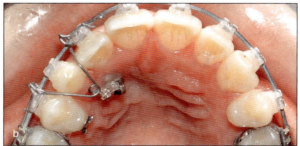

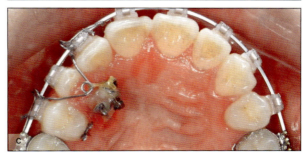

图10-47　（a）上颌右侧腭侧的尖牙利用石弩形簧垂直萌出。（b）1个月后随访。（c）2个月后随访。

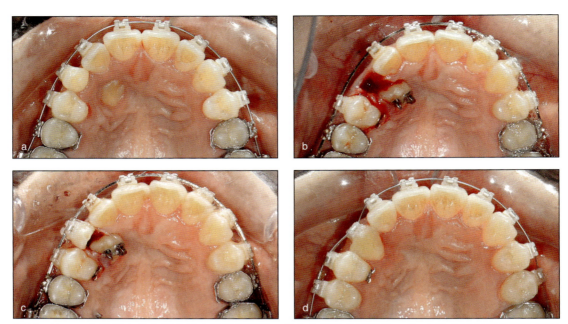

图10-48　一个25岁女性上颌右侧尖牙腭侧埋伏，伴有右侧乳尖牙滞留。（a）乳尖牙出于美观的因素保留，并且排入初始弓丝内。（b）当尖牙移动接近牙弓中理想的位置时，拔除乳尖牙。（c）在尖牙进入牙弓前，乳尖牙应纳入弓丝体系中（d）。

结论

　　传统的二维图像通过先进的三维CBCT技术得到了极大的提升。最新的计算机引导软件和CBCT成像为准确的诊断与治疗打开了大门。全面而准确的诊断后进行模拟治疗计划，可以让临床医师改进治疗方法。这使我们能够进一步调整参数，以使治疗结果得以改善，造福患者。

参考文献

[1] Stones HH. Oral and Dental Diseases: Aetiology, Histopathology, Clinical Features and Treatment, ed 4. Edinburgh: E & S Livingstone, 1962.

[2] Bass TB. Observations on the misplaced upper canine tooth. Dent Pract Dent Rec 1967;18:25–33.

[3] Becker A. The Orthodontic Treatment of Impacted Teeth, ed 2. Oxford: Informa Healthcare, 2007.

[4] Kokich V, Mathews D. Surgical and orthodontic management of impacted teeth. Dent Clin North Am 1993;37:181–204.

[5] Peck S, Peck L, Kataja M. The palatally displaced canine as a dental anomaly of genetic origin. Angle Orthod 1994;64:249–256.

[6] Bishara SE. Impacted maxillary canines: A review. Am J Orthod Dentofacial Orthop 1992;101:159–171.

[7] Cooke J, Wang HL. Canine impactions: Incidence and management. Int J Periodontics Restorative Dent 2006;26:483–491.

[8] Proffitt WR, Fields HW Jr, Sarver DM. Contemporary Orthodontics, ed 4. St. Louis: Mosby, 2007.

[9] Bedoya MM, Park JH. Diagnosis and management of impacted canines. J Am Dent Assoc 2009;140:1485–1493.

[10] Ericson S, Kurol J. Radiographic examination of ectopically erupting maxillary canines. Am J Orthod Dentofacial Orthop 1987;9:483–492.

[11] Kim Y, Hyun HK, Jang KT. The position of maxillary canine impactions and the influenced factors to adjacent root resorption in the Korean population. Eur J Orthod 2012;34:302–306.

[12] Kokich V. Surgical and orthodontic management of impacted maxillary canines. Am J Orthod Dentofacial Orthop

2004;126:278–283.

[13] Dewel BF. The upper cuspid: Its development and impaction. Angle Orthod 1949;19:79–90.

[14] McConnell TL, Hoffman DL, Forbes DP, Janzen EK, Weintraub NH. Maxillary canine impaction in patients with transverse maxillary deficiency. ASDC J Dent Child 1996;63:190–195.

[15] Becker A, Smith P, Behar R. The incidence of anomalous maxillary lateral incisors in relation to palatally-displaced cuspids. Angle Orthod 1981;51:24–29.

[16] Sajnani AK, King NM. The sequential hypothesis of impaction of maxillary canine: A hypothesis based on clinical and radiographic findings. J Craniomaxillofac Surg 2012;40:e375–e385.

[17] Peck S, Peck L, Kataja M. Concomitant occurrence of canine malposition and tooth agenesis: Evidence of orofacial genetic fields. Am J Orthod Dentofacial Orthop 2002;122:657–660.

[18] Langberg BJ, Peck S. Adequacy of maxillary dental arch width in patients with palatally displaced canines. Am J Orthod Dentofacial Orthop 2000;118:220–223.

[19] Al-Nimri K, Gharaibeh T. Space conditions and dental and occlusal features in patients with palatally impacted maxillary canines: An aetiological study. Eur J Orthod 2005;27:461–465.

[20] Yan B, Sun Z, Fields H, Wang L, Luo L. Etiologic factors for buccal and palatal maxillary canine impaction: A perspective based on cone-beam computed tomography analyses. Am J Orthod Dentofacial Orthop 2013;143:527–534.

[21] Hong WH, Radfar R, Chung CH. Relationship between the maxillary transverse dimension and palatally displaced canines: A cone-beam computed tomographic study. Angle Orthod 2015;85:440-445.

[22] Clark CA. A method of ascertaining the relative position of unerupted teeth by means of film radiographs. Proc R Soc Med 1910;3:87–90.

[23] Lindauer SJ, Rubenstein LK, Hang WM, Andersen WC, Isaacson RJ. Canine impaction identified early with panoramic radiographs. J Am Dent Assoc 1992;123:91–97.

[24] Ericson S, Kurol J. Early treatment of palatally erupting maxillary canines by extraction of the primary canines. Eur J Orthod 1988;10:283–295.

[25] Serrant PS, McIntyre GT, Thomson DJ. Localization of ectopic maxillary canines—Is CBCT more accurate than conventional horizontal or vertical parallax? J Orthod 2014;41:13–18.

[26] Ericson S, Bjerklin K, Falahat B. Does the canine dental follicle cause resorption of permanent incisor roots? A computed tomographic study of erupting maxillary canines. Angle Orthod 2002;72:95–104.

[27] Dağsuyu IM, Okşayan R, Kahraman F, Aydın M, Bayrakdar IS, Uğurlu M. The relationship between dental follicle width and maxillary impacted canines' descriptive and resorptive features using cone-beam computed tomography. Biomed Res Int 2017;2938691:1-5.

[28] Yan B, Sun Z, Fields H, Wang L. Maxillary canine impaction increases root resorption risk of adjacent teeth: A problem of physical proximity. Am J Orthod Dentofacial Orthop 2012;142:750–757.

[29] Ericson S, Kurol J. Resorption of incisors after ectopic eruption of maxillary canines: A CT study. Angle Orthod 2000;70:415–423.

[30] Ericson S, Bjerklin K. The dental follicle in normally and ectopically erupting maxillary canines: A computed tomography study. Angle Orthod 2001;71:333–342.

[31] Ericson S, Kurol J. Incisor resorption caused by maxillary cuspids. A radiographic study. Angle Orthod 1987;57:332–346.

[32] Alqerban A, Jacobs R, Fieuws S, Willems G. Radiographic predictors for maxillary canine impaction. Am J Orthod Dentofacial Orthop 2015;147:345–354.

[33] Miner RM, Qabandi SA, Rigali PH, Will LA. Cone-beam computed tomography transverse analyses. Part 2: Measures of performance. Am J Orthod Dentofacial Orthop 2015;148:253–263.

[34] Baccetti T, Mucedero M, Leonardi M, Cozza P. Interceptive treatment of palatal impaction of maxillary canines with rapid maxillary expansion: A randomized clinical trial. Am J Orthod Dentofacial Orthop 2009;136:657–661.

[35] Kau CH, Gallerano RL, English JD. A novel classification system for canine impactions – The KPG index. Int J Med Robotics Comput Assist Surg 2009;5:291–296.

[36] Dalessandri D. Migliorati M, Rubiano R. Reliability of a novel CBCT-based 3D classification system for maxillary canine impactions in orthodontics: The KPG index. Sci World J 2013;2013:921234.

[37] Kau CH, Lee JJ, Souccar NM. The validation of a novel index assessing canine impactions. Eur J Dent 2013;7:399–404.

[38] Korbendau JM, Patti A. Clinical Success in Surgical and Orthodontic Treatment of Impacted Teeth. Paris: Quintessence, 2006.

[39] Vanarsdall RL. Efficient management of unerupted teeth: A time-tested treatment modality. Semin Orthod 2010;16:212–221.

[40] Woloshyn H, Artun J, Kennedy DB, Joondeph DR. Pulpal and periodontal reactions to orthodontic alignment of palatally impacted canines. Angle Orthod 1994;64:257–264.

[41] Incerti-Parenti S, Checchi V, Ippolito DR, Gracco A, Alessandri-Bonetti G. Periodontal status after surgical-orthodontic treatment of labially impacted canines with different surgical techniques: A systematic review. Am J Orthod Dentofacial Orthop 2016;149:463–472.

[42] Cahill DR, Marks SC Jr. Tooth eruption: Evidence for the central role of the dental follicle. J Oral Pathol 1980;9:189–200.

[43] Matejka M, Porteder H, Ulrich W, Watzek G, Sinzinger H. Prostaglandin synthesis in dental cyst. J Oral Maxillofac Surg 1985;23:190–194.

[44] Alessandri Bonetti G, Zanarini M, Incerti Parenti S, Marini I, Gatto MR. Preventive treatment of ectopically erupting maxillary permanent canines by extraction of deciduous canines and first molars: A randomized clinical trial. Am J Orthod Dentofacial Orthop 2011;139:316–323.

[45] Kokich VG, Mathews DP. Impacted teeth: Surgical and orthodontic considerations. In: McNamara JA (ed). Orthodontics and Dentofacial Orthopedics. Ann Arbor, MI: Needham, 2001:395–422.

[46] Cassina C, Papageorgiou SN, Eliades T. Open versus closed surgical exposure for permanent impacted canines: A systematic review and meta-analysis. Eur J Orthod 2018;40:1–10.

[47] Vanarsdall RL, Corn H. Soft-tissue management of labially positioned unerupted teeth. Am J Orthod 1977;72:

53–64.

[48] Orban B, Sicher H. The Oral Mucosa. J Dent Educ 1946; 10:163.

[49] Lang NP, Löe H. The relationship between the width of keratinized gingiva and gingival health. J Periodontol 1972;43:623–627.

[50] Levin MP, D'Amico RA. Flap design in exposing unerupted teeth. Am J Orthod 1974;65:419–422.

[51] Vermette ME, Kokich VG, Kennedy DB. Uncovering labially impacted teeth: Apically positioned flap and closed-eruption techniques. Angle Orthod 1995;65:23–32.

[52] Parkin NA, Milner RS, Deery C, et al. Periodontal health of palatally displaced canines treated with open or closed surgical technique: A multicenter, randomized controlled trial. Am J Orthod Dentofacial Orthop 2013;144:176–184.

[53] Sampaziotis D, Tsolakis I, Bitsanis E, Tsolakis AI. Open versus closed surgical exposure of palatally impacted canines: Comparison of the different treatment outcomes—A systematic review. Eur J Orthod 2018;40:11–22.

第三篇

牙周病患者的正畸考量
Orthodontic Considerations for the Periodontic Patient

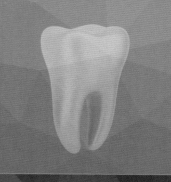

第11章

正畸治疗对牙周组织影响的临床证据
Clinical Evidence on the Effect of Orthodontic Treatment on the Periodontal Tissues

Spyridon N. Papageorgiou
Theodore Eliades

使用固定矫治器进行正畸治疗已经成为现代正畸学不可或缺的一部分。然而，它可能引发牙周的某些不良反应，这些不良反应通常是暂时的，与永久性组织损伤无关[1-2]。不良反应包括临床菌斑指数和出血指数的增加、龈袋的加深[3]、边缘性骨丧失[3-4]以及口腔微生物群的数量和质量的变化[5]。正畸治疗引起的微生物变化[6-7]，可以归因于矫治器的牙菌斑滞留特性[8]，同时因为增生导致的龈沟加深可能为牙周病原性厌氧菌提供有利的环境[9]。总的来说，固定矫正器对牙周组织的健康存在潜在的威胁。

本章总结的数据来自高质量的人体临床研究，其主要研究固定矫治器对正畸治疗患者牙周健康的影响。这是基于具有Meta分析的现有的系统综述，且符合PRISMA（系统综述和Meta分析的首选报告项目）指南[10]。本章的这些Meta分析通过手动搜索进行更新，并尽可能使用改进的Paule-Mandel算法[11]和附加轮廓线森林图[12]重新进行随机效应的Meta分析，并使用GRADE法（推荐分级的评价、制订与评估）[13]判断所有证据的质量。随机临床试验优于非随机研究，前瞻性非随机研究优于回顾性非随机研究，根据研究范围，尽可能为每个病例提供最有利的证据。

微生物的改变

在固定矫治治疗期间，治疗引起的微生物变化[6-7]可以归因于正畸矫治器的牙菌斑滞留特性。托槽、带环、弓丝和正畸辅助装置对口腔卫生维护提出了独特的挑战，因为它们复杂的几何形状会促进牙菌斑堆积并形成食物/牙菌斑聚集处[8]。实际上，在配戴矫治器的前3个月里，正畸患者的菌斑指数有所增加[14-15]。然而，需要着重指出的是，尽管正畸矫治器可能增加牙菌斑堆积，但是相比于配戴矫治器的孩子而言伴有错𬌗畸形的孩子，仍然有更高的菌斑指数值[16]。同时，在固定矫治器治疗[17]期间经常可以观察到，牙龈肿大引起的龈沟加深可能为牙周病原性厌氧菌的繁殖提供有利的环境[9]。这种牙龈肿大通常是轻微的，只有大约10%的正畸患者出现增生性或肥厚性牙龈炎[8]。同时，在配戴矫治器最初的几周内，由于口内菌群的增长加重了微环境负担，使菌群结构发生了从需氧菌到厌氧菌的转变，包括螺旋体、梭形杆菌、兼性厌氧菌、乳杆菌和中间普氏菌等的增加[6,18]，这标志着牙周从健康到病损的转变。在配戴矫治器2~3个月，之前增加的球菌数量减少，而螺旋体和能动菌增加，随后就建立了与红色及橙色复合体有关的菌群[7]。

就致龋细菌而言，大量的研究结果表明，配戴固定正畸矫治器会导致牙菌斑量[7]和细菌总量[19]的增加，以及变形链球菌和乳杆菌[20]不成比例的增加，二者会增加患龋风险。

就牙周病原菌而言，需要着重指出的是，

无论健康或疾病，龈上和龈下的口内微生物菌群存在相当大的差异[21]。同时，菌群的改变与牙周病的进展之间存在着必然的关联[22]。与龈上菌斑相比，这些变化在龈下菌斑表现得更为明显[21]。此外，与健康人群相比，在有炎症和牙周袋的患者中更易发现大量的红色或橙色复合体，尤其是福赛坦氏菌、牙龈卟啉单胞菌、伴放线聚集杆菌和中间普氏菌[23]。

最近的一篇系统综述总结了使用固定矫治器进行正畸治疗导致龈下微生物质变的临床证据并发现了相当大的变化。在配戴正畸矫治器后，发现龈下多种细菌有增加的趋势，包括伴放线杆菌、直肠弯曲菌、中间普氏菌、齿垢密螺旋体和福赛坦氏菌。在未经治疗的患者中进行对比研究的证据很少，且质量较低，这些研究表明在配戴矫治器3~6个月时，相对于没有进行治疗的人群，在正畸患者的龈沟内更有可能发现伴放线聚集杆菌［相对危险度（RR）=15.49；95%可信区间（CI）=3.17~75.76］（图11-1）。相反，在拆除矫治器后，微生物有趋于正常的趋势，但是相比于没有治疗的人群，拆除6个月后伴放线聚集杆菌（RR=3.97；95%CI=1.23~12.88）和福赛坦氏菌（RR=2.25；95%CI=1.40~3.60）仍然有显著的差异（图11-1）。这表明，微生物完全回到治疗前的水平可能需要更长一段时期。口内龈上微生物的改变也有类似的发现，一篇系统综述[5]指出，固定矫治器存在对口腔微生物群的影响，取决于口腔卫生的控制，其研究证据较为可靠。此外，正畸矫治器增加了在龈下生物膜中发现酵母菌的可能性，一篇研究报告表明，使用正畸矫治器者相比于未

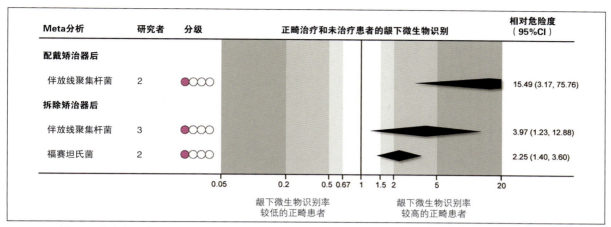

图11-1　关于正畸治疗和未治疗患者的龈下牙周致病菌的鉴别的Meta分析摘要。森林图已经用影响大小的轮廓进行了增强，项目所使用的数据来自Papageorgiou等人的系统综述[24]。

使用者，酵母菌增加了3倍[25]。在牙龈炎和牙周炎患者中，最常见的酵母菌是白色念珠菌（47.2%），其他还包括近平滑念珠菌、杜氏念珠菌、热带念珠菌、季也蒙念珠菌、清酒念珠菌和红酵母菌属[25]。

正畸治疗对牙周组织的临床影响

　　正畸固定矫治器不利于口腔卫生的保持，导致牙菌斑堆积物增加，继发口内组织的轻度炎症。有文献记载固定矫治器对牙周健康存在显著的影响[26]，这种影响根据患者的特性、矫治器安放的位置和矫治器的不同而有所不同[8]。通常以探诊深度增加、探诊出血增加、龈沟液量增加和需氧微生物转变为厌氧微生物为特征[8,26]。伴随着配戴矫治器的其他临床改变包括牙龈指数和牙龈出血指数有所增加[14-15,23,27-28]，尽管在最初的3~6个月，患者适应了戴矫治器后的口腔卫生情况，这些改

变逐步减少。可以相信的是，这些治疗引起的变化大多是暂时的[29]，在拆除正畸矫治器后会恢复正常（至少部分恢复）[28]，并且这些变化与周围牙周组织的任何永久性损害无关[29]。

　　Bollen等人的系统综述评估了正畸治疗对探诊深度的影响[3]。对本章回顾性数据的重新分析表明，相比于没有治疗的人群，正畸治疗患者的探诊深度平均增加了0.35mm（95%CI=-0.03~0.72）（图11-2），无论从哪个角度来说，这对临床的重要性都不大。据报道，在安装固定矫治器后出现的牙龈肿大可能在拆除矫治器后就会消失，因为此时患者可以再次进行有效的口腔卫生清洁[17]。这种炎症性牙龈肿大或许可以解释在最初检查时探诊深度增加，以及在治疗后探诊深度减少的现象[17,30-31]。在拆除矫治器后的探诊深度减少也能促进龈下微生物群的正常化。

　　近期，一篇关于正畸源性牙周附着丧失的综述[4]指出，正畸治疗和非治疗患者的平均临

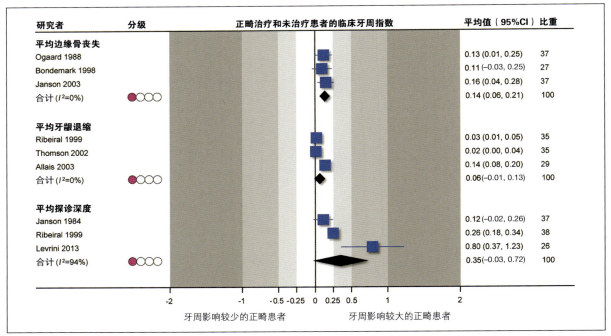

图11-2　关于正畸治疗和未治疗患者的临床牙周指数的非随机研究的Meta分析。森林图已经用影响大小的轮廓进行了增强，所使用的数据来自Bollen等人[3]的系统综述，以及来自该综述手动更新的补充研究。

床附着丧失存在轻微的区别［平均值（MD）=0.14mm；95%CI=-0.17～0.45mm］，这在统计学和临床上都没有意义（图11-3）。然而，类似的研究不多，并且研究证据不充足，这意味着需要有更多可靠的研究来评估这件事。还须注意的是，有时临床附着丧失的值会被高估，因为所有研究都报道了在治疗期内或拆除矫治器的前3～4个月的附着丧失。在这些时间点，出现的牙龈肿大可能会干扰釉牙骨质界的定位（测量附着丧失的必要条件），因为此时牙周组织可能仍有轻微的炎症，并且这可能导致牙周探针更深地探入，从而增加了附着丧失[32]。总而言之，在正畸固定矫治器治疗期或之后观察到的临床附着丧失是最小的，并且

与观察到的探诊深度不符，这可能是由于组织炎症导致的假性牙周袋或测量误差造成的。

与所有正畸治疗的情况相反，和未经治疗的人群相比，正畸治疗中上颌前牙的压低似乎和最小的附着获得有关（MD=-0.49mm；95%CI=-0.63～-0.35mm）[4]（图11-3）。其他学者的研究也支持了这一观点，他们报告通过低强度的压力得到中度的临床附着获得[33]，但是解释此发现时需要谨慎，因为只有一篇样本量有限且存在中度偏差风险的研究支持它。

总的来说，使用固定矫治器的正畸治疗似乎对临床牙周参数的影响很小，并不会对牙周膜造成不可逆的伤害。在附着丧失方面，有一

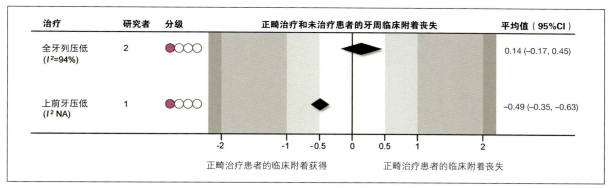

治疗	研究者	分级	正畸治疗和未治疗患者的牙周临床附着丧失	平均值（95%CI）
全牙列压低 （I^2=94%）	2	●○○○		0.14（−0.17，0.45）
上前牙压低 （I^2 NA）	1	●○○○		−0.49（−0.35，−0.63）

正畸治疗患者的临床附着获得　　　　　　　正畸治疗患者的临床附着丧失

图11-3　关于正畸治疗和未治疗患者的牙周临床附着丧失的差异的非随机研究的Meta分析摘要。森林图已经用影响大小的轮廓进行了增强，项目所使用的数据来自Papageorgiou等人的系统综述[4]。

小部分患者可能更倾向于正畸的不良反应[34]。治疗前进行仔细的风险评估（包括的评估因素如高的菌斑指数、带环颈部边缘的龈下侵入、深的探诊深度和正畸治疗的时间[35]）和在治疗期间进行细致的监测，这些可能及时识别高风险患者并最大限度地减少伤害。

影像学的边缘性骨丧失

正畸牙齿移动的生物力学被描述成一种无菌性的炎症，由多种炎症细胞因子、神经肽和血管活性分子介导，依赖于骨组织的吸收与重建的配合。同时，由于在正畸矫治器周围积聚的牙菌斑而增加的菌群负荷继而导致牙周炎症，在牙齿移动期间对牙周组织产生不利的影响，包括边缘性骨丧失。在有关该主题的少数系统综述中，Bollen等人[3]通过对照临床证据评估正畸治疗后边缘性骨丧失的平均值。本章重新分析了他们的数据（图11-2）结果表明，在统计学上，相比于未治疗人群，正畸治疗患者更容易发生边缘性骨丧失（MD=0.14；95%CI=0.06~0.21mm），但临床意义不

大。Bondemark支持这一观点[36]，他的报告表明，正畸治疗和未治疗患者均存在少量的边缘性骨丧失，在所有情况下其均小于2mm，尽管经过正畸治疗的上颌磨牙确实会出现一些边缘性骨丧失。

现有的研究认为，边缘性骨丧失是使用固定矫治器进行正畸治疗所致，这些研究报告关于影响程度的结果是矛盾的，因为他们使用咬合翼片和根尖片，这在精确评估骨边缘时可能会出现问题[37]。使用计算机断层扫描的研究报告指出，正畸治疗后下颌骨前牙区骨开裂和骨开窗的发生率相对较高[38]，这表明此成像方式的一种潜在用途可以评估治疗引起的边缘性骨变化。因此，许多研究对受试者使用了锥束计算机断层扫描（CBCT）[37,39-40]。Lund等人[37]报告在伴有拔牙的正畸治疗过程中，能看到前牙的唇侧和腭侧/舌侧大量的边缘性骨丧失（＞2mm）。这在上颌前牙的腭侧（在15.8%~21.4%的病例中）和下颌前牙的舌侧（在25.4%~83.5%的病例中）最常出现，尽管这些可能不一定归咎于正畸治疗本身。相反，Castro等人发现，在非拔牙正畸治疗期

间，所有牙齿的唇侧和腭侧/舌侧均出现统计学上显著的边缘性骨丧失，但是在所有情况下都小于1mm。因此，CBCT关于该现象的证据尚无定论。

需要注意的是，正畸治疗引起的边缘性骨丧失并不均匀，并且有多种因素可能会产生影响。有人提出，相比于年轻患者，30岁之后使用固定矫治器造成的边缘性骨丧失更多，因此对于此类患者，在治疗前拍摄CBCT是很有用的[41]。同样的，有证据表明，正畸拔牙治疗可能与边缘性骨丧失增加以及骨内缺陷的出现有关，尤其在下颌牙弓内[39]。此外，治疗前菲薄的下颌联合和薄的骨皮质区似乎与正畸治疗引起的边缘性骨丧失增加有关[42]。然而，必须指出的是，目前大多数采用CBCT所进行相关性边缘性骨丧失的研究都是小规模队列研究，且来自这些研究的证据还没有被系统地评估，其临床相关性和额外接受射线合理性有待证实；因此，应该谨慎看待这些数据。

牙龈退缩

在多数人群中，牙龈退缩是一种普遍现象，患病率从3%至100%不等，这取决于样本或分析方法[43]，并且发病率随着年龄增长而升高[44]。牙龈退缩可能是局部的或大范围的，它会导致牙根暴露，继而增加美观问题[45]、牙脱落的风险[45]、根龋的易感性[46]以及牙本质过敏[47]。

牙龈退缩的发展可能受到以下因素的影响，最突出的是牙周病引起的退缩，还有机械创伤、年龄、骨开裂和吸烟[43,45,48-52]。正畸

的牙齿移动也是可能的病因，尤其当牙齿的位置超出唇或舌侧牙槽骨板时，就可能导致骨开裂[53]。特别需要引起重视的是，因为正畸治疗患者通常是年轻人，他们牙周健康，所以任何的牙龈退缩可能对他们的余生产生长远的影响。Bollen等人[3]的系统综述评估了在使用固定矫治器的正畸患者和未治疗的人群中牙龈退缩的平均值，尽管本章已经尝试再次分析，但此研究领域内没有其他新的研究。重新分析综述的数据表明，正畸患者的所有牙齿的牙龈退缩平均值都具有明显的统计学意义，但和临床无关（MD=0.06mm；95%CI=-0.01~0.13mm）（图11-2）。

然而，必须注意的是，由于牙龈退缩的特定模式，评估所有位点牙龈退缩的平均值可能不是科学地评估牙龈退缩的最合适方法。在特定的口腔区域存在牙龈退缩的趋势，正畸患者中大约20.0%的牙龈退缩发生在下颌骨前牙区，相比较而言，未正畸人群中只有5.1%发生牙龈退缩[54]。同样的，正畸患者口内通常会存在多种牙龈退缩，因为正畸患者中有51.4%的人存在1~2处牙龈退缩，40%的人有3~4处牙龈退缩，剩下的8.6%的人有5处甚至更多的牙龈发生退缩，每个正畸患者平均有3处牙龈退缩[54]。

本章对正畸患者和未正畸人群进行牙龈退缩进展的分析（图11-4）得出不同的图像。无论是在患者层面（正畸治疗患者出现牙龈退缩的风险是非治疗者的2倍；RR=2.00；95%CI=1.44~2.78）或是牙齿层面（与未经正畸治疗的牙齿相比，经过正畸的牙齿发生牙龈退缩的风险增加81%；RR=1.81；

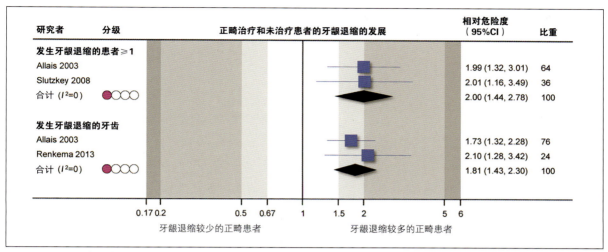

图11-4 对正畸治疗和未治疗患者的牙龈退缩发展的非随机研究的Meta分析。森林图已经用影响大小的轮廓进行了增强，所用数据来自针对本章进行的文献搜索，包括3篇非随机研究[56-58]。

95%CI=1.43～2.30），正畸治疗似乎是至少一处牙龈退缩的较高危险因素。然而，很重要的一点是，在此分析中，牙龈退缩是作为一个二维变量来评估的（退缩或不退缩），这导致一些信息的缺失，因为临床上看到的大多数退缩幅度都较小。Allais和Melsen[55]的报道中，对于绝大多数患者，与正畸治疗有关的牙龈退缩在0～2mm内，＜10%的病例表现出牙龈退缩＞2mm。这也被Slutzkey和Levin[56]所证实，他们发现8.4%的正畸治疗患者牙龈退缩＞2mm（相比之下，未经正畸治疗的人群中是0.9%）。

尽管正畸治疗可能是发生牙龈退缩的一个促进因素，但是它并不一定会导致牙龈退缩，并且已经有学者提出几种与患者或与治疗相关的危险因素。例如，颅面形态可能与发生牙龈退缩有关，因为长而窄的面部与增加牙龈退缩的风险存在显著相关性，并且颅骨宽度越大，牙龈退缩风险越低[57]。治疗安氏Ⅲ类错𬌗畸形中下切牙倾斜度从代偿向去代偿方向上的变化，也是正畸治疗引起牙龈退缩的危险因素[58-59]。此外，正畸治疗过程中之前已经存在的牙龈退缩、角化龈的基线宽度、牙龈生物型和肉眼可见的牙龈炎症对治疗中牙龈退缩的发展有重要作用[60]。另一方面，牙弓的扩大量和牙龈退缩的发展之间存在弱相关性[61]，不过这些病例中的牙龈退缩倾向发生于第一前磨牙，那是扩弓量最大的位置。相反，没有证据表明颏部的尺寸[62]和下颌切牙的正畸代偿性倾斜[63-64]等因素可导致牙龈退缩进展。然而，考虑到正畸患者牙龈退缩风险增加的可能，正畸医师应该意识到风险，在治疗前对每个病例做详细的风险评估，制订合理的治疗计划。在治疗期间监测牙龈退缩，以避免这种不良的影响。

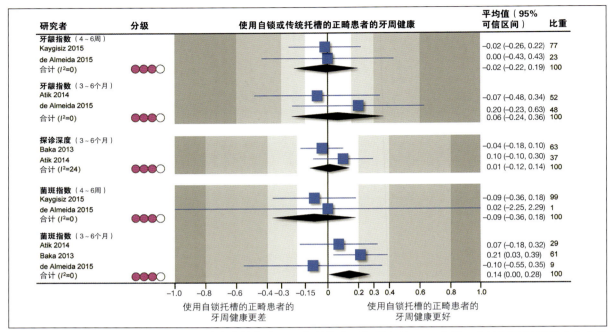

图11-5　对使用自锁或传统托槽的正畸患者的临床牙周指数的非随机研究的Meta分析。森林图已经用影响大小的轮廓进行了增强，所用数据来自Arnold等人的系统综述[68]。

矫治器设计对牙周参数的影响

　　传统正畸矫治器已经经历了多种改进，其中一些旨在最大限度减少矫治器周围的微生物聚集，从而减少正畸治疗对牙周组织的影响。从时间轴上来看，固定矫治器最初的改进之一是从全口带环到粘接托槽的转变，带环目前只用于磨牙。已有文献证明，牙周对带环放置的反应与托槽粘接明显不同。Kim等人[65]报道，在正畸治疗中，放置带环部位比托槽粘接部位的探诊出血更多。由于放置带环使牙菌斑增加从而导致微生物组成发生改变，但是矫治器本身由于其位置不同也能改变微生物的组成。普遍来说，龈下放置正畸带环会促进周围微生物

的转变，尤其是龈下粘接剂过多的情况，会产生红色复合体，类似在修复体悬突周围观察到的细菌[7]。尽管如此，Kim等人[65]发现，带环边缘在龈上和龈下没有区别。相反，van Gastel等人[26]发现，在粘接部位和放置带环部位存在探诊深度增加更快、更早出现探诊出血和龈沟液流量增加，这归因于正畸弓丝妨碍口腔卫生的实施。

　　市场上存在的各种矫治器中，自锁矫治器占据主导地位[66]，因为它们没有生物膜吸附的弹性组件[67]，因此更为卫生。本章重新分析了最近一篇随机试验的系统综述结果[68]（图11-5）发现，在治疗开始的前4~6周，两种托槽设计没有明显的区别，尽管在配戴矫治器后3~6个月，相比于使用传统托槽的患者，使用自锁托

表11-1　系统综述的单项试验结果[70]，比较舌侧和唇侧矫治器在牙周影响的效果

结果	影响	95%CI	概率
问卷调查			
口腔卫生问题（3个月）	RR = 1.40	0.91, 2.15	0.123
口腔卫生问题：高强度（3个月）	RR = 0.24	0.01, 5.57	0.376
食物嵌塞（3个月）	RR = 1.25	1.03, 1.50	0.022
牙龈出血（3个月）	RR = 1.38	0.65, 2.93	0.410
口气（3个月）	RR = 1.40	0.50, 3.92	0.522
临床检查			
菌斑指数（1个月）	MD = −0.01	−0.14, 0.12	0.879
菌斑指数（2个月）	MD = 0.11	0, 0.22	0.049
牙龈出血指数（1个月）	MD = −0.10	−0.20, 0.00	0.057
牙龈出血指数（2个月）	MD = 0.09	−0.03, 0.21	0.136
单颌新出现的白垩色斑的数量（多变量）	IRR = 0.28	0.10, 0.73	0.010
单颌新出现的白垩色斑的发生率（多变量）	OR = 0.43	0.11, 1.61	0.209

RR，相对危险度；MD，平均值；IRR，发生率比；OR，比值比　　　　　　　　——→

槽的患者牙菌斑指数明显更低（MD=0.14；95%CI=0~0.28）。然而，即使根据GRADE法，这个证据尚属可靠并且其结果在统计学上有意义，但是该结论几乎没有临床意义。除了菌斑指数的不同，在任何时间点检查牙龈炎症或龈沟探诊深度，自锁和传统托槽之间没有明显的不同。此外，一篇回顾性队列研究报道，通过CBCT测量，在自锁和传统托槽之间第一前磨牙、第二前磨牙或第一磨牙（MD分别是−0.04mm、0.02mm和0.01mm，所有的P>0.05）的边缘性骨丧失没有显著区别。同样也有报道，唾液中变形链球菌的水平在两种托槽中没有区别[69]。这表明自锁托槽对更好的牙周效果而言，没有贡献。

粘接在牙齿的腭侧/舌侧的固定矫正器是近几十年来出现的相对传统矫治器的另一种流行替代品，主要是因为它们明显的美观优势。然而，最近一篇关于舌侧矫治器的系统综述[70]发现，其对牙周参数影响的证据非常有限，大多是对单项的研究进行的比较（表11-1）。例如，从统计学上来说，舌侧矫治器更难维持口腔卫生，这可以从更多的食物嵌塞（RR=1.25；95%CI=1.03~1.50）和增加的菌斑指数（MD=0.11；95%CI=0~0.22）这两方面看出。然而，需要指出的是，尽管舌侧矫治器更易发生菌群滞留在牙齿或矫治器上，但对釉质脱矿的影响更小，因为使用舌侧矫治器的患者相比使用颊侧矫治器的患者出现白垩色斑的概率更少（发生率比=0.28；95%CI=0.10~0.73）。这可能是由于舌/腭

表11-1（续表） 系统综述的单项试验结果[70]，比较舌侧和唇侧矫治器在牙周影响的效果

结果	影响	95%CI	概率
临床/实验室			
唾液流量（1个月）	MD = -0.12	-0.45, 0.21	0.474
唾液流量（2个月）	MD = -0.16	-0.73, 0.41	0.579
唾液缓冲量（1个月）	MD = -0.30	-0.80, 0.20	0.235
唾液缓冲量（2个月）	MD = -0.35	-0.76, 0.06	0.097
高密度变形链球菌（1个月）	RR = 1.00	0.65, 1.55	>0.999
高密度变形链球菌（3个月）	RR = 1.13	0.78, 1.63	0.535
高密度乳杆菌（1个月）	RR = 2.00	0.68, 5.85	0.206
高密度乳杆菌（3个月）	RR = 1.50	0.60, 3.74	0.384

侧牙齿表面唾液流量增加，保持较高的酸碱值[71]。因此，舌侧矫治器可能有利于减少正畸治疗对釉质的影响，但是没有证据表明它们有助于微生物或骨质改变。

为了减少牙周负担，有人提出将隐形矫治器也作为固定矫治器的替代品，只要矫治器能完成设定的治疗目标，然而有证据表明它们可能不如固定矫治器有效[72]。此外，隐形矫治器对于牙周健康的影响仅有一项随机临床试验报告，该报告的数据包括了治疗的前3个月[73]。根据该试验的结果，相对于使用固定矫治器的患者，使用隐形矫治器的患者的菌斑指数（MD=-0.75；95%CI=-1.30～-0.20）、龈沟探诊深度（MD=-0.65；95%CI=-1.12～-0.18），探诊出血（MD=-0.55；95%CI=-0.92～-0.18）都更低，差异有统计学意义。所有这些都可能和临床有关。尽管只是一项针对20个患者的试验，但这表明选择隐形矫治器可能使正畸治疗对牙周组织影响减少到最小。

治疗后牙周健康的变化

大部分学者都同意，正畸治疗可能会对患者的牙周情况产生影响，这与微生物负荷的增加和龈下环境的改变有关，它们中大部分是暂时的。尽管牙周临床参数如探诊深度[3]和附着丧失[4]的变化不大，但是在拆除正畸矫治器后，牙周临床参数（如菌斑指数、牙龈指数、探诊出血和探诊深度）减少到治疗前水平（图11-2和图11-3）。仅一小部分患者可能会发生相当重的不良反应[34]。正畸患者的细菌情况也是如此，在6个月后趋于恢复至治疗前

的水平[24]（图11-1）。

结论

总的来说，可以判定使用固定矫治器进行正畸治疗的不良反应对普通患者而言微乎其微，其主要特征是由于矫治器周围牙菌斑堆积物增加而引起短暂的临床和微生物变化、口腔清洁的难度增加，以及龈沟的加深。对于大部分患者，意识到问题的严重性、注意口腔卫生以及定期随访，以加强口腔卫生指导可能就足够了。正畸治疗对一小部分患者可能会存在造成不可逆牙周破坏的风险，建议对患者进行仔细的治疗前评估，并在治疗中对诸如不良口腔卫生、活动性牙周疾病和临床附着丧失等因素进行监测。

参考文献

[1] Sadowsky C, BeGole EA. Long-term effects of orthodontic treatment on periodontal health. Am J Orthod 1981;80:156–172.

[2] Polson AM, Subtelny JD, Meitner SW, et al. Long-term periodontal status after orthodontic treatment. Am J Orthod Dentofacial Orthop 1988;93:51–58.

[3] Bollen AM, Cunha-Cruz J, Bakko DW, Huang GJ, Hujoel PP. The effects of orthodontic therapy on periodontal health: A systematic review of controlled evidence. J Am Dent Assoc 2008;139:413–422.

[4] Papageorgiou SN, Papadelli AA, Eliades T. Effect of orthodontic treatment on periodontal clinical attachment: A systematic review and meta-analysis. Eur J Orthod 2018;40:176–194.

[5] Freitas AO, Marquezan M, Nojima Mda C, Alviano DS, Maia LC. The influence of orthodontic fixed appliances on the oral microbiota: A systematic review. Dental Press J Orthod 2014;19:46–55.

[6] Diamanti-Kipioti A, Gusberti FA, Lang NP. Clinical and microbiological effects of fixed orthodontic appliances. J Clin Periodontol 1987;14:326–333.

[7] Huser MC, Baehni PC, Lang R. Effects of orthodontic bands on microbiologic and clinical parameters. Am J Orthod Dentofacial Orthop 1990;97:213–218.

[8] van Gastel J, Quirynen M, Teughels W, Coucke W, Carels C. Influence of bracket design on microbial and periodontal parameters in vivo. J Clin Periodontol 2007;34:423–431.

[9] Thornberg MJ, Riolo CS, Bayirli B, Riolo ML, Van Tubergen EA, Kulbersh R. Periodontal pathogen levels in adolescents before, during, and after fixed orthodontic appliance therapy. Am J Orthod Dentofacial Orthop 2009;135:95–98.

[10] Liberati A, Altman DG, Tetzlaff J, et al. The PRISMA statement for reporting systematic reviews and meta-analyses of studies that evaluate health care interventions: Explanation and elaboration. J Clin Epidemiol 2009;62:e1–e34.

[11] Veroniki AA, Jackson D, Viechtbauer W, et al. Methods to estimate the between-study variance and its uncertainty in meta-analysis. Res Synth Methods 2016;7:55–79.

[12] Papageorgiou SN. Meta-analysis for orthodontists: Part II—Is all that glitters gold? J Orthod 2014;41:327–336.

[13] Guyatt GH, Oxman AD, Schünemann HJ, Tugwell P, Knottnerus A. GRADE guidelines: A new series of articles in the Journal of Clinical Epidemiology. J Clin Epidemiol 2011;64:380–382.

[14] Liu H, Sun J, Dong Y, et al. Periodontal health and relative quantity of subgingival Porphyromonas gingivalis during orthodontic treatment. Angle Orthod 2011;81:609–615.

[15] Karkhanechi M, Chow D, Sipkin J, et al. Periodontal status of adult patients treated with fixed buccal appliances and removable aligners over one year of active orthodontic therapy. Angle Orthod 2013;83:146–151.

[16] Baricevic M, Mravak-Stipetic M, Majstorovic M, Baranovic M, Baricevic D, Loncar B. Oral mucosal lesions during orthodontic treatment. Int J Paediatr Dent 2011;21:96–102.

[17] Baer PN, Coccaro PJ. Gingival enlargement coincident with orthodontic therapy. J Periodontol 1964;35:436–439.

[18] Atack NE, Sandy JR, Addy M. Periodontal and microbiological changes associated with the placement of orthodontic appliances. A review. J Periodontol 1996;67:78–85.

[19] Rosenbloom RG, Tinanoff N. Salivary Streptococcus mutans levels in patients before, during, and after orthodontic treatment. Am J Orthod Dentofacial Orthop 1991;100:35–37.

[20] Sinclair PM, Berry CW, Bennett CL, Israelson H. Changes in gingiva and gingival flora with bonding and banding. Angle Orthod 1987;57:271–278.

[21] Ximénez-Fyvie LA, Haffajee AD, Socransky SS. Comparison of the microbiota of supra- and subgingival plaque in health and periodontitis. J Clin Periodontol 2000;27:648–657.

[22] Moore WE, Moore LV. The bacteria of periodontal diseases. Periodontol 2000 1994;5:66–77.

[23] Haffajee AD, Socransky SS. Microbial etiological agents of destructive periodontal diseases. Periodontol 2000 1994;5:78–111.

[24] Papageorgiou SN, Xavier GM, Cobourne MT, Eliades T. Effect of orthodontic treatment on the subgingival microbiota: A systematic review and meta-analysis [epub ahead of print 20 July 2018]. Orthod Craniofac Res doi:10.1111/ocr.12237.

[25] Jewtuchowicz VM, Brusca MI, Mujica MT, et al. Subgingival distribution of yeast and their antifungal susceptibility in immunocompetent subjects with and without dental devices. Acta Odontol Latinoam 2007;20:17–22.

[26] van Gastel J, Quirynen M, Teughels W, Coucke W, Carels C. Longitudinal changes in microbiology and clinical periodontal variables after placement of fixed orthodontic appliances. J

Periodontol 2008;79:2078–2086.

[27] Naranjo AA, Triviño ML, Jaramillo A, Betancourth M, Botero JE. Changes in the subgingival microbiota and periodontal parameters before and 3 months after bracket placement. Am J Orthod Dentofacial Orthop 2006;130:275.e17–e22.

[28] van Gastel J, Quirynen M, Teughels W, Coucke W, Carels C. Longitudinal changes in microbiology and clinical periodontal parameters after removal of fixed orthodontic appliances. Eur J Orthod 2011;33:15–21.

[29] Gomes SC, Varela CC, da Veiga SL, Rösing CK, Oppermann RV. Periodontal conditions in subjects following orthodontic therapy. A preliminary study. Eur J Orthod 2007; 29:477–481.

[30] Zachrisson S, Zachrisson BU. Gingival condition associated with orthodontic treatment. Angle Orthod 1972;42: 26–34.

[31] Zachrisson BU. Cause and prevention of injuries to teeth and supporting structures during orthodontic treatment. Am J Orthod 1976;69:285–300.

[32] Robinson PJ, Vitek RM. The relationship between gingival inflammation and resistance to probe penetration. J Periodontal Res 1979;14:239–243.

[33] Melsen B, Agerbaek N, Eriksen J, Terp S. New attachment through periodontal treatment and orthodontic intrusion. Am J Orthod Dentofacial Orthop 1988;94:104–116.

[34] Zachrisson BU, Alnaes L. Periodontal condition in orthodontically treated and untreated individuals. I. Loss of attachment, gingival pocket depth and clinical crown height. Angle Orthod 1973;43:402–411.

[35] Corbacho de Melo MM, Cardoso MG, Faber J, Sobral A. Risk factors for periodontal changes in adult patients with banded second molars during orthodontic treatment. Angle Orthod 2012;82:224–228.

[36] Bondemark L. Interdental bone changes after orthodontic treatment: A 5-year longitudinal study. Am J Orthod Dentofacial Orthop 1998;114:25–31.

[37] Lund H, Gröndahl K, Gröndahl HG. Cone beam computed tomography evaluations of marginal alveolar bone before and after orthodontic treatment combined with premolar extractions. Eur J Oral Sci 2012;120:201–211.

[38] Fuhrmann R. Three-dimensional interpretation of periodontal lesions and remodeling during orthodontic treatment. Part III. J Orofac Orthop 1996;57:224–237.

[39] Lombardo L, Bragazzi R, Perissinotto C, Mirabella D, Siciliani G. Cone-beam computed tomography evaluation of periodontal and bone support loss in extraction cases. Prog Orthod 2013;14:29.

[40] Castro LO, Castro IO, de Alencar AH, Valladares-Neto J, Estrela C. Cone beam computed tomography evaluation of distance from cementoenamel junction to alveolar crest before and after nonextraction orthodontic treatment. Angle Orthod 2016;86:543–549.

[41] Jäger F, Mah JK, Bumann A. Peridental bone changes after orthodontic tooth movement with fixed appliances: A cone-beam computed tomographic study. Angle Orthod 2017;87:672–680.

[42] Garlock DT, Buschang PH, Araujo EA, Behrents RG, Kim KB. Evaluation of marginal alveolar bone in the anterior mandible with pretreatment and posttreatment computed tomography in nonextraction patients. Am J Orthod Dentofacial Orthop 2016;149:192–201.

[43] Litonjua LA, Andreana S, Bush PJ, Cohen RE. Tooth brushing and gingival recession. Int Dent J 2003;53:67–72.

[44] Susin C, Haas AN, Oppermann RV, Haugejorden O, Albandar JM. Gingival recession: Epidemiology and risk indicators in a representative urban Brazilian population. J Periodontol 2004;75:1377–1386.

[45] Smith RG. Gingival recession: Reappraisal of an enigmatic condition and new index for monitoring. J Clin Periodontol 1997;24:201–205.

[46] Lawrence HP, Hunt RJ, Beck JD. Three-year root caries incidence and risk modeling in older adults in North Carolina. J Public Health Dent 1995;55:69–78.

[47] Al-Wahadni A, Linden GJ. Dentine hypersensitivity in Jordanian dental attenders. A case control study. J Clin Periodontol 2002;29:688–693.

[48] Löe H, Anerud A, Boysen H. The natural history of periodontal disease in man: Prevalence, severity, and extent of gingival recession. J Periodontol 1992;63:489–495.

[49] Albandar JM, Streckfus CF, Adesanya MR, Winn DM. Cigar, pipe, and cigarette smoking as risk factors for periodontal disease and tooth loss. J Periodontol 2000;71:1874–1881.

[50] Kassab MM, Cohen RE. The etiology and prevalence of gingival recession. J Am Dent Assoc 2003;134:220–225.

[51] Rawal SY, Claman LJ, Kalmar JR, Tatakis DN. Traumatic lesions of the gingiva: A case series. J Periodontol 2004; 75:762–769.

[52] Levin L, Zadik Y, Becker T. Oral and dental complications of intra-oral piercing. Dent Traumatol 2005;21:341–343.

[53] Wennström JL, Lindhe J, Sinclair F, Thilander B. Some periodontal tissue reactions to orthodontic tooth movement in monkeys. J Clin Periodontol 1987;14:121–129.

[54] Renkema AM, Fudalej PS, Renkema AA, Abbas F, Bronkhorst E, Katsaros C. Gingival labial recessions in orthodontically treated and untreated individuals: A case-control study. J Clin Periodontol 2013;40:631–637.

[55] Allais D, Melsen B. Does labial movement of lower incisors influence the level of the gingival margin? A case-control study of adult orthodontic patients. Eur J Orthod 2003;25:343–352.

[56] Slutzkey S, Levin L. Gingival recession in young adults: Occurrence, severity, and relationship to past orthodontic treatment and oral piercing. Am J Orthod Dentofacial Orthop 2008;134:652–656.

[57] Salti L, Holtfreter B, Pink C, et al. Estimating effects of craniofacial morphology on gingival recession and clinical attachment loss. J Clin Periodontol 2017;44:363–371.

[58] Vasconcelos G, Kjellsen K, Preus H, Vandevska-Radunovic V, Hansen BF. Prevalence and severity of vestibular recession in mandibular incisors after orthodontic treatment. Angle Orthod 2012;82:42–47.

[59] Johal A, Katsaros C, Kiliaridis S, et al. State of the science on controversial topics: Orthodontic therapy and gingival recession (A report of the Angle Society of Europe 2013 meeting). Prog Orthod 2013;14:16.

[60] Melsen B, Allais D. Factors of importance for the development of dehiscences during labial movement of mandibular incisors: A retrospective study of adult orthodontic patients. Am J Orthod Dentofacial Orthop 2005;127:552–561.

[61] Morris JW, Campbell PM, Tadlock LP, Boley J, Buschang PH. Prevalence of gingival recession after orthodontic tooth

movements. Am J Orthod Dentofacial Orthop 2017;151:851–859.

[62] Closs LQ, Bortolini LF, dos Santos-Pinto A, Rösing CK. Association between post-orthodontic treatment gingival margin alterations and symphysis dimensions. Acta Odontol Latinoam 2014;27:125–130.

[63] Renkema AM, Fudalej PS, Renkema A, Bronkhorst E, Katsaros C. Gingival recessions and the change of inclination of mandibular incisors during orthodontic treatment. Eur J Orthod 2013;35:249–255.

[64] Renkema AM, Navratilova Z, Mazurova K, Katsaros C, Fudalej PS. Gingival labial recessions and the post-treatment proclination of mandibular incisors. Eur J Orthod 2015;37:508–513.

[65] Kim K, Heimisdottir K, Gebauer U, Persson GR. Clinical and microbiological findings at sites treated with orthodontic fixed appliances in adolescents. Am J Orthod Dentofacial Orthop 2010;137:223–228.

[66] Papageorgiou SN, Konstantinidis I, Papadopoulou K, Jäger A, Bourauel C. Clinical effects of pre-adjusted edgewise orthodontic brackets: A systematic review and meta-analysis. Eur J Orthod 2014;36:350–363.

[67] Eliades T, Eliades G, Watts DC. Structural conformation of in vitro and in vivo aged orthodontic elastomeric modules. Eur J Orthod 1999;21:649–658.

[68] Arnold S, Koletsi D, Patcas R, Eliades T. The effect of bracket ligation on the periodontal status of adolescents undergoing orthodontic treatment. A systematic review and meta-analysis. J Dent 2016;54:13–24.

[69] Pandis N, Papaioannou W, Kontou E, Nakou M, Makou M, Eliades T. Salivary Streptococcus mutans levels in patients with conventional and self-ligating brackets. Eur J Orthod 2010;32:94–99.

[70] Papageorgiou SN, Gölz L, Jäger A, Eliades T, Bourauel C. Lingual vs. labial fixed orthodontic appliances: Systematic review and meta-analysis of treatment effects. Eur J Oral Sci 2016;124:105–118.

[71] Britse A, Lagerlöf F. The diluting effect of saliva on the sucrose concentration in different parts of the human mouth after a mouth-rinse with sucrose. Arch Oral Biol 1987;32:755–756.

[72] Papageorgiou SN, Höchli D, Eliades T. Outcomes of comprehensive fixed appliance orthodontic treatment: A systematic review with meta-analysis and methodological overview. Korean J Orthod 2017;47:401–413.

[73] Levrini L, Abbate GM, Migliori F, Orrù G, Sauro S, Caprioglio A. Assessment of the periodontal health status in patients undergoing orthodontic treatment with fixed or removable appliances. A microbiological and preliminary clinical study. Cumhuriyet Dent J 2013;16:296–307.

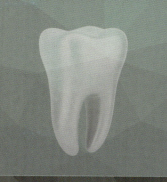

第12章

牙周病患者的正畸力学
Orthodontic Mechanics in Patients with Periodontal Disease

Carlalberta Verna
Turi Bassarelli

在牙周病患者中观察到的典型的支持骨丧失常会导致患牙移位，从而改变咬合稳定性。为了限制由于牙周骨丧失而产生的这种伤害，必须重新建立合适的咬合接触（图12-1）。**但是在活动性牙周疾病存在的情况下是不能进行正畸治疗的**[1]。另一方面，如果位置存在功能干扰，例如开唇露齿（图12-2），正畸移动肯定会复发；因此，在正畸治疗前，应该彻底去除导致牙齿移动的病因（如牙周骨支持的丧失和继发的功能性影响）[2]。

压力应力分布

正畸加力的直接后果是改变牙周膜（PDL）的压力和应力分布。这与牙槽骨受压有关，称为"锥体效应"（图12-3）。该效应是当一个力作用于一个斜面时，力分解为水平和垂直分力后出现的结果（如根面和牙槽骨板）。任何水平向施加的力都会产生引起牙脱位趋势的挤压力，在健康情况下，该力由牙槽嵴纤维控制。然而，牙周受影响的牙齿中，骨支持减少，压力和应力分布在较小的表面积上，因此，牙槽骨产生的阻力减少，而挤压的力更明显[3-4]。

对于牙周病患者，由于患牙已经伸长，必须最大限度控制垂直向

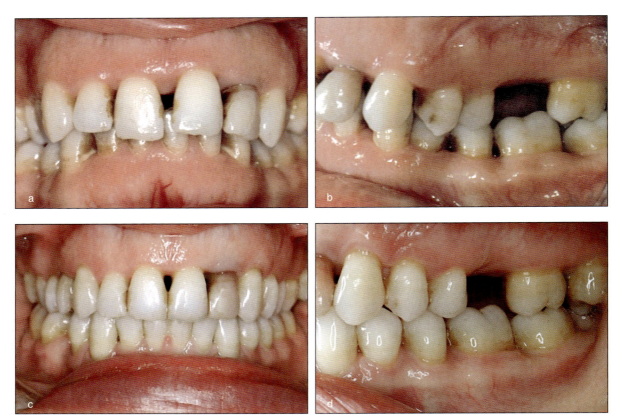

图12-1　（a和b）一个48岁女性正面和侧面口内照，存在水平向骨丧失和垂直向骨吸收。（c和d）在牙周和正畸治疗后7年，同样角度的口内。最重要的是建立合适的咬合接触，这能使患者维持治疗效果。

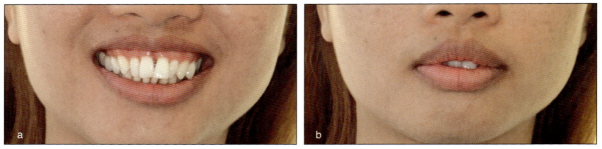

图12-2　（a和b）缺乏牙周支持导致牙齿移动，随着时间的延长情况更糟，会出现功能性的影响，这个病例表现为开唇露齿。

的运动。从生物力学的角度来说，必须限制使用任何连续弓丝技术，因为它们的作用力和反作用力不明确。因此建议使用片段弓技术，它的作用力和反作用力单位是明确定义的[5]。图12-4说明了片段弓法内收及压低上颌切牙。牙周膜细胞的激活应该最小化，以避免后牙支抗单位的移动。为了实现这一点，将一段0.019"×0.025"的不锈钢方丝（SS）焊接

图12-3　锥体效应。施加在斜面上的水平力被分解为两个分力。牙周受损的牙齿，垂直向分力缺少来自牙槽嵴纤维的控制，因此水平力的挤压分力会更明显。

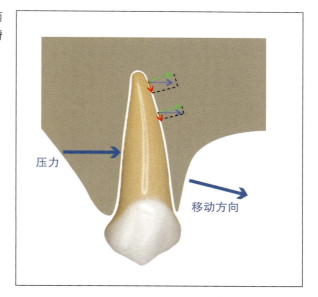

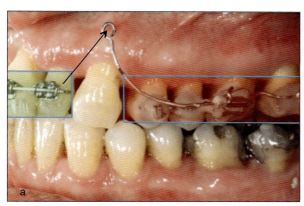 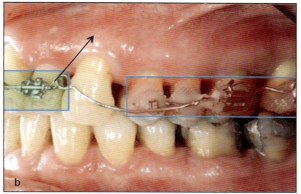

图12-4　（a和b）片段弓法压低上颌切牙。反作用力单位或支抗单位是红色阴影部分。它用树脂将刚性的片段弓紧密连接在一起。假如树脂粘接不够牢固，可以考虑加上咬合压膜。主动单位即绿色阴影部分是被移动的单位。移动是由于悬臂具有较低的负荷-挠曲率而实现的，这使该悬臂能够有足够的回弹以传递较小的力。三维平面决定力的方向，通过悬臂实施。

到个性化的网底上，然后被动地粘接到后牙上（红色区域）。主动单位（绿色区域）包括了需要压低的上颌切牙。这些牙齿由一段0.019" × 0.025"的不锈钢方丝所连接，压入的力通过0.017" × 0.025"的钛钼合金制成的悬臂施加，悬臂被激活以沿黑色箭头指示的作用线方向压低主动单位[6]。

阻抗中心

牙齿的移动是受到不同类型、不同大小力作用的结果。缺乏牙周支持的牙齿，其力学类型受到阻抗中心更偏向根尖区事实的影响（图12-5）。造成的临床结果是，在牙冠水平施加的任何力都会导致牙齿移动，这种移动的特

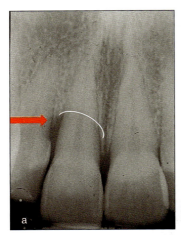
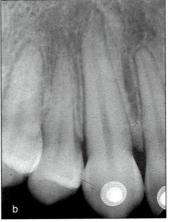
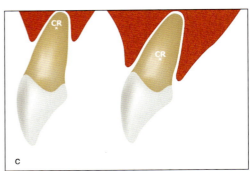

图12-5　（a~c）由于牙周病而缺失牙周骨支持（红色箭头），该牙的阻抗中心（CR）向根方移动。造成的结果是，为了获得与健康牙齿相同的移动效果，施力点应该向根方移动。换言之，如果仍在冠部同样水平施力，会施加一个更大的旋转分力（力矩）。

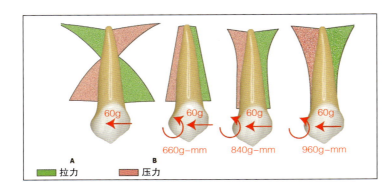

图12-6　根据Nikolai[7]的说法，在单颗牙齿的倾斜移动中，拉力和压力在根尖区和冠部最大。在托槽上，施加力矩越多，牙根控制越好，直至达到平移。在这种移动中，压力均匀分布，减少了牙周膜中压力过高、超出毛细血管范围的机会。

点是旋转分力更大。换言之，更容易发生倾斜移动。当倾斜发生时，压力和应力分布不均匀，力主要集中于冠部和根尖区（图12-6）[7-8]。这种高应力可能引起毛细血管阻塞，从而导致玻璃样变[9]，这会导致间接的骨吸收和牙根吸收[10-12]。

骨支持

　　牙周病患牙的骨支持不仅在垂直方向上减少（骨高度降低），而且在颊舌侧方向上也减少（非常薄的皮质骨板）。在这种情况下，发生毛细血管玻璃样变，并且从骨膜开始发生间接吸收，进一步降低垂直高度，最终导致不可逆转的骨支持破坏。因此，如果牙根位置不佳，那么不建议移动牙周病患牙，因为冠部会产生高应力。

压力区

　　特定牙齿的移动所需施加的力始终根据以下两点计算：期望移动的类型和被施力的牙齿

图12-7　一颗正常中切牙的牙周膜受到正常压力和一颗受轻度、中度、重度牙周炎影响的同样的牙齿（从左至右）受到外来的30cN压入力（1cN≈0.01N）。红色代表拉力；蓝色代表压力。（Result of a finite element analysis kindly supplied by G. Hauber Gameiro, M. Dalstra, and P. M. Cattaneo）

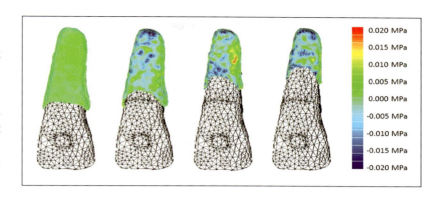

的牙周膜面积。然而，如果是牙周受损的牙齿，那么这个通用法则不可行，必须调整力的大小以适应通过剩余牙周膜连接到牙齿的骨表面积。图12-7展示了一个有限元研究结果，其中同等大小的力通过模拟的不同数量的剩余牙周膜传递到牙齿。此项分析表明，当出现牙周膜减少时，压力和拉力相应增加。对于牙周受损的牙齿，为了避免不希望的牙周毛细血管玻璃样变出现，力的大小必须尽可能地轻[13]。因为发现激活细胞反应所需最小的力为4g，那么以极轻的力使牙周受损的牙齿产生移动是可能实现的[14]。这些力将根据所需的位移而变化。

牙周受损患者的生物力学方法

　　牙周受损患者的生物力学方法不同于健康人群。牙周膜细胞的激活尽可能局限在牙齿需要移动的时候。力的大小必须尽可能保持轻柔，并且力的负荷应该是均匀分布的控根移动，因此必须保持力矩和力的比值是恒定的。实际上，这个概念对治疗目标和支抗设计有影响。治疗目标通常是重建适当的牙弓间关系和令人满意的美学与易于维持的牙周效果[15]。一旦治疗目标确定，必须建立可以实现治疗目标的生物力学系统[16]。首先，必须明确区分主动单位和被动单位（图12-4）。垂直向控制的力学不仅应该考虑纠正牙齿的位置，还应该控制好锥体效应。牙周膜应该以统一的方式加载力。确保这种负荷的牙齿移动的类型包括平移和控根移动（图12-8）。为了达到平移，力的作用线需要通过单颗牙或组牙的阻抗中心。当在牙冠处施力时，力矩应该足以控制牙根并避免牙齿往返运动。力矩与力的比值恒定，可以减少可能激发不良细胞活性的牙齿往返移动，从而减少治疗时间。需要移动的组牙应该沿着确定的作用线移动，这条作用线是在生物力学系统设计期间确定的。根据不同的临床情况，可能需要设计不同的作用线。

　　图12-9阐明了这种情况。这个49岁的女性对自己的笑容不满意，尤其担心自己的牙列会更糟；在过去几年里，她发现自己的上颌前牙在垂直向和矢状向上逐渐移动，她担心未来这些牙齿会缺失（图12-9a和b）。对牙齿移

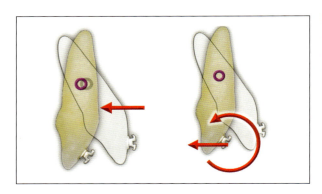

图12-8　治疗计划预示着切牙可控的倾斜，而不是往返运动。这种移动可以通过将施力点向根方移动（左侧），或是通过在冠部增加一个力矩来抵消单次施力的倾斜分力（右侧）获得。

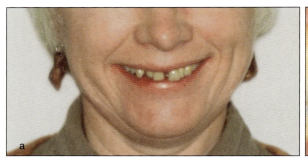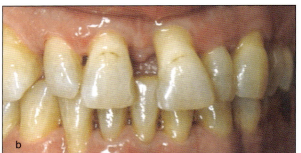

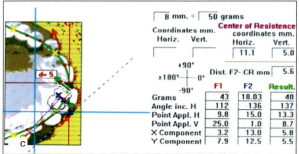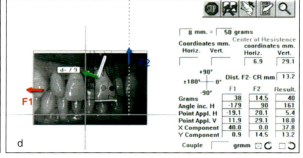

图12-9　（a和b）一个49岁女性治疗前的面照和口内照，她担心她的上颌前牙会缺失。注意牙长轴的不对称和放松时开唇露齿，因此导致牙齿位置不稳定。（c和d）三维设计对于建立合适的力的作用线是必需的。一旦它建立，下一步是找到哪种工具能实现这种所期望的移动。基于临床情况，力可能会加载在冠部或是距离阻抗中心一定距离的位置。在某些严重倾斜的情况，唯一的方法是使用能最大化发挥生物力学优势的舌侧矫正器。　　　　→

动进行三维规划，建立合适的力的作用线（图12-9c和d）。该设计依靠将细胞激活限制在特定区域。最初，两个悬臂系统用于压低和近中移动上颌左侧中切牙和侧切牙。一旦它们达到对侧切牙的高度，4颗前牙组成一个整体，然后进行进一步的压低。图12-9c显示实现所

需移动的力的作用线，以及获得所需作用线的两个向量。由于解剖学限制，单独的悬臂系统不可能获得这样的力线，因此，取而代之的是通过将力分解为两个向量，一个向量施加压入和侧向的力，另一个向量施加压入和轻微内收的力。一旦目标牙齿（上颌左侧切牙）移动到

前　　　　　　　　　　　　　　后

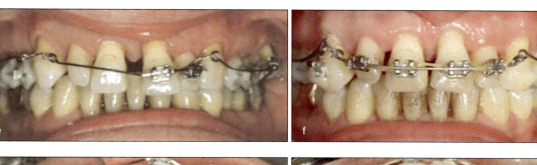

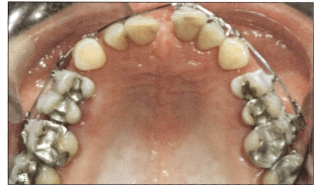
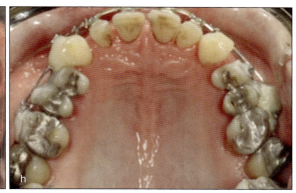

图12-9　（e~h）两个悬臂系统花了大约8个月纠正过度萌出和中线偏斜。首先，上颌左侧切牙是主动单位，并且一旦它们在垂直向上调平，4颗上颌切牙一起进一步压低和内收。（i）重叠图显示，压低和内收的获得，以及中线的纠正都没有支抗丧失。→

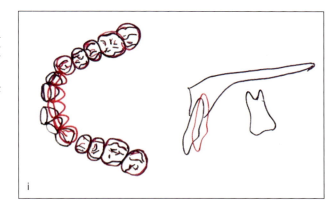

位，对侧切牙加入前牙区主动单位，然后使用相同的悬臂。反作用力单位由刚性弓丝连接的被动部分来获得稳定性。

连续的弓丝会伸长上颌右侧中切牙和侧切牙，实际上它们需要的是压入。因此，特别是在牙周组织较少的牙齿中，建议使用片段弓法，因为它能最大限度地控制传递到主动和被

动单位的力（图12-9e~h）。在这种特殊情况下，因为后牙的牙周状况良好，并且患者的面型允许轻微的伸长力，所以允许最小量的伸长的反作用力（图12-9i）。最终的结果展示在图12-9j和k中。根尖片证明，在片段弓压入后，骨水平得到改善（图12-9l和m）。

在骨丧失特别严重的情况下，阻抗中心向

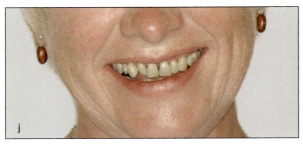

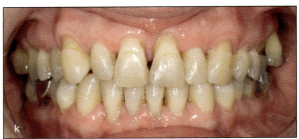

图12-9　（j和k）最终结果。得到更好的美学微笑和合适的覆颌覆盖。注意改善的切牙间龈乳头。所有这些都有助于促进牙周健康。（l和m）治疗前后的根尖片。治疗后，切牙有更好的骨支持，没有出现更多的骨丧失和轻微的根尖吸收。

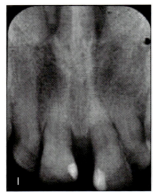

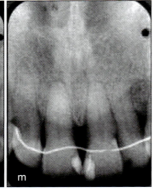

根尖移动，因此力的作用线也向根尖移动。在这种情况下，后牙单位的垂直稳定性至关重要，因此必须使用绝对支抗（即骨支抗）。在图12-10中展示的是一个典型的牙周受损牙列压低后牙和前牙的病例。这个57岁的女性对她的笑容不满意，并且担心自己的牙列未来会更糟（图12-10a和b）。因为缺少牙周支持伴有牙缺失，她的前牙和后牙𬌗平面不对称。在最初的牙周治疗和良好的维持后，后牙部分通过在颊侧牙槽骨中植入2枚头部带托槽的支抗钉进行不对称的压低，并且后牙段用一段0.017"×0.025"的钛钼合金弓丝相连。前牙和后牙段的激活量相同，以利于压低，同时避免支抗钉上额外的力矩对稳定性的破坏（图12-10c~e）。微种植钉的使用极大地改善了正畸治疗中支抗的选择，对于牙周受损患者的治疗尤其有利。图12-10f和g展示了治疗的最终结果。

当一个牙周受损成人患者的上颌前牙唇倾，并伴有深覆𬌗和腭部咬合创伤时，不宜使用直丝弓技术。为了实现前牙的整体压低和内收，力的作用线必须通过这些牙齿的阻抗中心，在牙周受损的情况下，阻抗中心偏根方。为了避免往返运动，压低和内收必须同时进行，从而产生一条穿过阻抗中心的力线。片段弓技术的应用能同时产生两种移动。由于解剖原因，这种情况下理想的方法是舌侧加力，因为舌侧使矫治器施加的力更靠近前牙的阻抗中心。图12-11展示了一个典型的例子。一个41岁的男性要求矫正，存在严重的深覆盖和深覆𬌗，并伴有腭部咬合创伤（图12-11a~d）。为了压低和内收，正确的力线要通过上颌切牙阻抗中心（图12-11e和f）。该生物力学系统包括一个前单元（主动单元）和

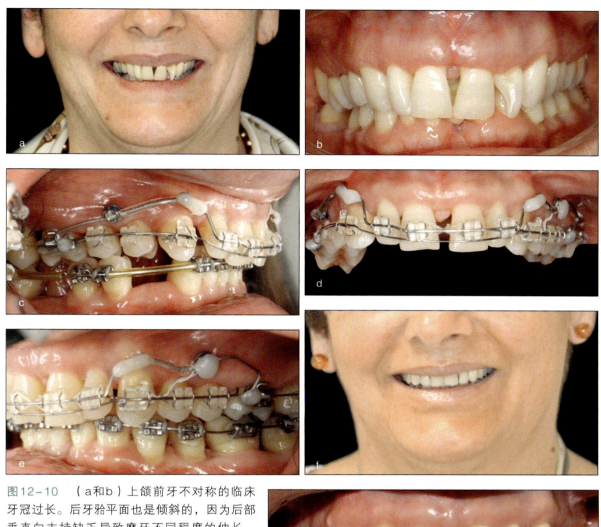

图12-10　（a和b）上颌前牙不对称的临床牙冠过长。后牙𬌗平面也是倾斜的，因为后部垂直向支持缺乏导致磨牙不同程度的伸长。（c~e）2枚支抗钉支持激活后的悬臂，前牙和后牙段都能压低。为了避免在支抗钉上发生任何旋转，前牙段和后牙段已经进行了激活以获得相同的力矩。通过连续的镍钛弓丝绕过前牙段，但是保持弓形来实现侧段的整平。任何伸长的向量都通过支抗钉来控制。（f和g）最终结果。在骨性支抗的辅助下，获得更好的美学微笑。

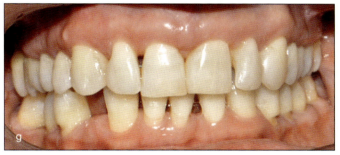

一个后单元（被动单元），前者由上颌中切牙通过腭部粘接网与焊接的动力臂相连，后者由上颌第一磨牙与横腭杆相连。压低和远中移动的力由一根50g的镍钛（NiTi）螺旋弹簧施加，这根弹簧连接2个单位（图12-11g和h）。一旦2颗上颌中切牙被压低和内收到与侧

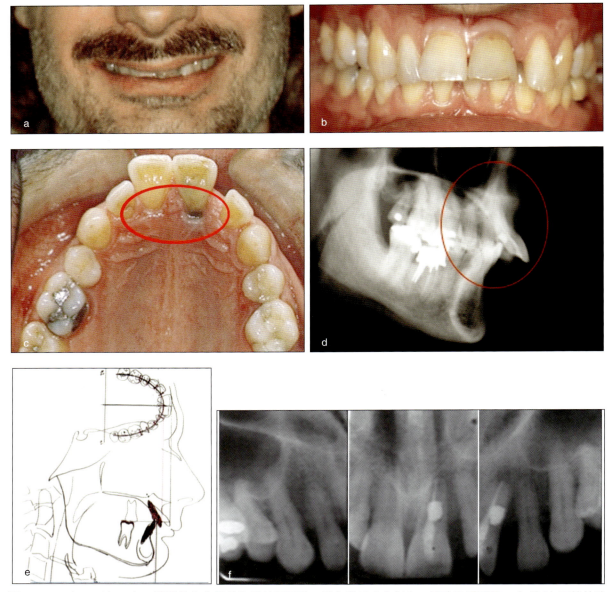

图12-11 （a~d）一个41岁男性存在骨性和牙性深覆殆，伴有腭部咬合创伤，导致牙周受损。（e和f）三维的治疗计划显示，在此牙周支持缺乏的病例中，实现理想的压低并控制唇倾度，力线应该通过前牙的阻抗中心。因此，加力装置置于腭侧。

切牙相同的水平，4颗上颌切牙连接成一个前牙单位。然后将矫治器压低和远中移动的施力点移至颊侧（图12-11i~k）。2根镍钛螺旋弹簧分别连接在上颌第一磨牙0.017"×0.025"不锈钢方丝的力臂上和0.019"×0.025"不锈钢方丝前牙单位远端的2个牵引钩上。一旦上颌

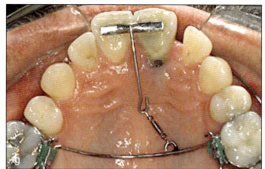
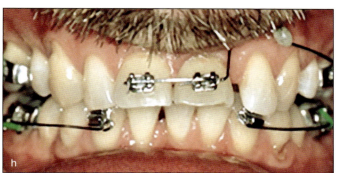
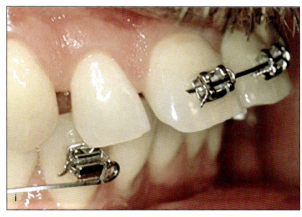
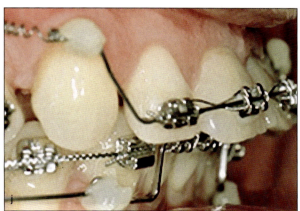
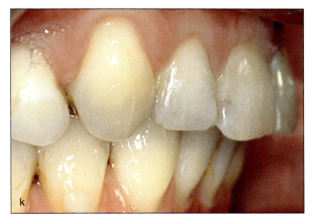

图12-11 （g和h）中切牙通过粘接网相连，并连接到动力臂，该动力臂通过横腭杆施加压低力和内收力。中线不正通过悬臂控制，该悬臂在侧向运动中被激活，并通过不锈钢方丝动力臂结扎在两颗切牙的阻抗中心。（i和j）一旦最初的压低和内收移动通过舌侧装置实现，可将前牙用钢丝连接为整体，颊侧的施力装置通过镍钛螺旋弹簧对前牙段加力。（k）2年后，达到预期效果。

前牙远中移动且压低，并且间隙已经关闭，一根连续的0.019"×0.025"镍钛弓丝用于上下牙弓的排齐整平（注意：在这些病例中，排齐整平不是治疗的第一步）。精细调整阶段使用0.019"×0.025"不锈钢方丝调整。整个治疗时间不到24个月，最终结果展示在图12-11l～p中。

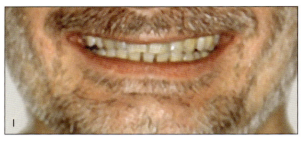
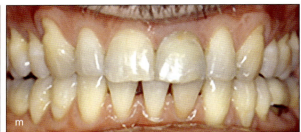
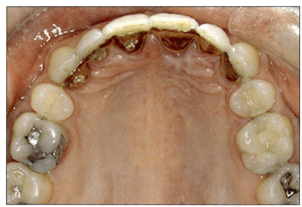
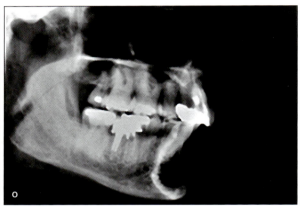

图12-11 （l~o）最终结果。覆盖已经正常，深覆𬌗已经纠正。舌侧刚性保持，这需要每天彻底维护口腔卫生，从而确保长期稳定性。（p）以颅骨为基准的重叠图显示，完成的牙齿移动与计划相同。

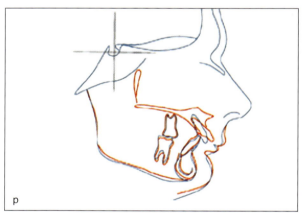

结论

对于缺少牙周支持的患者，制订合适的生物力学系统对避免牙齿往返运动至关重要。这些牙齿必须尽可能使用最轻的力，以最有效的方式加载，达到治疗目标。

参考文献

[1] Ericsson I, Thilander B, Lindhe J, Okamoto H. The effect of orthodontic tilting movements on the periodontal tissues of infected and non-infected dentitions in dogs. J Clin Periodontol 1997;4:278–293.

[2] Melsen B, Agerbaek N. Orthodontics as an adjunct to rehabilitation. Periodontol 2000 1994;4:148–159.

[3] Cattaneo PM, Dalstra M, Melsen B. Moment-to-force ratio, center of rotation, and force level: A finite element study predicting their interdependency for simulated orthodontic loading regimens. Am J Orthod Dentofacial Orthop 2008;133:681–689.

[4] Fiorelli G, Melsen B (eds). Biomechanics in Orthodontics. Available at http://www.ortho-biomechanics.com/en/. Accessed 6 April 2018.

[5] Burstone CJ. The mechanics of the segmented arch techniques. Angle Orthod 1966;36:99–120.

[6] Shroff B, Lindauer SJ, Burstone CJ, Leiss JB. Segmented approach to simultaneous intrusion and space closure: Biomechanics of the three-piece base arch appliance. Am J Orthod Dentofacial Orthop 1995;107:136–143.

[7] Nikolai RJ. Bioengineering Analysis of Orthodontic Mechanics. Philadelphia: Lea & Febiger, 1985.

[8] Verna C. Biology of tooth movement. In: Fiorelli G, Melsen B (eds). Biomechanics in Orthodontics. Available at http://www.ortho-biomechanics.com/en/. Accessed 6 April 2018.

[9] Reitan K. Evaluation of orthodontic forces as related to histologic and mechanical factors. SSO Schweiz Monatsschr Zahnheilkd 1970;80:579–596.

[10] Baron R. Remodeling of alveolar bone in spontaneous and induced tooth displacement [in French]. Rev Orthop Dento Faciale 1975;9:309–325.

[11] Brudvik P, Rygh P. Root resorption beneath the main hyalinized zone. Eur J Orthod 1994;16:249–263.

[12] Roscoe MG, Meira JB, Cattaneo PM. Association of orthodontic force system and root resorption: A systematic review. Am J Orthod Dentofacial Orthop 2015;147:610–626.

[13] Sanders NL. Evidence-based care in orthodontics and periodontics: A review of the literature. J Am Dent Assoc 1999;130:521–527.

[14] Weinstein S, Haack DC, Morris LY, Snyder BB, Attaway HE. On an equilibrium theory of tooth position. Angle Orthod 1963;33:1–26.

[15] Melsen B. Potential adult orthodontic patients: Who are they? In: Melsen B (ed). Adult Orthodontics. Chichester, UK: Blackwell, 2014:1–11.

[16] Melsen B, Fiorelli G. Treatment Planning: The 3D VTO. In: Melsen B (ed). Adult Orthodontics. Chichester, UK: Blackwell, 2012:64–76.

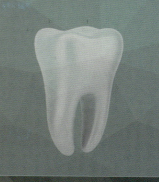

第13章

重度牙周病患者的正畸治疗
Orthodontic Treatment in Patients with Severe Periodontal Disease

Tali Chackartchi
Stella Chaushu
Ayala Stabholz

牙 周炎是一种进行性、感染性、多因素的炎症性疾病。它的发病机制来源于牙齿生物膜中所携带的病原微生物，这些病原微生物会触发宿主的过度防御反应（宿主反应）。这种宿主与细菌的相互作用，连同骨骼和结缔组织的代谢以及遗传因素都因人而异，在某些情况下这些因素会导致牙周附着丧失和骨吸收[1]。

1999年世界牙周病研讨会根据特定的病因表述确定了3种类型的牙周疾病：慢性牙周炎、侵袭性牙周炎和作为全身性疾病表现的牙周炎[2]。正畸治疗患者的牙周考虑因素可分为两个年龄组：（1）儿童、青少年和年轻人（30岁以下）；（2）成人患者（30岁及以上）。

正畸治疗的儿童、青少年和年轻人的牙周考虑因素

大多数的年轻人进行正畸诊疗，主要是功能和美学的诉求。正畸医师及其团队致力于解决这些年轻患者的不良口腔卫生以及因此导致的牙龈炎症（牙龈炎）问题。然而，牙周病在这一年龄组中并不那么普遍。但是，当它们存在时，通常以快速的骨丧失为特征。

当慢性牙周炎发生在青少年和年轻人时[3]，最常见的是侵袭性牙周炎（AP），主要为局限型[4-5]侵袭性牙周炎。AP是一种不常见却严重的

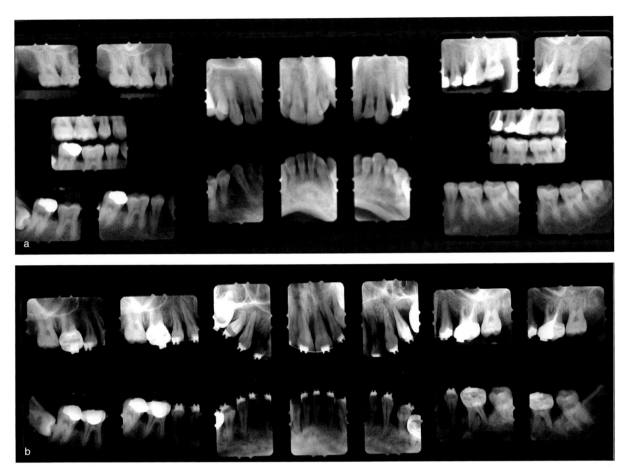

图13-1 （a）一个22岁的患者，初诊时未出现牙周病或骨吸收迹象。（b）进行正畸治疗2年后，记录到明显的牙周破坏。

牙周疾病，这种疾病的主要特征是支持骨和牙周附着的快速丧失[6]。目前已知的生物膜中存在的口腔微生物会导致疾病的发作。例如，牙周病原菌伴放线杆菌与AP密切相关[7-10]。广泛型AP是指广泛的邻面附着丧失累及第一磨牙和切牙以外的牙数在3颗以上[2]。尽管大多数临床医师都同意AP在临床上表现独特，但是一般的慢性牙周炎和广泛型AP在临床上仍难以区分[11]。

控制不佳的AP会导致现有疾病的快速和不可逆的发展[12]。因此，在正畸治疗之前、期间和之后要特别注意和考虑在AP患者中所施加的正畸力[13]（图13-1，图13-3a和b）。已有文献报道了一些局限型AP[14-16]和广泛型AP[17]患者成功进行正畸治疗的研究。

在即将开始正畸治疗的青少年和年轻人中，主要的挑战是在牙齿移动前，早期诊断每颗牙的牙周病变。AP的平均发病年龄与开始正

图13-2 重度牙周炎导致前牙展开且间隙较大。

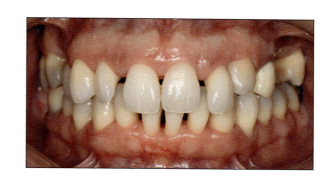

畸治疗的平均年龄大致相同。因此，在首次检查期间，正畸医师通常是第一个或唯一一个通过临床或影像学表现诊断出牙周异常的临床医师。当牙齿移动期间出现牙周病时，正畸医师很可能又会是第一个对其进行诊断的临床医师[18-19]。

在年轻人中观察到的牙周骨质丧失可能与尚未诊断的已存在的牙周疾病有关，或者可能是慢性牙周炎的最初表现，主要表现为磨牙的初期骨丧失。

正畸治疗的成人患者的牙周考虑因素

严重牙周病的患病率随着年龄的增长而逐渐增加，在生命的第4、第5个10年中急剧增加，并有可能在38岁左右达到高峰[20]。重度牙周病的患病率或发病率没有明显的性别差异[21]。

重度牙周炎成人患者的主诉之一是由于牙齿移动导致的前牙不美观，其特征是前牙展开且出现间隙，并伴有旋转和临床牙冠过长（图13-2）。与牙周组织受损有关的牙齿移动称为病理性的牙齿移动。根据Brunsvold的研究[13]，病理性牙齿移动的患病率为30%~55%，并且与临床附着丧失、骨吸收、牙脱落和牙龈炎在统计学上相关。由于牙周炎通常是一种无痛且无症状的疾病，因此许多患病的成人只有在出现美学问题后才寻求治疗。因此，该审美需求促使他们寻求有效的解决方案，包括正畸治疗和牙周治疗[13]。

近年来，由于成人患者对诊疗的需求增加，特别是中重度的牙周炎患者，于是正畸医师也面临着更大的挑战[22-23]。成人患者与青少年患者的正畸治疗有许多不同之处。需要考虑的一个主要方面是年龄更大患者的细胞活性降低，与年轻患者相比，这减慢了正畸中牙齿移动的速度[24-25]。

存在牙周疾病的牙齿的正畸移动

众所周知，正畸牙齿移动本身不会引起牙周骨质丧失，或将暂时性牙龈炎转化为进展性牙周炎[26-28]。Garat等人[29]和Geraci等人[30]甚至认为，如果炎症得到控制，牙周受损牙齿的正畸运动可以增加牙槽骨体积并实现牙周再附着。

动物和人体研究证实了牙周支持组织减少，但没有炎症的牙齿在正畸移动[31-33]过程中牙周附着没有进一步受损。然而，存在牙菌斑引起的炎症时，正畸力会导致不可控的牙周附着丧失[17-18,34]。

正畸牙齿移动是由施加机械力而启动的，涉及牙周韧带和牙槽骨的改建[35]。组织变化是由无菌的急性炎症反应调节和维持的，其特征在于炎症介质的释放[35-38]。临床研究表明，在正畸治疗期间龈沟液中细胞因子和趋化因子水平较高[37,39-40]。因此，正畸力会通过牙齿移动引起的无菌急性炎症反应加剧牙周炎症，从而加剧牙周破坏[41]。上述这些分子变化与炎症细胞和血管的增加相关，从而导致骨吸收增加[42]。这可以解释为什么在牙周病存在时施加正畸力可能会加剧牙周损伤[34,43]。在大鼠模型中观察到，存在活动性牙周炎时施加正畸力会加速牙周的炎症过程，并促进破骨细胞生成，继而加剧牙根吸收以及牙周骨质丧失。但是，与此同时，牙周炎症加速正畸牙齿移动[44]。

在牙周病和过度咬合力的情况下，由正畸装置引起的龈下微生物环境的变化可能会加剧牙周病[45-46]。正畸牙齿移动将导致牙齿与牙槽窝之间的间隙扩大。这种解剖上的变化将使龈上菌斑向根方移动，导致牙周袋的快速加深和骨支持的丧失[32]，进一步促进骨下袋的形成[32]。

一些观点认为，正畸牙齿移动对牙周组织非常危险。压低和整体移动会导致龈上菌斑转变成龈下菌斑，当存在无法控制的牙周炎或患者缺乏良好的口腔卫生控制时，会导致骨内袋的形成[31-34]。另一方面，正畸牙齿移动发生在牙周组织减少但无炎症的患者时，持续的轻力不会对牙周组织产生有害影响[47]。

正畸治疗前的牙周治疗

数据收集、诊断和牙周监测

未经治疗的牙周炎患者的牙齿移动可能对牙周有害；因此，在开始任何正畸干预之前，鉴别出可能发展为牙周炎或是加重已有牙周病的危险人群至关重要。儿童和青少年的正畸治疗通常在与AP发病年龄相近的年龄进行。因此，在正畸治疗之前和期间，仔细监测每个患者的牙周状况非常重要。

儿童、青少年和年轻人患者

建议在开始任何正畸治疗之前收集牙周基础数据。包括第一恒磨牙和切牙的牙周探诊深度，以及包含垂直咬翼片和上下颌前牙根尖片在内的牙片。如果怀疑临床牙周数据与正常值有任何偏差，则应拍摄全口的根尖片（见图13-3a~d）。

如果出现牙列拥挤、根形明显（特别是在下颌前牙）或正畸计划扩大牙弓的情况，应考虑使用计算机断层扫描对牙弓内牙根位置进行三维检查，以防止将来发生膜龈并发症。

成人患者

在进行正畸治疗之前，患者应接受全面的口腔检查，包括既往史、完整的牙周检查、完整的根尖片检查以及口内检查。

在治疗患有牙周病的成人患者时，很有必要获得详细的既往史和药物史。成人患者经常伴有其他疾病或服用可能影响牙周和/或正畸治疗的多种药物。为了确保对牙周治疗的积极反应，应建议吸烟者戒烟，并且建议糖尿病患者将血糖控制到正常水平。还应获得准确的药物史。成人经常使用的几种药物可能会影响牙齿移动过程中正畸力的靶向细胞：

- 非甾体类消炎药（NSAID）：NSAID通过减少相关的炎症和骨吸收过程来影响牙齿移动的顺序。新一代抗炎药也被证明可以减少正畸加力压低时牙根吸收的量，而不会影响牙齿的移动速度，如萘丁酮[22]。
- 三环类抗抑郁药：例如阿米替林和苯二氮䓬类，这些药物可能导致口干症，这会对口腔卫生的正常维持产生负面影响，进而影响治疗效果。
- 长期使用吸入性类固醇：类固醇吸入剂可引起口腔念珠菌病和口干症。这些患者应采取适当的措施，例如在正畸治疗之前和期间，局部使用抗真菌药和唾液替代品。
- 骨质疏松药物：如双膦酸盐、选择性雌激素受体调节剂和降钙素可能会干扰骨质改建，从而反过来影响正畸治疗。
- 类风湿关节炎或其他慢性炎症性疾病的药物：该疗法旨在阻断分解代谢型细胞因子的产生，从而破坏软组织和骨骼（肿瘤坏死因子或白介素拮抗剂）。这些免疫调节剂也可能抑制正畸的牙齿移动。
- 与牙龈肥大相关的药物：例如苯妥英钠（用于癫痫发作）、钙通道阻滞剂（抗高血压）或环孢菌素A（用于器官移植患者），这些药物会引起牙龈增生，因此也可能破坏某些正畸力学机制以及妨碍正确的口腔卫生习惯的实施，从而对牙周健康产生负面影响。
- 在过去2年内，用白消安/环磷酰胺进行化学疗法：已知这些药物会破坏参与骨改建过程的前体细胞。

在开始正畸牙齿移动之前，应进行全面的牙周评估。牙周评估应包括全口炎症和全口牙菌斑生物膜评分，以及全口牙周检查表。检查表包括探诊深度、根分叉病变、膜龈异常和牙齿松动度。如果牙周组织发生病变（图13-4a和b），则必须首先进行牙周治疗。除临床检查外，还应拍摄并评估全口牙齿的根尖片（图13-4d）。因为正畸治疗前常规拍摄的全景X线片不够精确或不够详尽，无法进行充分的牙周评估。

还应该对整个牙列进行评估，并据此进行治疗。

牙周病因相关治疗

牙周治疗的第一阶段应包括与牙周病因相关的治疗[48]。正畸装置增加了日常口腔卫生的难度，并有造成牙周恶化的风险。因此，应格外关注与病因相关的治疗，以达到最佳的牙菌斑评估和出血评估（图13-4e～g）。

在开始正畸牙齿移动之前，应记录患者是否遵守良好的口腔卫生习惯以及临床牙周参数。正畸治疗之前，应确认牙周探诊深度较浅（≤4mm）、很少的牙菌斑堆积并且无探诊出血。

牙周手术

在完成牙周病因相关的治疗后，可能仍存在残留的牙周袋（≥5mm）。这些牙周袋通常是牙槽骨吸收的结果，并且可能导致牙周进一步恶化，最终使牙齿脱落[49]。这些牙周袋有利于细菌生物膜聚积，在牙齿移动过程中可能产生危害。因此，任何深度＞5mm的牙周袋都应进一步治疗，以确保消除牙周破坏的所有病因危险因素，并消除残留的炎症[50]，尤其是在压低或内收移动时。

正畸前牙周手术方法有两种：

1. 翻瓣术：旨在改善控制、清除深部骨缺损和牙周袋中牙菌斑、牙结石及感染牙骨质的方法。直视下更容易接近缺损区，有效去除肉芽组织和根部清创。

2. 再生性牙周手术：旨在恢复受损组织并重建丧失的支持组织，即适合再生骨缺损区的牙槽骨、根部牙骨质和牙周韧带。

当计划配合正畸进行再生性牙周手术时，出现的难题是如何选择合适的治疗顺序：在正畸牙齿移动之前或之后进行再生外科手术？

尽管存在炎症时，正畸牙齿移动有风险，但存在严重牙周疾病的情况下，一些临床医师还是支持在基础治疗后立即进行正畸牙齿移动。他们的临床依据是使根部彼此靠近，可以缩小缺损，从而促进再生治疗有更好的预后。在早期治疗阶段，改善牙齿位置也可以提高患者的依从性，患者意识到治疗所产生的功能和美学[51]。

另一种临床方法是在开始正畸牙齿移动之前，完成牙周病因相关的治疗和牙周手术。这种方法的基本原理是，牙周治疗后将减少正畸牙齿移动过程中牙周恶化的风险，从而确保再生治疗和改善美学获得更好的效果。动物组织学研究的数据支持这种临床方法。实际上，当牙周炎得到适当控制后，正畸牙齿的有序移动有助于牙周情况的改善，并在翻瓣术和正畸治疗后促进新的牙周附着的形成[30,52]。甚至，当进行牙齿压低时，与正畸牙移动相关的翻瓣术可能促使从冠部到根尖形成新的结缔组织附着[52]。另一项研究表明，结合牙齿的整体移动，有可能重建牙周三壁缺损中失去的牙周支持组织[30]。

牙周再生可通过使用多种生物制剂的外科手术来实现：骨移植材料（使用自体骨移植、同种异体骨移植或骨粉）、骨膜（可吸收或不可吸收）以及牙釉质基质衍生物（EMD）的应用。单独或组合使用所有这些技术，似乎对牙周骨内缺损的治疗都是有效的，也就是说，对伴有结缔组织炎症的角形吸收和结合上皮位于牙槽嵴顶根方的情况都是有效的[53]。

再生治疗对骨水平的积极影响是可以促进软组织适应或形成更好的牙齿轮廓，减小"黑三角"，术后利用正畸使牙根靠近，可能重建龈乳头[54-55]。正畸拉近牙根将导致牙冠间龈乳头变窄。如果在牙周手术之前应用正畸使牙根靠近，将会影响到龈乳头尖端的血供以及牙齿间软组织的手术处理。还可能会影响软组织覆盖再生病变处的效果、血凝块的稳定性以及最终的愈合。

正畸牙齿的牙周再生

牙周再生术指再生丧失的支持组织。大多数再生过程使用骨或骨替代物，结合骨膜覆盖或使用EMD。这取决于临床医师，根据他们的经验和专业判断以决定使用哪些材料组合。每种材料和方法都有其优缺点，可能会影响将来的正畸效率或结果。例如，研究表明，骨替代物会干扰骨成形和骨改建的过程[56]。牙齿移动速度受牙槽骨密度的影响，因此，根据周围骨骼的不同，相同的正畸力将转换为不同的牙齿移动速度。结果，在有骨替代物残留的部位，正畸牙齿的移动较慢[57-58]。

骨替代物

自体骨由于具有活性的成骨细胞，其被认为是植骨的最佳供体。但是，它需要在供体部位进行二次手术。因此，建议使用各种同种异体骨、异种异体骨和人工骨替代自体骨移植物。

尽管骨替代物会阻碍骨改建，但Araújo等人[59]指出，在异种异体骨移植的情况下，可以进行牙齿移动而没有并发症。因为破骨细胞活性增强，移植物在压力侧部分吸收，而在张力侧没有吸收的迹象。

da Silva等人[60]也进行了类似的研究。为了评估再生治疗后的正畸移动效果，他们将异种异体移植物植入4只杂种犬的根分叉病变处。一旦愈合完成，就进行正畸治疗。试验组对第二前磨牙进行正畸牙齿移动，而对照组中的前磨牙保持不动。他们发现两组新形成的骨量在统计学上没有显著差异，也没有牙根吸收的迹象。据报道，与在大鼠中使用合成生物材料和生物玻璃的结果类似[61-62]。

脱蛋白的牛骨矿物质（DBBM；Bio-Oss，Geistlich）可以用作移植材料，以减少牙槽缺损[63]。在对5只比格犬的动物研究中[59]，将牙齿正畸移入了之前已使用过DBBM的区域，没有不良反应报道[64]，并且骨替代物大部分都降解消失。几项再次手术的临床病例报告证实了这种联合治疗的积极结果[65-66]。然而，由于DBBM降解非常缓慢，并在愈合过程中诱发了某些免疫反应和纤维包裹[67]，目前正在研究其对未来牙齿移动的影响。

也有人建议使用由60%羟基磷灰石和40%β-磷酸三钙组成的BoneCeramic（Straumann）等合成材料作为骨替代品，用于再生过程。移植后，β-磷酸三钙迅速被吸收，完全被再生的骨所替代[68]。缓慢吸收的羟基磷灰石可作为有用的基质支架，用于新生血管的长入和成骨细胞的附着[69]。如果移植材料被完全吸收，整个缺损量有望被天然骨所替代[70]。虽然有人提出，这种合成骨替代品会减缓正畸牙齿的运动，但相比于使用DBBM和自然地恢复拔牙区域，具有更好的骨引导潜能，并能减少牙根吸收[71]。

实验研究[72]和临床病例报告[73]也证明，之前用EMD治疗过的牙齿的正畸移动有同样的结果。

引导性组织再生术

引导性组织再生术（GTR）要求单独使用或与骨移植材料一起使用骨膜（如胶原膜）。胶原蛋白膜旨在有效防止软组织向内生长，并在数周内被吸收。因此，它们可能会影响牙齿移动。

Diedrich[72]进行了一系列实验研究证明，在可吸收和不可吸收骨膜共同存在的情况下，牙周再生得以实现。后续的正畸治疗不会影响新形成的牙周结构。

Lee等人[74]在犬实验中，正畸颊倾时使用了DBBM和可吸收的胶原膜。他们得出结论，在使用DBBM的增强型皮质切开术中应用天然（如非交联的）胶原膜可能会刺激牙周组织的重建，并且胶原膜可以控制间充质基质的形成，从而促进形成均匀的骨表面。

牙周手术后的正畸治疗

目前，尚无治疗方案指出牙周手术后开始正畸牙齿移动的最佳时机。治疗方案是基于临床经验和生物学原理。

牙周翻瓣术后，无须等待愈合即可开始正畸治疗。实际上，1981年Harold Frost首次描述了局部加速现象（RAP）。RAP是一个复杂的生理过程，是由软、硬组织损伤后，明显加快的骨转换率和降低的局部骨密度共同形成的。RAP通常在手术后约10天之内发生，并且可以持续长达4个月[75-76]。通过这种方法，在皮瓣提升后立即开始正畸治疗会加速预期的牙齿移动。

对于再生性牙周手术，开始正畸的时间可能会影响再生结果。在伤口愈合初期，牙周医师主要关注的是骨移植的稳定性和牙根表面覆盖，因为从牙周和伤口愈合的角度来看，这些是成功再生的关键因素[77-78]。基于学者的临床经验和已确立的生物学原理，如果使用可吸收膜，建议在可吸收膜开始吸收前不要进行牙齿移动，因为此时再生位点上方的软组织尚未成熟。太早开始正畸牙齿移动会加速胶原膜的吸收并影响再生结果。

在再生手术后不同时间范围内，开始正畸牙齿移动的动物和临床研究均取得了成功。Re等人[65]使用DBBM和纤维蛋白-纤连蛋白封闭系统的组合，对中切牙的腭侧进行了周围骨缺损的GTR手术。向腭侧骨缺损区移动牙齿是在手术后10天开始的，在6个月后再次进行手术，可以看到GTR和正畸治疗相结合的良好效果。Attia等人[79]进行的一项人体研究发现，GTR后立即将牙齿向骨移植区移动，术后1年，临床附着水平得到提高。Ahn等人[80]对比格犬进行的一项研究发现，将DBBM植入牙槽骨缺损区后立即进行或不进行骨移植的手术术后2周后开始进行正畸牙齿移动，其骨密度均优于术后12周开始的正畸牙齿移动。Araújo等人[59]在将牙齿移入缺牙处前3个月，使用DBBM填补骨缺损。他们观察到，在牙齿移动过程中，移植材料降解并最终吸收。他们的研究表明，手术后3~6个月开始牙齿移动不会对再生过程产生不利影响。

正畸移动牙齿至缺牙处

正畸医师所面临的挑战之一是治疗成人患者，成人患者为了修复缺失牙需要维持或开辟适当的间隙以容纳种植修复体。另一种情况是将牙齿移动以关闭拔牙所产生的间隙。拔牙总是伴随着水平向和垂直向骨吸收[81-82]，从而限制了牙齿向狭窄的牙槽嵴移动。缺牙数年的牙槽嵴将变窄，并且在某些情况下，仅剩下两片骨皮质板（皮质）。研究表明，通过抑制受压侧的骨吸收可能会大大地限制牙齿向缺牙处的移动[83]。

Goldberg和Turley[84]研究了成人通过正畸关闭上颌第一磨牙区缺失间隙的牙周变化。在平均关闭间隙5.3mm的情况下，造成第二磨牙的垂直向骨丧失平均为1.2mm，第二前磨牙的垂直向骨丧失平均为0.6mm，其中60%的牙齿显示出≤1.5mm的骨丧失。尽管在第一恒磨牙缺失的情况下，关闭间隙是一种潜在的解决方案，但是附着丧失和间隙重新出现是常见的并发症。

正畸牙齿向狭窄牙槽嵴移动的另一个考量因素是，牙根暴露的风险。在某些情况下，如果在牙齿移动之前没有通过植骨重建牙槽宽度，则无法进行正畸牙齿移动[85]。为了减少牙槽嵴吸收并在缺损处再生牙槽骨，可以在拔牙后立即将骨移植材料放置在拔牙区域。为了避免牙根暴露，Mayer等人[86]建议，在将牙齿移入萎缩性牙槽嵴之前6个月，在缺牙区域进行引导性骨再生。

将成人患者的牙齿移动到仅剩皮质骨的缺牙处，牙周和正畸的联合治疗是很有用的。如果这些患者需要涉及正畸和再生手术的跨学科治疗，那么配合牙齿移动的联合手术将利用RAP[75]的优势，在有限的时间内加快牙齿移动的速度，从而弥补与年龄相关的萎缩以及长期缺牙形成的牙槽嵴皮质化所导致的移动速度变慢。

正畸治疗中的牙周维护

健康患者

在儿童和青少年中，如果在初次检查时未发现牙周疾病的征兆，则可以在口腔卫生指导和饮食教育后开始进行正畸治疗。在治疗期间，正畸医师应在每次复诊时监测口腔卫生状况。正畸治疗期间，青少年患牙龈炎的情况比成人严重[87]。牙科保健员通常每3个月进行一次专业检查，但客观原因难以保持口腔卫生时，应增加他们的检查频率。牙科保健员的特定目标是：（1）清洁由于正畸矫治器而积聚牙菌斑病原体的龈沟；（2）通过强调保持良好口腔卫生的重要性来激励患者；（3）指导患者如何有效地使用辅助措施控制牙菌斑（如牙间隙刷、单簇牙刷以及抗菌和氟化物漱口水）。一般而言，电动牙刷比手动牙刷更能促进牙龈健康，特别是在正畸患者中[88]。

成人由于常有修复体导致情况更加复杂，例如全冠、局部义齿、种植牙和深入龈沟的邻接修复体，这会增加牙菌斑积聚和牙周病恶化的风险（图13-5）。许多成人患者已经患有初始的牙槽骨丢失，这可能因龈上和龈下菌斑的堆积而加剧。因此，如前所述，在开始正畸治疗之前应进行彻底的牙齿和牙周检查。正畸医师应该能够识别出不良修复体，并将患者转介给修复医师。如果是健康的牙周膜，成人患者应遵循与青少年相似的维护方案，包括每3个月进行一次专业清洁。如果要进行多次修复，间隔期应该减少。当使用舌侧矫治器时，由于矫治器位于舌侧而增加了刷牙的难度，因此也应该更频繁地牙周随访（至少每2个月一次）。牙周维护复诊还应包括定期评估牙周袋，以识别附着丧失的初步迹象。如果没有其他说明，前牙应该每6个月拍摄一次垂直咬翼片和根尖片。正畸医师应与口内医师配合，以免忽视龋齿发展。

牙周受损患者

对于牙周受损的患者，正畸医师有责任筛查患者的初步状态，进行初步诊断，然后将患者转诊给牙周医师进行全面的牙周检查和治疗。正畸医师应意识到年轻患者的AP，不仅发生在正畸治疗之前，而在治疗期间和之后都可能出现。在这种情况下，正畸医师应立即请牙周医师进行治疗。在开始正畸治疗之前，牙周医师负责进行完整的牙周检查和全口影像学检查。在牙周病控制、炎症减轻并且患者保证能够遵守严格的口腔卫生措施后，才可以开始正畸牙齿移动。在正畸牙齿移动期间，牙周医师应密切监测牙周状态，以便能够识别牙周恶化的最初迹象，并相应地调整牙周和正畸治疗。如果患者没有配合保持口腔卫生，则应停止正畸牙齿移动。

通常，每1~3个月应该进行一次专业清洁。当存在其他危险因素（如吸烟、糖尿病）以及晚期或侵袭性牙周病时，应增加其频率。应每3~6个月进行一次牙周检查（完整的牙周图表）（图13-3o）。当检测到牙周探诊深度增加或出血指数增加时，应暂停正畸牙齿移动，直至获得稳定的牙周状况为止。如果没有其他说明，则前牙应每6个月拍摄一次垂直咬翼片和根尖周X线片。

对于牙周受损的患者，建议使用牙菌斑堆积最少的正畸矫治器，以促进患者最佳的卫生表现。托槽设计可能会严重影响细菌积聚和牙龈炎症。已证明自锁托槽或金属结扎托槽比弹性结扎托槽更好[89]。应尽量避免使用正畸带环，尤其是不能将它们应用在再生方式治疗的牙齿上。已经证明，在支抗牙上使用正畸带环，牙周病患病率会增加[90]。在口腔卫生方面，隐形矫正器优于固定矫正器，因为它们可以摘除并且不残留牙菌斑。与使用固定矫治器治疗的患者相比，使用隐形矫正器的患者拥有更好的牙周健康[91]。保持器的选择也应该考虑口腔卫生。

病例展示

　　图13-3～图13-5说明了严重牙周疾病患者的正畸治疗。

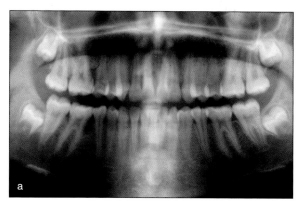

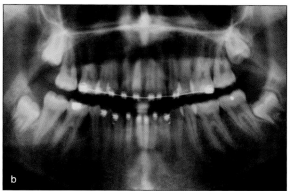

图13-3　一个患有局限型AP的15岁女孩，在正畸治疗期间出现牙周恶化。（a）正畸治疗前的全景X线片。右侧第一磨牙周围以及上颌侧切牙和中切牙周围未诊断出骨丧失。（b）在正畸治疗期间，观察到明显的牙周恶化。此时停止正畸治疗，并转诊患者进行牙周会诊。　　　　　　　　　　　　　　　　　→

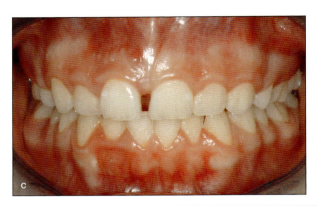

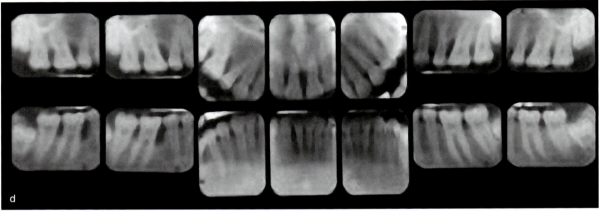

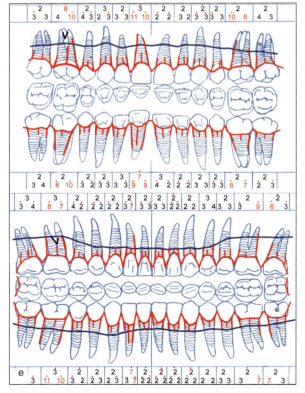

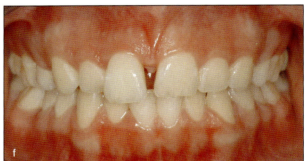

图13-3　（c和d）在牙周治疗开始时的临床照片和根尖片。（e）初诊牙周图表。（f）牙周抗感染治疗后重新评估的临床照片。注意上颌右侧中切牙的移动。　⟶

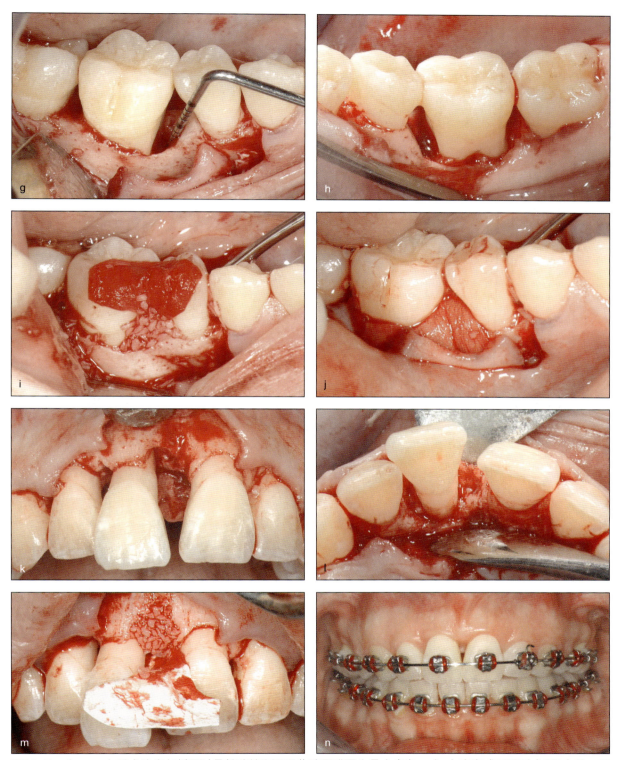

图13-3 （g~m）手术治疗包括通过骨粉移植和可吸收胶原膜再生骨内病变。（n）在完成牙周手术后8个月，开始进行正畸牙齿移动。维护计划包括每月进行龈上专业洁治。

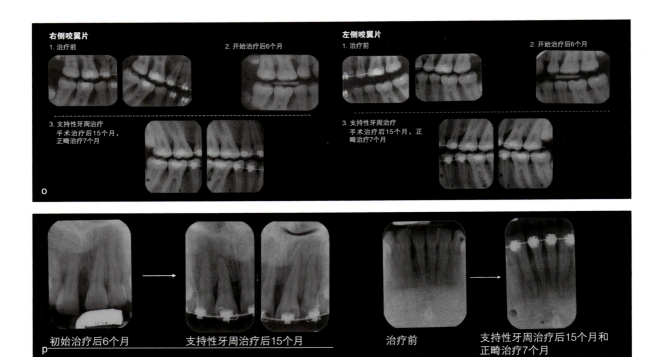

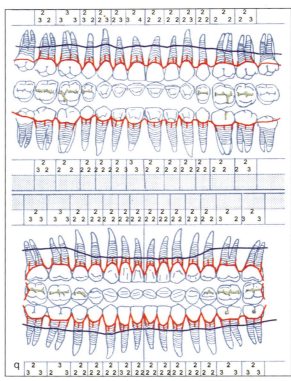

图13-3　（o）治疗前、开始治疗后6个月、牙周手术后15个月分别拍摄根尖片。（p）X线片显示牙周手术和支持性牙周治疗（SPT）后，牙槽骨的生长。（q）正畸牙齿移动结束时记录的牙周数据。（病例由 Tali Chackartchi、Ayala Stabholz和Stella Chaushu医师提供）

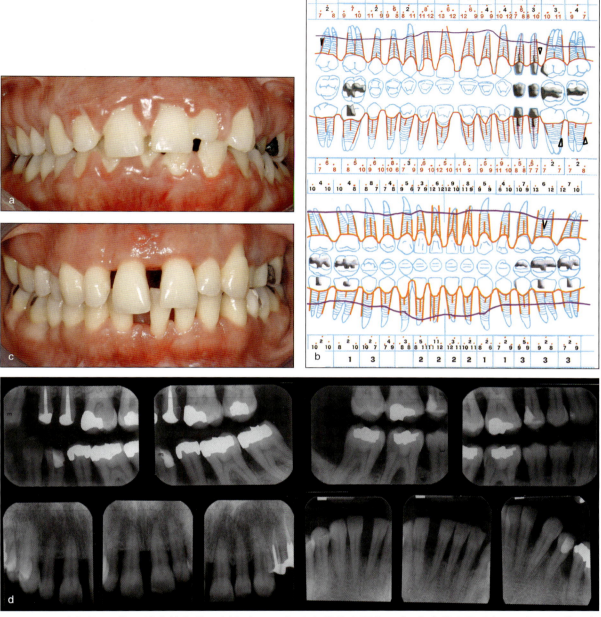

图13-4　一个怀孕8周的28岁女性出现了广泛型AP。（a）初始临床照片。（b）术前牙周图表显示深牙周袋。由于怀孕，没有拍摄X线片。（c）牙周抗感染治疗后的临床照片。（d）分娩后拍摄全口X线片。

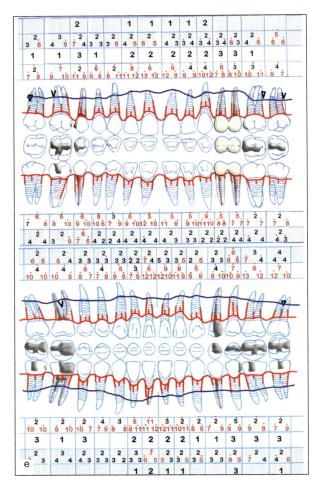

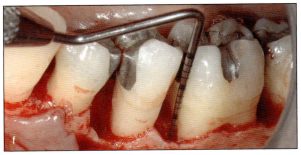

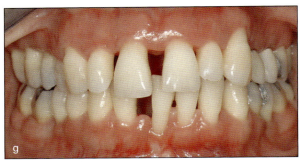

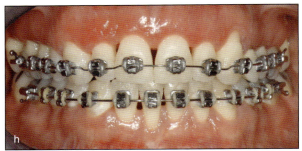

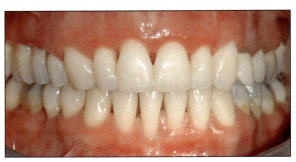

图13-4 （e）重新评估时的牙周图表。（f）术中临床照片展示了具有浅骨内缺损的反向骨骼结构。（g）完成牙周治疗的临床照片。（h）一旦控制了牙周疾病，便开始进行正畸治疗。（i）最终临床照片。

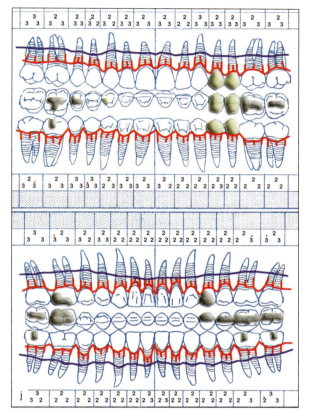

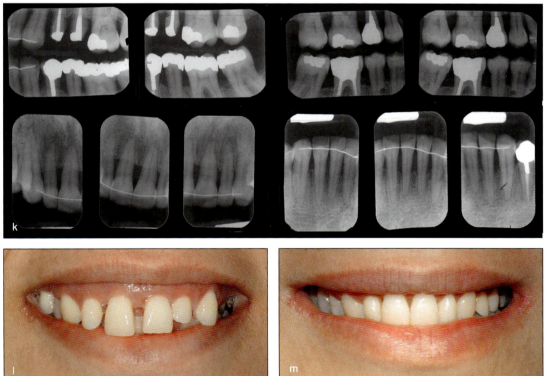

图13-4　（j）最终牙周图表。（k）最终的X线片。（l和m）正畸治疗前后的笑容对比。（病例由Tali Chackartchi、Ayala Stabholz和Adrian Becker 医师提供）

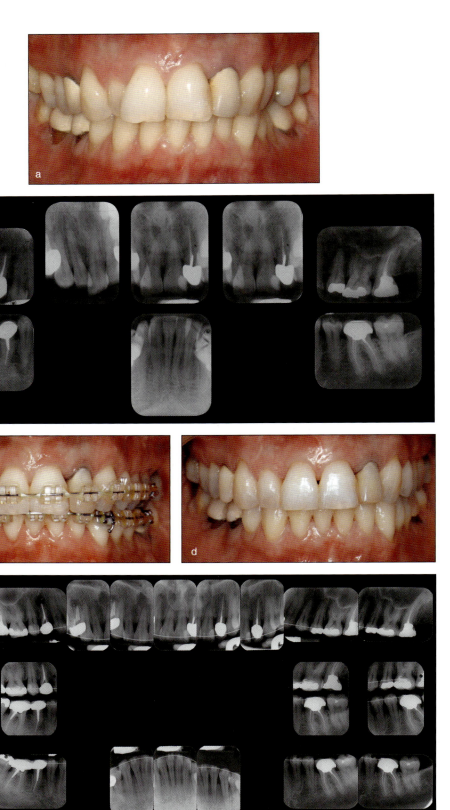

图13-5   一个43岁的患有慢性牙周炎的女性，想要进行正畸治疗以改善其面部美学。（a）显示多个修复体的初始临床照片。（b）初始的X线片。（c）在控制牙周炎症后才开始正畸牙齿移动。（d）最终临床照片。（e）最终X线片。（病例由Tali Chackartchi和Stella Chaushu医师提供）

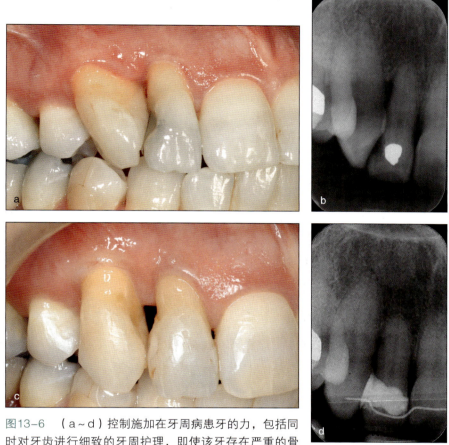

图13-6 （a~d）控制施加在牙周病患牙的力，包括同时对牙齿进行细致的牙周护理，即使该牙存在严重的骨丧失也可以进行正畸治疗。（病例由Tali Chackartchi和Ruth Gleis医师提供）

结论

牙周-正畸综合治疗对正在进行正畸治疗的牙周病患者是有效的。在这种情况下，大多数治疗病例都有望获得长期稳定的治疗效果（图13-6）。获得治疗成功的关键是正畸治疗只能在健康的牙周上进行，并且这种健康状况应在整个正畸治疗期间保持良好，直到拆除矫正器为止。由于我们正在治疗的是具有各种不同想法的患者，因此我们无法确保所有病例都会得到相同的结果，但是文献和作者的临床经验证实，复杂的牙周-正畸病例能获得成功的结果。密切监测是成功治疗的关键因素，以便识别和治疗任何位点的恶化，使牙周健康恢复正常。

参考文献

[1] Page RC, Kornman KS. The pathogenesis of human periodontitis: An introduction. Periodontol 2000 1997;14: 9–11.

[2] Armitage GC. Periodontal diagnoses and classification of periodontal diseases. Periodontol 2000 2004;34:9–21.

[3] Bimstein E. Periodontal health and disease in children and adolescents. Pediatr Clin North Am 1991;38:1183–1207.

[4] Kronauer E, Borsa G, Lang NP. Prevalence of incipient juvenile periodontitis at age 16 years in Switzerland. J Clin Periodontol 1986;13:103–108.

[5] Clerehugh V, Lennon MA, Worthington HV. 5-year results of a longitudinal study of early periodontitis in 14- to 19-year-old adolescents. J Clin Periodontol 1990;17:702–708.

[6] Parameter on chronic periodontitis with advanced loss of periodontal support [editorial]. American Academy of Periodontology. J Periodontol 2000;71:856–858.

[7] Newman MG, Socransky SS, Savitt ED, Propas DA, Crawford A. Studies of the microbiology of periodontosis. J Periodontol 1976;47:373–379.

[8] Mandell RL, Socransky SS. A selective medium for Actinobacillus actinomycetemcomitans and the incidence of the organism in juvenile periodontitis. J Periodontol 1981;52:593–598.

[9] Bragd L, Dahlén G, Wikström M, Slots J. The capability of Actinobacillus actinomycetemcomitans, Bacteroides gingivalis and Bacteroides intermedius to indicate progressive periodontitis; A retrospective study. J Clin Periodontol 1987;14:95–99.

[10] Tonetti MS, Mombelli A. Early-onset periodontitis. Ann Periodontol 1999;4:39–53.

[11] Armitage GC. Development of a classification system for periodontal diseases and conditions. Ann Periodontol 1999;4:1–6.

[12] Thilander B. Infrabony pockets and reduced alveolar bone height in relation to orthodontic therapy. Semin Orthod 1996;2:55–61.

[13] Brunsvold MA. Pathologic tooth migration. J Periodontol 2005;76:859–866.

[14] Okada K, Yamashiro T, Tenshin S, Takano-Yamamoto T. Orthodontic treatment for a patient with Pierre-Robin sequence complicated by juvenile periodontitis. Cleft Palate Craniofac J 2000;37:318–324.

[15] Maeda S, Maeda Y, Ono Y, Nakamura K, Sasaki T. Interdisciplinary treatment of a patient with severe pathologic tooth migration caused by localized aggressive periodontitis. Am J Orthod Dentofacial Orthop 2005;127:374–384.

[16] Passanezi E, Janson M, Janson G, Sant'Anna AP, de Freitas MR, Henriques JF. Interdisciplinary treatment of localized juvenile periodontitis: A new perspective to an old problem. Am J Orthod Dentofacial Orthop 2007;131:268–276.

[17] Ishihara Y, Tomikawa K, Deguchi T, et al. Interdisciplinary orthodontic treatment for a patient with generalized aggressive periodontitis: Assessment of IgG antibodies to identify type of periodontitis and correct timing of treatment. Am J Orthod

Dentofacial Orthop 2015;147:766–780.

[18] Mathews DP, Kokich VG. Managing treatment for the orthodontic patient with periodontal problems. Semin Orthod 1997;3:21–38.

[19] Kokich VG. Don't start without the charting. Am J Orthod Dentofacial Orthop 2011;139:S14.

[20] Kassebaum NJ, Bernabé E, Dahiya M, Bhandari B, Murray CJ, Marcenes W. Global burden of severe periodontitis in 1990-2010: A systematic review and meta-regression. J Dent Res 2014;93:1045–1053.

[21] Kassebaum NJ, Bernabé E, Dahiya M, Bhandari B, Murray CJ, Marcenes W. Global burden of severe tooth loss: A systematic review and meta-analysis. J Dent Res 2014;93:20S–28S.

[22] Krishnan V, Davidovitch Z. The effect of drugs on orthodontic tooth movement. Orthod Craniofac Res 2006;9:163–171.

[23] Gkantidis N, Christou P, Topouzelis N. The orthodontic-periodontic interrelationship in integrated treatment challenges: A systematic review. J Oral Rehabil 2010; 37:377–390.

[24] Bridges T, King G, Mohammed A. The effect of age on tooth movement and mineral density in the alveolar tissues of the rat. Am J Orthod Dentofacial Orthop 1988;93:245–250.

[25] Bagga D. Adult orthodontics versus adolescent orthodontics: An overview. J Oral Health Comm Dent 2010;4:42–47.

[26] Alstad S, Zachrisson BU. Longitudinal study of periodontal condition associated with orthodontic treatment in adolescents. Am J Orthod 1979;76:277–286.

[27] Boyd RL, Leggott PJ, Quinn RS, Eakle WS, Chambers D. Periodontal implications of orthodontic treatment in adults with reduced or normal periodontal tissues versus those of adolescents. Am J Orthod Dentofacial Orthop 1989;96:191–198.

[28] Ong G. Periodontal disease and tooth loss. Int Dent J 1998;48:233–238.

[29] Garat JA, Gordillo ME, Ubios AM. Bone response to different strength orthodontic forces in animals with periodontitis. J Periodontal Res 2005;40:441–445.

[30] Geraci TF, Nevins M, Crossetti HW, Drizen K, Ruben MP. Reattachment of the periodontium after tooth movement into an osseous defect in a monkey. 1. Int J Periodontics Restorative Dent 1990;10:184–197.

[31] Lindhe J, Svanberg G. Influence of trauma from occlusion on progression of experimental periodontitis in the beagle dog. J Clin Periodontol 1974;1:3–14.

[32] Ericsson I, Thilander B, Lindhe J, Okamoto H. The effect of orthodontic tilting movements on the periodontal tissues of infected and non-infected dentitions in dogs. J Clin Periodontol 1977;4:278–293.

[33] Re S, Corrente G, Abundo R, Cardaropoli D. Orthodontic treatment in periodontally compromised patients: 12-year report. Int J Periodontics Restorative Dent 2000;20:31–39.

[34] Wennström JL, Stokland BL, Nyman S, Thilander B. Periodontal tissue response to orthodontic movement of teeth with infrabony pockets. Am J Orthod Dentofacial Orthop 1993;103:313–319.

[35] Krishnan V, Davidovitch Z. On a path to unfolding the biological mechanisms of orthodontic tooth movement. J Dent Res 2009;88:597–608.

[36] Ren Y, Maltha JC, Van't Hof MA, Von Den Hoff JW, Kuijpers-

Jagtman AM, Zhang D. Cytokine levels in crevicular fluid are less responsive to orthodontic force in adults than in juveniles. J Clin Periodontol 2002;29:757–762.

[37] Bletsa A, Berggreen E, Brudvik P. Interleukin-1α and tumor necrosis factor-α expression during the early phases of orthodontic tooth movement in rats. Eur J Oral Sci 2006;114:423–429.

[38] Krishnan V, Davidovitch Z. Cellular, molecular, and tissue-level reactions to orthodontic force. Am J Orthod Dentofacial Orthop 2006;129:469.e1–e32.

[39] Uematsu S, Mogi M, Deguchi T. Increase of transforming growth factor-β 1 in gingival crevicular fluid during human orthodontic tooth movement. Arch Oral Biol 1996;41:1091–1095.

[40] Ren Y, Vissink A. Cytokines in crevicular fluid and orthodontic tooth movement. Eur J Oral Sci 2008;116:89–97.

[41] Nogueira AVB, de Souza J, de Molon RS, et al. HMGB1 localization during experimental periodontitis. Mediators Inflamm 2014;2014:816320.

[42] Nogueira AV, de Molon RS, Nokhbehsaim M, Deschner J, Cirelli JA. Contribution of biomechanical forces to inflammation-induced bone resorption. J Clin Periodontol 2017;44:31–41.

[43] Harrel SK, Nunn ME. The effect of occlusal discrepancies on periodontitis. II. Relationship of occlusal treatment to the progression of periodontal disease. J Periodontol 2001;72:495–505.

[44] Kirschneck C, Fanghänel J, Wahlmann U, Wolf M, Roldán JC, Proff P. Interactive effects of periodontitis and orthodontic tooth movement on dental root resorption, tooth movement velocity and alveolar bone loss in a rat model. Ann Anat 2017;210:32–43.

[45] Sallum EJ, Nouer DF, Klein MI, et al. Clinical and microbiologic changes after removal of orthodontic appliances. Am J Orthod Dentofacial Orthop 2004;126:363–366.

[46] Lee SM, Yoo SY, Kim HS, et al. Prevalence of putative periodontopathogens in subgingival dental plaques from gingivitis lesions in Korean orthodontic patients. J Microbiol 2005;43:260–265.

[47] Corrente G, Abundo R, Re S, Cardaropoli D, Cardaropoli G. Orthodontic movement into infrabony defects in patients with advanced periodontal disease: A clinical and radiological study. J Periodontol 2003;74:1104–1109.

[48] Axelsson P, Lindhe J. The significance of maintenance care in the treatment of periodontal disease. J Clin Periodontol 1981;8:281–294.

[49] Papapanou PN, Wennström JL. The angular bony defect as indicator of further alveolar bone loss. J Clin Periodontol 1991;18:317–322.

[50] Caffesse RG, Sweeney PL, Smith BA. Scaling and root planing with and without periodontal flap surgery. J Clin Periodontol 1986;13:205–210.

[51] Tsitoura E, Tucker R, Suvan J, Laurell L, Cortellini P, Tonetti M. Baseline radiographic defect angle of the intrabony defect as a prognostic indicator in regenerative periodontal surgery with enamel matrix derivative. J Clin Periodontol 2004;31:643–647.

[52] Melsen B, Agerbaek N, Eriksen J, Terp S. New attachment through periodontal treatment and orthodontic intrusion. Am J Orthod Dentofacial Orthop 1988;94:104–116.

[53] Sculean A, Nikolidakis D, Nikou G, Ivanovic A, Chapple IL, Stavropoulos A. Biomaterials for promoting periodontal regeneration in human intrabony defects: A systematic review. Periodontol 2000 2015;68:182–216.

[54] Cardaropoli D, Re S, Corrente G, Abundo R. Reconstruction of the maxillary midline papilla following a combined orthodontic-periodontic treatment in adult periodontal patients. J Clin Periodontol 2004;31:79–84.

[55] Cardaropoli D, Re S. Interdental papilla augmentation procedure following orthodontic treatment in a periodontal patient. J Periodontol 2005;76:655–661.

[56] Stavropoulos A, Kostopoulos L, Mardas N, Randel Nyengaard J, Karring T. Deproteinized bovine bone used as an adjunct to guided bone augmentation: An experimental study in the rat. Clin Implant Dent Relat Res 2001;3:156–165.

[57] Deguchi T, Takano-Yamamoto T, Yabuuchi T, Ando R, Roberts WE, Garetto LP. Histomorphometric evaluation of alveolar bone turnover between the maxilla and the mandible during experimental tooth movement in dogs. Am J Orthod Dentofacial Orthop 2008;133:889–897.

[58] Sidiropoulou-Chatzigiannis S, Kourtidou M, Tsalikis L. The effect of osteoporosis on periodontal status, alveolar bone and orthodontic tooth movement. A literature review. J Int Acad Periodontol 2007;9:77–84.

[59] Araújo MG, Carmagnola D, Berglundh T, Thilander B, Lindhe J. Orthodontic movement in bone defects augmented with Bio-Oss. An experimental study in dogs. J Clin Periodontol 2001;28:73–80.

[60] da Silva VC, Cirelli CC, Ribeiro FS, Costa MR, Comelli Lia RC, Cirelli JA. Orthodontic movement after periodontal regeneration of class II furcation: A pilot study in dogs. J Clin Periodontol 2006;33:440–448.

[61] Hossain MZ, Kyomen S, Tanne K. Biologic responses of autogenous bone and beta-tricalcium phosphate ceramics transplanted to bone defects to orthodontic forces. Cleft Palate Craniofac J 1996;33:277–283.

[62] Kawamoto T, Motohashi N, Kitamura A, et al. A histological study on experimental tooth movement into bone induced by recombinant human bone morphogenetic protein-2 in beagle dogs. Cleft Palate Craniofac J 2002;39:439–448.

[63] Norton MR, Odell EW, Thompson ID, Cook RJ. Efficacy of bovine bone mineral for alveolar augmentation: A human histologic study. Clin Oral Implants Res 2003;14:775–783.

[64] Cardaropoli D. Orthodontics for the adult periodontal patient: First or second choice treatment? Prog Orthod 2009;10:88–96.

[65] Re S, Corrente G, Abundo R, Cardaropoli D. Orthodontic movement into bone defects augmented with bovine bone mineral and fibrin sealer: A reentry case report. Int J Periodontics Restorative Dent 2002;22:138–145.

[66] Cardaropoli D, Re S, Manuzzi W, Gaveglio L, Cardaropoli G. Bio-Oss collagen and orthodontic movement for the treatment of infrabony defects in the esthetic zone. Int J Periodontics Restorative Dent 2006;26:553–559.

[67] Artzi Z, Tal H, Dayan D. Porous bovine bone mineral in healing of human extraction sockets. Part 1: Histomorphometric evaluations at 9 months. J Periodontol 2000;71:1015–1023.

[68] Piattelli A, Scarano A, Mangano C. Clinical and histologic aspects of biphasic calcium phosphate ceramic (BCP) used in connection with implant placement. Biomaterials 1996;17:1767–1770.

[69] Cordaro L, Bosshardt DD, Palattella P, Rao W, Serino G, Chiapasco M. Maxillary sinus grafting with Bio-Oss or Straumann BoneCeramic: Histomorphometric results from a randomized controlled multicenter clinical trial. Clin Oral Implants Res 2008;19:796–803.

[70] Mardas N, Chadha V, Donos N. Alveolar ridge preservation with guided bone regeneration and a synthetic bone substitute or a bovine-derived xenograft: A randomized, controlled clinical trial. Clin Oral Implants Res 2010;21:688–698.

[71] Ru N, Liu SS, Bai Y, Li S, Liu Y, Wei X. BoneCeramic graft regenerates alveolar defects but slows orthodontic tooth movement with less root resorption. Am J Orthod Dentofacial Orthop 2016;149:523–532.

[72] Diedrich PR. Guided tissue regeneration associated with orthodontic therapy. Semin Orthod 1996;2:39–45.

[73] Ogihara S, Wang HL. Periodontal regeneration with or without limited orthodontics for the treatment of 2- or 3-wall infrabony defects. J Periodontol 2010;81:1734–1742.

[74] Lee DY, Ahn HW, Herr Y, Kwon YH, Kim SH, Kim EC. Periodontal responses to augmented corticotomy with collagen membrane application during orthodontic buccal tipping in dogs. Biomed Res Int 2014;2014:873–918.

[75] Yaffe A, Fine N, Binderman I. Regional accelerated phenomenon in the mandible following mucoperiosteal flap surgery. J Periodontol 1994;65:79–83.

[76] Frost HM. The biology of fracture healing. An overview for clinicians. Part II. Clin Orthop Relat Res 1989;(248):294–309.

[77] Wikesjö UM, Crigger M, Nilvéus R, Selvig KA. Early healing events at the dentin-connective tissue interface. Light and transmission electron microscopy observations. J Periodontol 1991;62:5–14.

[78] Haney JM, Nilvéus RE, McMillan PJ, Wikesjö UM. Periodontal repair in dogs: Expanded polytetrafluoroethylene barrier membranes support wound stabilization and enhance bone regeneration. J Periodontol 1993;64:883–890.

[79] Attia MS, Shoreibah EA, Ibrahim SA, Nassar HA. Regenerative therapy of osseous defects combined with orthodontic tooth movement. J Int Acad Periodontol 2012;14:17–25.

[80] Ahn HW, Ohe JY, Lee SH, Park YG, Kim SJ. Timing of force application affects the rate of tooth movement into surgical alveolar defects with grafts in beagles. Am J Orthod Dentofacial Orthop 2014;145:486–495.

[81] Tan WL, Wong TL, Wong MC, Lang NP. A systematic review of post-extractional alveolar hard and soft tissue dimensional changes in humans. Clin Oral Implants Res 2012;23(suppl 5):1–21.

[82] Araújo MG, Silva CO, Misawa M, Sukekava F. Alveolar socket healing: What can we learn? Periodontol 2000 2015;68:122–134.

[83] Graber LW, Vanarsdall RL, Vig KWL. Orthodontics: Current Principles & Techniques. Philadelphia: Elsevier/Mosby, 2012.

[84] Goldberg D, Turley PK. Orthodontic space closure of the edentulous maxillary first molar area in adults. Int J Adult Orthodon Orthognath Surg 1989;4:255–266.

[85] Kaminishi R, Davis WH, Hochwald D, Berger R, Davis C. Reconstruction of alveolar width for orthodontic tooth movement: A case report. Am J Orthod 1986;89:342–345.

[86] Mayer T, Basdra EK, Komposch G, Staehle HJ. Localized alveolar ridge augmentation before orthodontic treatment. A case report. Int J Oral Maxillofac Surg 1994;23:226–228.

[87] Kudirkaite I, Lopatiene K, Zubiene J, Saldunaite K. Age and gender influence on oral hygiene among adolescents with fixed orthodontic appliances. Stomatologija 2016;18:61–65.

[88] Al Makhmari SA, Kaklamanos EG, Athanasiou AE. Short-term and long-term effectiveness of powered toothbrushes in promoting periodontal health during orthodontic treatment: A systematic review and meta-analysis. Am J Orthod Dentofacial Orthop 2017;152:753–766.e7.

[89] Alves de Souza R, Borges de Araújo Magnani MB, Nouer DF, et al. Periodontal and microbiologic evaluation of 2 methods of archwire ligation: Ligature wires and elastomeric rings. Am J Orthod Dentofacial Orthop 2008;134:506–512.

[90] Mártha K, Lőrinczi L, Bică C, Gyergyay R, Petcu B, Lazăr L. Assessment of periodontopathogens in subgingival biofilm of banded and bonded molars in early phase of fixed orthodontic treatment. Acta Microbiol Immunol Hung 2016;63:103–113.

[91] Azaripour A, Weusmann J, Mahmoodi B, et al. Braces versus Invisalign: Gingival parameters and patients' satisfaction during treatment: A cross-sectional study. BMC Oral Health 2015;15:69.